Dr. Rahul Jandial

WARUM WIR TRÄUMEN

Was uns das Gehirn im Schlaf über unser Leben offenbart

Aus dem Englischen von
Elisabeth Liebl

Rowohlt

Die englische Originalausgabe erschien 2024 unter dem Titel «This Is Why You Dream» bei Cornerstone Press, einem Imprint von Cornerstone, Teil der Penguin Random House Verlagsgruppe.

2. Auflage August 2024

Deutsche Erstausgabe
Veröffentlicht im Rowohlt Verlag, Hamburg, Juli 2024

Satz aus der Mercury bei hanseatenSatz-bremen, Bremen
Druck und Bindung GGP Media GmbH, Pößneck
ISBN 978-3-498-00379-1

FSC www.fsc.org MIX Papier | Fördert gute Waldnutzung FSC® C014496

Für meinen Vater,
der mir das Denken beigebracht hat.

Inhalt

EINFÜHRUNG

Unsere nächtliche Wundertüte

Ich habe mein Leben damit zugebracht, mich ins menschliche Gehirn zu vertiefen. Als Allgemeinmediziner, promovierter Neurochirurg und Neurowissenschaftler operiere ich immer wieder Patienten mit Krebs oder anderen Erkrankungen. Außerdem leite ich ein Forschungslabor. Es ist unmöglich, so viel Zeit mit der Behandlung und dem Studium des Gehirns zu verbringen, ohne von ehrfürchtiger Bewunderung ergriffen zu werden. Je mehr ich darüber herausfinde, desto mehr fasziniert, ja bezaubert es mich.

Mit seinen Milliarden Neuronen und den Billionen Verbindungen zwischen ihnen ist das Gehirn ein unglaublich komplexes Organ. Aber auch auf dem von mir beschrittenen Weg der Forschung gab es immer eine Eigenschaft, die mich vor allen anderen faszinierte: das Träumen. Viele Jahre lang habe ich nach Antworten auf die entscheidenden Fragen rund um das Träumen gesucht: Warum träumen wir? Wie träumen wir? Und die möglicherweise wichtigste Frage von allen: Was bedeuten unsere Träume? Mit diesen Fragen stehe ich keineswegs allein da.

Träume umgibt seit jeher ein Geheimnis. Sie faszinieren die Denker der Menschheit seit Jahrtausenden, von den alten Ägyptern über Aristoteles bis hin zu Charles Dickens oder Maya Angelou. Vom Regisseur Christopher Nolan über Nelson Mandela bis hin zu dem ermordeten Rapper Notorious B.I.G. Träume sind eine Quelle der Inspiration für Erfindungen und Kunstwerke, für Medizin und Psychologie, für Religion und Philosophie. Sie wurden als Omen betrachtet, als Botschaften der Götter oder unseres Unbewussten, als Mitteilungen der Seele, der Engel und Dämonen. Träume haben den Lauf so manchen Lebens ebenso verändert wie den Lauf der Welt. Sie gingen Heiratsanträgen und Geschäftsabschlüssen voraus. Sie begegnen uns in Songtexten ebenso wie in wissenschaftlichen Entdeckungen. Sie haben kriegerische Invasionen ausgelöst und mentale Zusammenbrüche bewirkt.

Träume faszinieren, erschrecken, erregen und inspirieren uns, weil sie ebenso real wie surreal sind. Wir sind gleichzeitig Schöpfer unserer Träume und ohnmächtige Mitwirkende unserer merkwürdigen Kreationen. Träume entstehen aus uns, trotzdem scheinen sie irgendwie ein Eigenleben zu führen. Eine Art Heimkino, das wir heraufbeschworen haben, das aber weder den Gesetzen der Zeit noch denen der Natur gehorcht, das uns innig vertraut ist und sich gleichzeitig jeder Kontrolle entzieht.

Oder wie der englische Dichter Lord Byron schrieb:

[...] Schlaf hat seine Welt,
Und weite Reiche wilder Wirklichkeit,
Enthüllte Träume haben Atem,
Tränen und Folterqual und freudiges Gefühl;
Sie geben ein Gewicht den Taggedanken,
Sie nehmen fort die Last der Tagesmühen.[1]

Angesichts der häufig unzusammenhängenden und unlogischen Natur der Träume scheint es auf den ersten Blick unverständlich, wieso die imaginären Tränen, die Folterqualen und Freuden der Träume etwas über uns enthüllen sollten. Doch im Laufe der Zeit schenken sie uns ein höchst lebendiges Bild davon, wie wir uns selbst und die Welt sehen. Sie offenbaren unsere Natur, unsere Interessen und unsere tiefsten Sorgen. In dieser Hinsicht verkörpern wir auf einzigartige Weise unsere Träume, und unsere Träume verkörpern auf einzigartige Weise uns selbst.

Obwohl die Schöpfungen der Träume geheimnisumwoben sind, gilt das für ihre Quelle keineswegs. Das Gehirn strahlt Elektrizität aus, in jedem Augenblick unseres Lebens durchwogen es Stromwellen. Träume sind das Produkt der ganz normalen elektrophysiologischen Aktivität unseres Gehirns und stellen doch gleichzeitig eine außergewöhnliche Veränderung dar, die sich jede Nacht während des Schlafes in unserem Gehirn vollzieht, angeregt vom zirkadianen Rhythmus, vom Tag-Nacht-Zyklus, der das ganze biologische Leben steuert.

Daher sollten wir unsere Träume nicht geringschätzen, nur weil sie auftreten, wenn wir schlafen, oder weil sie nicht der Logik unserer Wachzeiten gehorchen. Träume sind einfach eine andere Form des Denkens. Gerade ihre Wildheit verleiht ihnen das Potenzial, tiefgreifende Veränderungen herbeizuführen. Gewaltige Entwicklungssprünge in Kunst, Design und Mode sind ebenjener Art des Denkens gegen den Strich zu verdanken, das uns in Träumen so leichtfällt. Kultur, Sprache und Kreativität aber haben es dem Menschen überhaupt erst ermöglicht, über seine rein körperliche Höherentwicklung hinauszuwachsen. Unsere Träume sind das Herzstück dieses Wachstums.

Spricht man heute von «Träumen», so meint man vieles damit: unseren Ehrgeiz, ein Ideal, eine Fantasie, aber eben auch die überbordenden Geschichten, die während des Schlafes geboren werden. Die Neurowissenschaften konnten zeigen, dass die Grenzen zwischen Schlaf und Wachzustand weniger scharf sind, als wir dachten. Träume können beim Lösen von Problemen helfen, aber auch beim Erlernen eines Musikinstruments, einer Sprache oder eines Tanzschritts. Sie enthüllen uns, wie man eine Sportart richtig ausübt, geben aber auch Hinweise auf unsere Gesundheit. Manchmal sagen sie sogar die Zukunft voraus. Träume können zudem spirituell sehr bereichernd sein. Und selbst vergessene Träume können den Geist prägen und beeinflussen, wie Sie Ihren Alltag leben. Sie können lernen, sich an Ihre Träume zu erinnern und den Blick auf ihre Inhalte zu lenken. Sie können sogar die Kunst des luziden Träumens lernen, also in Ihren Träumen bewusst eine aktive Rolle spielen. Das wichtigste Geschenk, das unsere Träume uns zu bieten haben, ist aber: die Gabe der Selbsterkenntnis. Indem Sie Ihre Träume interpretieren, können Sie Ihren Erfahrungen Sinn verleihen und Ihr emotionales Leben auf neue, tiefgreifende Weise verstehen.

Träume sind eine sehr flüchtige Form des Wissens. Da wir sie ganz allein erleben, abgeschieden von der Welt, als subjektive Erfahrung für einen einzigen Zuschauer, entziehen sich Träume gewöhnlich experimenteller Überprüfung und damit der wissenschaftlichen Beweisführung. In diesem Buch habe ich mein Bestes getan, um den aktuellen Wissensstand über die Träume und das Träumen in der gebührenden Vielfalt vorzustellen, ohne Ungesichertes oder Meinungsverschiedenheiten zwischen einzelnen Forschern zu übergehen. Ich präsentiere hier auch eigene Theorien, die ich auf der

Grundlage jüngster Forschungsarbeiten und eigenen Wissens über das Gehirn entwickelt habe. Letztendlich stellt dieses Buch meine Synthese der Daten aus den verschiedensten Disziplinen dar. Es ist ein Produkt intensiven Bemühens und tiefer Demut.

Doch bevor wir nun beginnen, nehmen wir uns noch einen Augenblick Zeit, um über die Magie des Träumens nachzudenken. Im Traum wachsen wir über unser körperliches Selbst hinaus. Wir sind uns nicht mehr bewusst, dass wir im Bett liegen, ja dass wir überhaupt liegen. Unsere Augen sind geschlossen, aber wir können sehen. Unser Körper liegt still, aber wir können gehen, laufen, Auto fahren und fliegen. Wir äußern keinen Laut, aber wir führen lange Gespräche mit Menschen, die wir kennen und lieben, ob diese nun lebendig sind oder tot. Wir sprechen sogar mit Leuten, die wir nie kennengelernt haben. Wir leben in der Gegenwart, aber wir können zurückreisen in die Vergangenheit oder vorwärts in die Zukunft. Wir verlassen den Raum, in dem wir schlafen, nicht, und trotzdem können wir an Orte reisen, die wir schon jahrelang nicht mehr gesehen haben oder die allein in unserer Fantasie existieren. Wir tauchen ein in eine Welt, die allein wir geschaffen haben. Eine Welt, die transzendent sein kann. Träume sind unsere nächtliche Dosis an Wundern.

1

Träume sind unser entwicklungsgeschichtliches Erbe

Im Operationssaal verwende ich während einer sogenannten Wachoperation am Gehirn einen Stift, mit dem ich das Gehirn des Patienten mittels elektrischer Mikroströme direkt anregen kann. Vor mir die wellige Oberfläche des Gehirns, schimmernd, opalisierend, durchzogen von Arterien und Venen. Der Patient ist wach und bei Bewusstsein, fühlt aber keinen Schmerz, weil das Gehirn keine Schmerzrezeptoren hat. Doch der schwache Strom hat einen Effekt. Jedes Gehirn ist einzigartig, und manche der Stellen, die ich berühre, werden lebendig. Sie berühren einen Punkt, und der Patient berichtet von Kindheitserinnerungen. Sie tasten einen anderen ab, und der Patient schnuppert den Duft von Zitronen. Und beim dritten verspürt der Patient Trauer, Verlegenheit oder auch Begehren.

Sinn und Zweck der Wachoperation ist es, exakt jenen Punkt zu finden, an dem nichts passiert, wenn ich die schwachen elektrischen Impulse setze. An diesen Stellen kann ich gefahrlos durch das Oberflächengewebe schneiden, um an einen darunterliegenden Tumor zu gelangen. Erzeugt ein solcher winziger Stromstoß keine Reaktion, weiß ich, dass ich durch den Schnitt keinen funktionellen Schaden anrichte.

Während solcher Wachoperationen, bei denen ich die äußerste Schicht des Gehirns – die Großhirnrinde – millimeterweise systematisch abarbeite, habe ich bei meinen Patienten die skurrilsten und tiefgreifendsten Erfahrungen ausgelöst. Manchmal sind diese so erschütternd, dass die operierte Person mich bittet aufzuhören. Dann muss ich eine Pause einlegen, ehe ich weiteroperieren kann. Obwohl die Großhirnrinde, der Cortex, nur maximal 5 Millimeter dick ist, ist dort viel von dem angesiedelt, was uns zu dem Menschen macht, der wir sind: Sprache, Wahrnehmung, Erinnerung, Denken. Der klitzekleine Stromstoß kann bewirken, dass die operierte Person Geräusche hört, sich an traumatische Erfahrungen erinnert, heftige Emotionen erlebt – oder sogar träumt.

Diese elektrische Stimulierung kann sogar Albträume auslösen. Nimmt man die Sonde von der Stelle im Gehirn, hört auch der Albtraum auf. Setzt man sie wieder unter Strom, wiederholt sich exakt der gleiche Albtraum. Wiederkehrende Albträume versteht man heute als selbsterhaltende Schleifen neuronaler elektrischer Aktivität, die die Erfahrung des Schreckens immer wieder durchspielen.

Auf diese unwiderlegbare Weise hat mein Handwerk Antwort auf eine der ältesten Fragen der Menschheit gegeben: Woher kommen unsere Träume? Ich kann mit absoluter Gewissheit sagen, dass sie unserem Gehirn entspringen, genauer gesagt seiner elektrischen Aktivität.

Diese grundlegende Erkenntnis im Hinblick auf den wahren Ursprung der Träume hat sich den Menschen lange Zeit entzogen. Während eines Großteils der Menschheitsgeschichte hielt man Träume für Botschaften der Götter, Dämonen oder Ahnen. Oder man glaubte, sie enthielten Informationen, die die Seele aufsammelte, wenn sie nachts durch die Lande flog. Der letzte Ort, an dem man ihren Ursprung vermutet hätte, war dieser scheinbar inaktive Klumpen Fleisch in unserem Schädel. Man nahm an, dass der Geist im Schlaf untätig sei, ein passives Gefäß. Und man brachte die Träume keineswegs mit dem Schlaf in Verbindung. Wie denn auch? Wie sollte unser Gehirn – ohne auch nur das geringste Signal aus der Außenwelt zu empfangen – Ursprung dieser unfassbaren nächtlichen Brillanz sein? Die Quelle unserer Träume musste etwas sein, das größer ist als wir selbst, das über uns hinausreicht.

Heute wissen wir natürlich, dass alles Bewusstsein, auch das Träumen, von Elektrizität angetrieben wird. Tatsächlich ist das träumende Gehirn genauso aktiv wie das wache – wenn nicht noch aktiver. Die Stärke der Ströme und ihre Muster, die man in bestimmten Phasen des Schlafes misst, sind beinahe identisch mit jenen im Wachzustand. Ja, die Menge an Energie, die bestimmte Gehirnregionen verbrauchen, während wir träumen, ist mitunter sogar höher als die, die wir im Wachzustand verbrennen. Das gilt vor allem für die emotionalen und visuellen Zentren im Gehirn. Während üblicherweise das wache Gehirn die Stoffwechselaktivität im emotionalen, limbischen System um 3 bis 4 Prozent erhöht oder reduziert, kann das träumende Gehirn das limbische System um erstaunliche 15 Prozent hochregeln. Das heißt, dass Träume eine emotionale Intensität erreichen, die in unserem wachen Leben biologisch gar nicht möglich ist. Auf eine sehr grundlegende Weise sind Sie nie lebendiger als im Traum.

Wenn wir träumen, pulsiert unser Geist nur so vor cerebraler Aktivität: Wir sehen glasklar, verspüren tiefe Gefühle und können uns überallhin bewegen. Träume üben deshalb eine so tiefe Wirkung auf uns aus, weil wir sie als real erleben. Die Freude, die wir in Träumen erfahren, unterscheidet sich physiologisch nicht von ihrem wachen Gegenstück. Und das gilt auch für Schreck, Frustration, sexuelle Erregung, Wut und Angst. Es hat einen Grund, dass uns die körperliche Seite unserer Traumerfahrung ebenso real erscheint. Wenn Sie im Traum laufen, ist der motorische Cortex aktiv, derselbe Teil des Gehirns, den wir zum Laufen in der wirklichen Welt brauchen. Wenn Ihr Geliebter Sie im Traum berührt, wird der sensorische Cortex angeregt, und zwar genauso, wie es im Wachzustand geschehen würde. Stellen Sie sich einen Ort, an dem Sie früher gelebt haben, bildhaft vor, meldet sich der Okzipitallappen zum Dienst – das Areal, das visuelle Wahrnehmung verarbeitet.

Es gibt Menschen, die behaupten, sie würden nie träumen. In Wirklichkeit aber träumt nahezu jeder Mensch, auch wenn sich nicht jeder an seine Träume erinnert. Wir entscheiden nicht, ob wir träumen wollen, denn wir müssen träumen. Haben wir wenig Schlaf bekommen, ist das Erste, was wir nachholen, das Träumen. Haben wir vielleicht genug geschlafen, aber nicht genug geträumt, beginnt das Gehirn sofort zu träumen, kaum sind wir eingenickt. Selbst wenn Schlaf unmöglich ist, können lebhafte Träume auftreten. Bei Menschen, die unter der tödlichen familiären Schlaflosigkeit leiden, einer seltenen genetischen Störung, die Schlaf unmöglich macht, ist das Bedürfnis zu träumen so stark, dass der Traum sich in den Tag verlagert. Träumen ist lebenswichtig.

Traumforscher konzentrierten sich jahrzehntelang auf nur ein Stadium des Schlafes: den REM-Schlaf (Rapid Eye Movement). Sie stellten die These auf, dass wir pro Nacht etwa zwei Stunden lang träumen. Wenn Sie nachrechnen, heißt das, dass wir ungefähr ein Zwölftel unseres Lebens im Traum verbringen, in jedem Jahr einen ganzen Monat. Das zeigt, dass der

Traum für uns enorm wichtig ist. Und doch ist die Schätzung wohl zu niedrig gegriffen. Wenn Wissenschaftler im Schlaflabor ihre Probanden in den unterschiedlichsten Schlafphasen wecken, also nicht nur während der REM-Phasen, stellen sie fest, dass es in jeder Schlafphase möglich ist zu träumen. Und das wiederum bedeutet, dass wir vermutlich fast ein Drittel unseres Lebens träumend verbringen.

Heutzutage hört man allenthalben, dass der Mensch Schlaf braucht, wenn er gesund bleiben möchte. Aber Resultate wie die oben angeführten werfen doch die Frage auf: Vielleicht ist es ja nicht der Schlaf, den wir brauchen, sondern der Traum?

Wie entsteht der träumende Geist

Träume sind eine Form mentaler Aktivität, aber sie erfordern keinen äußeren Reiz. Sie werden nicht ausgelöst durch Bilder, Geräusche, Gerüche oder Berührungen, sondern entstehen automatisch, ohne jedes Zutun. Um zu erklären, wie das möglich ist, werden wir uns zuerst die Mikrostrukturen des Gehirns ansehen. Und wir beginnen mit dem grundlegenden Baustein unserer Gedanken: dem Neuron.

Neuronen bilden elektrische Netze im Gehirn, die alles Denken hervorbringen. Wenn wir träumen, feuern Neuronen kollektiv Tausende von Malen pro Sekunde. Neuronen sind feingliedrig. So feingliedrig, dass sie von einem Bad zerebrospinaler Flüssigkeit geschützt werden, die auch die elektrische Reizweiterleitung ermöglicht. Diese Flüssigkeit ist ein Reservoir an Nährstoffen und Ionen, die aus den Neuronen eine Art lebender Batterien machen, die ständig elektrische Entladungen produzieren.

In meinem Labor und anderen in der ganzen Welt können wir Gehirngewebe so zerteilen, dass wir einzelne Zellen oder Neuronen erhalten. In der Petrischale ist das einzelne Neuron zwar lebendig, aber inaktiv. Doch sobald wir ihm einige andere Neuronen zugesellen, ändert sich die Szenerie. Die Zellen bilden Verbindungen untereinander aus. Und sie tun noch etwas, etwas viel Bemerkenswerteres. Die Neuronen tauschen minimale elektrische Ladungen aus, sodass der ganze Zellhaufen elektrisch geladen wird. Das Erstaunliche daran ist, dass die Neuronen dazu keinen Impuls oder keinen Befehl brauchen. Es wirkt kein äußerer Reiz auf sie ein, und doch durchströmt sie Elektrizität. Man nennt dies auch reizunabhängige elektrische Aktivität.

Dasselbe passiert im gesamten Gehirn mit seinen 100 Milliarden Neuronen und ihren 100 Milliarden unterstützenden Zellen. Die sitzen da nicht faul herum und warten darauf, dass die Welt ihnen einen Reiz sendet. Sie haben ihre eigenen Wellen elektrischer Aktivität, die das Gehirn durchfließen, auch wenn weit und breit kein Reiz vorhanden ist. Man spricht hier auch von reizunabhängiger Kognition. Deshalb haben wir Gedanken, auch wenn wir von der Außenwelt völlig abgeschirmt sind. Das Gleiche passiert, wenn wir träumen. Unser Geist ist aktiv, auch wenn er keine äußeren Reize erhält. Aber damit die wilden, visuellen Narrative der Träume entstehen können, müssen drei Dinge passieren.

Erstens muss der Körper gelähmt werden. Unser Körper schüttet zwei Neurotransmitter aus, Glycin und Gamma-Aminobuttersäure (GABA), die die Motoneuronen ausschalten, jene spezialisierten Zellen im Rückenmark, die unsere Muskeln aktivieren. Den Körper zu lähmen ermöglicht uns, sicher zu träumen. Sonst würden wir unsere Träume aktiv ausagieren.

Zweitens muss sich das Netzwerk der Exekutivfunktionen ausschalten. Das Exekutivnetzwerk besteht aus Strukturen in beiden Gehirnhälften, die zusammen anspringen und für Logik, Ordnung und Überprüfung der Wirklichkeit zuständig sind. Ist das Exekutivnetzwerk ausgeschaltet, können wir die normalen Regeln von Zeit, Raum und Vernunft missachten. Da wir Vernunft und Logik kurzfristig übergehen, können wir im Traum die unwahrscheinlichsten Geschichten fraglos akzeptieren. Das verleiht unseren Träumen ihre Macht und ihren einzigartigen Charakter.

Drittens muss unsere Aufmerksamkeit sich nach innen richten. Wenn dies geschieht, aktivieren wir weit auseinanderliegende Teile des Gehirns, die man im Allgemeinen als Ruhezustandsnetzwerk (oder Default Mode Network, DMN) bezeichnet. Dabei ist der Verweis auf einen Ruhezustand irreführend, denn dieses Netzwerk ist alles andere als passiv. Aus diesem Grund werde ich es für die Zwecke dieses Buches als Imaginationsnetzwerk bezeichnen. Der Begriff wird bereits von einigen Mitgliedern der Wissenschaftsgemeinde benutzt, weil das Netzwerk eng zusammenhängt mit dem imaginativen Denken, der Vorstellungskraft.

Wenn wir wach sind, unser Geist aber keine besondere Aktivität oder Aufgabe verfolgt, bleibt er nicht leer wie ein Computerbildschirm, auf dem nur ein Cursor blinkt. Das Gehirn schaltet vielmehr vom Exekutivnetzwerk auf das Imaginationsnetzwerk um, sodass sich unsere Aufmerksamkeit nicht mehr nach außen richtet, sondern nach innen. Ist das Imaginationsnetzwerk aktiv, schweift der Geist frei herum und begibt sich auf mäandernde Pfade, die häufig zu unerwarteten Einsichten führen. Wird unsere Aufmerksamkeit nicht mehr von der Außenwelt beansprucht, herrschen jene Regionen des Gehirns, die zum Imaginationsnetzwerk gehören.

Bei der Alltagsbewältigung wechseln das Exekutivnetzwerk und das Imaginationsnetzwerk einander als dominante Strukturen ab. Jetzt, in dem Moment, in dem Sie diese Zeilen lesen, ist Ihr Exekutivnetzwerk aktiv. Aber das Imaginationsnetzwerk ist keineswegs abgehängt. Es wartet nur, bis sich eine Pause einstellt, während das Exekutivnetzwerk seine Aufgaben abarbeitet. Während solcher Pausen richtet sich unsere Aufmerksamkeit nach innen, und das Imaginationsnetzwerk mischt sich ein. Ist das Imaginationsnetzwerk aktiv und übernimmt die Spitzenposition in unserer kognitiven Hierarchie, sucht es in unserem Gedächtnis nach losen Assoziationen, nach ungewöhnlichen, kaum erkennbaren Querverbindungen, und es visualisiert «Was-wäre-wenn»-Szenarien. Diese scheinen mitunter so weit hergeholt und fantastisch, dass unser Exekutivnetzwerk sie sofort zurückweisen würde, wäre es denn aktiv. Dank des Imaginationsnetzwerks ist unser träumendes Gehirn ungebunden und promiskuitiv, und dies auf eine Weise, die unser waches Gehirn nicht ist und niemals sein könnte.

Das Imaginationsnetzwerk ist zentral für die Erfahrung des Träumens. Es ermöglicht uns zu «sehen», ohne visuelle Informationen von der Außenwelt zu erhalten. Wenn Sie einem Träumenden mit einer hellen Lampe ins Gesicht leuchten, wird er das Licht nicht wahrnehmen. Wenn wir träumen, ist es, als würde in einem dunklen Kino ein Film ablaufen. Vermutlich liegt es eben daran, dass die alten Griechen immer meinten, man «sehe» einen Traum, nie man «hätte» ihn.

Steht das Imaginationsnetzwerk am Ruder, entstehen spontane Gedanken. So wie die Neuronencluster in der Petrischale elektrisch zum Leben erwachen, ohne dass ein äußerer Reiz erfolgt wäre, so ist auch das träumende Gehirn voller elektrischer Aktivität, auch wenn es dabei von der

Umgebung vollkommen abgekoppelt ist. Aus diesem Grund bezeichnet man das Imaginationsnetzwerk schon mal als die «dunkle Energie» des Gehirns. Es erschafft etwas aus dem Nichts und greift Geschichten aus der Luft.

Edward F. Pace-Schott, Professor für Psychiatrie an der Harvard Medical School, beschreibt das Imaginationsnetzwerk als Geschichtenerzähler-Instinkt, weil es Erinnerungen, Charaktere, Wissen und Emotionen in schlüssige Narrative verwandelt.[1] Diese frei fließenden Geschichten entstehen aus dem Nichts und haben für uns doch eine Bedeutung. Denn wenn der Mensch in seiner Wirklichkeit auf eine Lücke stößt, schafft das Gehirn ein passendes Narrativ, um diese zu füllen. Patienten mit bestimmten Formen partieller Amnesie tun genau dasselbe. Wenn man ihnen eine Frage stellt, die mit einer Lücke in ihrer Erinnerung zu tun hat, erfinden sie etwas. Auch Menschen, die von Demenz betroffen sind, machen das manchmal.

Angetrieben vom Imaginationsnetzwerk fließen die Traumnarrative mühelos dahin. Obwohl wir also unsere eigenen Träume schaffen, können wir die Traumerfahrung willentlich nicht beeinflussen. In diesem Sinne sind wir eher Hauptdarsteller, aber nicht der Regisseur. Mit Dissoziation hat das allerdings nichts zu tun. Wir stehen keineswegs über dem Geschehen oder schweben in Bereichen jenseits der Geschichte herum. Es ist eher so, als säßen wir auf dem Fahrersitz eines Autos, das wir nicht unter Kontrolle haben. Wir sind immer noch die Protagonisten unserer Träume und verkörpern diese Erfahrung vollkommen. Wir können nur nicht steuern, worauf der Traum hinausläuft.

Wenn wir träumen, sind wir körperlich in diesem Traum verankert und von anderen Charakteren der Traumlandschaft eindeutig getrennt. Unser Traum hat eine klare physische Präsenz. Das muss nun nicht heißen, dass unser Traumkörper derselbe ist, den wir aus dem Wachzustand kennen. Unser Traumkörper kann jünger oder älter sein … ja, wir können sogar ein anderes Geschlecht haben. Wir haben auch das Gefühl, von den anderen Traumfiguren getrennt und einzigartig zu sein, auch wenn alle Charaktere in diesem Traum unserer Vorstellungskraft entspringen.

In unseren Träumen weben wir ein Narrativ, während wir uns durch die verschiedensten Erinnerungen bewegen und unser Traumselbst agiert und reagiert. Das ist wie bei einer echten Filmproduktion. Wir mögen anders reagieren, als unser waches Selbst dies täte. Wir mögen stärker oder schwächer sein, selbstbewusster oder eher passiv. In diesem Sinne könnte man sagen, dass wir ein waches Selbst besitzen und eines oder auch mehrere, das beziehungsweise die träumen.

Aber wie einzigartig ist unser träumendes Gehirn tatsächlich? Denn schließlich sind wir auch die Hauptfigur in unseren Träumereien. Wie im Traum können wir uns dabei Szenarien ausdenken und unseren Geist von einem Thema zum anderen springen lassen, wobei er Zeit und Raum mühelos überwindet. Doch Träumereien im Wachzustand sind anders als Träume. Denn hier führen wir Regie: Wäre es nicht nett, im Urlaub mal nach Hawaii zu fliegen? Was wäre, wenn ich meinen Job kündigen würde?

Und wie ist das nun mit psychedelischen Drogen? Auch nach deren Einnahme kommt es häufig zu traumartigen Erfahrungen. Aber auch diese unterscheiden sich von echten Träumen. Nach dem Konsum psychedelischer Drogen ist das Imaginationsnetzwerk nämlich weniger aktiv, ganz anders als im hochaktiven Zustand des Träumens. Und anders als im Traum, bei dem der Träumende stets die Hauptfigur der Geschichte ist, ist die Erfahrung im von Drogen induzierten

Zustand eine dissoziative, bei der der «Träumer» nicht im Traum verkörpert sein muss.

Wenn es einen Wachzustand gibt, der sich zumindest teilweise mit dem Traum überschneidet, dann ist dies der Tagtraum, bei dem wir den Geist einfach umherschweifen lassen. Wenn unser Geist auf Wanderschaft geht, reiht sich Gedanke an Gedanke, ohne dass dabei ein bestimmtes Ziel oder eine bestimmte Aufgabe anvisiert wird. Tatsächlich lenken wir unsere Gedanken dabei überhaupt nicht. Und obwohl weder das Schweifenlassen des Geistes noch das Träumen Ziele haben, gibt es Unterschiede. Der herumwandernde Geist nämlich unterwirft sich gewöhnlich den meisten Regeln des Exekutivnetzwerks. Ein herumwandernder Geist ist zwar freier, aber nicht so frei wie der Geist des Träumenden. Die uneingeschränkte Natur des Traumes kann uns an Orte führen, die wir im Wachzustand niemals betreten könnten.

Selbst der Traum kennt Regeln

Doch so wild und ungezähmt Träume auch ausfallen mögen, voll der unwahrscheinlichsten Situationen und jede Vernunft missachtenden Sprünge in Zeit und Raum, so gibt es doch auch hier Grenzen – selbst Träume haben Regeln. Obwohl das Imaginationsnetzwerk den träumenden Geist entfesselt, sind Träume dennoch nicht völlig ungezügelt. Und sie sind alles andere als zufällig. Wenn Sie sich statt eines Träumenden zehntausend ansehen und statt eines Traumberichtes Abertausende studieren, die teilweise bis in die Antike zurückreichen, zeichnen sich durchaus gewisse Konturen ab. Nur ein Beispiel: Trotz der massiven Veränderungen in unserem Lebensstil hat sich der Inhalt unserer Träume von Jahrtausend zu Jahrtausend, von Generation zu Generation eher wenig verändert. Viele heute bekannte Traummotive unterscheiden sich kein bisschen von denen der Ägypter zur Pharaonenzeit oder der Menschen unter der Herrschaft Cäsars. Schlafstörungen, über die chinesische Ärzte vor gut 1800 Jahren Aufzeichnungen anfertigten, gingen einher mit Träumen, in denen der Träumende fliegt, fällt oder mitten in der Nacht schweißgebadet aufwacht. Kommt Ihnen das bekannt vor?

In den 1950er-Jahren legte man japanischen und US-amerikanischen Studenten Fragebögen zum Thema «Traum» vor. Und die Auswertung ergab, dass Träume tatsächlich universell sind. Man fragte die Studenten in beiden Ländern: «Haben Sie je von ... geträumt?» und nannte dabei eine Reihe von Traummotiven wie Schwimmen, Nacktheit oder Lebendig-begraben-Sein. Die Ähnlichkeiten bei den Antworten waren verblüffend.

Die japanischen Studenten nannten am häufigsten folgende fünf Motive:

1. angegriffen oder verfolgt werden
2. fallen
3. immer wieder versuchen, etwas zu tun
4. Schule, Lehrer, Lernen
5. vor Angst starr sein

Die häufigsten Traummotive der Amerikaner waren:

1. fallen
2. angegriffen oder verfolgt werden
3. immer wieder versuchen, etwas zu tun
4. Schule, Lehrer, Lernen
5. sexuelle Erfahrungen (Die sexuellen Erfahrungen standen bei den japanischen Studenten an sechster Stelle.)

Fünfzig Jahre später legte man denselben Fragebogen Studenten in China und Deutschland vor. Auch hier gab es überraschend starke Ähnlichkeiten.

Die fünf häufigsten Traummotive bei den chinesischen Studenten:
1. Schule, Lehrer, Lernen
2. gejagt oder verfolgt werden
3. fallen
4. zu spät kommen, d. h. einen Zug verpassen
5. in einer Prüfung durchfallen

Unter den deutschen Studenten wurden folgende Punkte am häufigsten genannt:
1. Schule, Lehrer, Lernen
2. gejagt oder verfolgt werden
3. sexuelle Erfahrungen
4. fallen
5. zu spät kommen, d. h. einen Zug verpassen

Wieso ergeben Umfragen zu Träumen, die in vier Ländern und mit einem Abstand von einem halben Jahrhundert durchgeführt werden, so ähnliche Resultate? Vielleicht hat dies mit unserer alltäglichen Erfahrung zu tun. Schließlich sind die Vereinigten Staaten, Japan, Deutschland und China durchweg moderne Industriegesellschaften. Vielleicht führten diese Studenten ein so ähnliches Leben, dass sie auch die gleichen Träume hatten. Würden dann die Träume von Menschen in indigenen Kulturen anders ausfallen?

In den 1960ern und 1970ern versuchten Anthropologen, genau das herauszufinden. Sie sammelten Traumberichte von indigenen Völkern wie den Yir Yoront in Australien, den Zapoteken in Mexiko und den Mehinako in Brasilien. Sie verglichen die einzelnen Merkmale dieser Träume mit denen von US-amerikanischen Träumenden, wobei sie sich auf Themenbereiche wie Aggression, Sexualität und Passivität konzentrierten. Trotz der gewaltigen Unterschiede in der gelebten Erfahrung der traditionellen und der amerikanischen Kultur glichen sich die Traumlandschaften stärker als die Kulturen, die sie hervorbrachten.

Zum Beispiel zeigten die Traumberichte der traditionellen Gesellschaften und der US-Amerikaner gleichermaßen, dass Männer eher von anderen Männern träumen, während in den Träumen der Frauen eher beide Geschlechter repräsentiert waren. In beiden Kulturen waren sowohl Männer als auch Frauen eher Opfer von Aggressionen als Aggressoren. Und in beiden Kulturen machten sexuelle Erfahrungen weniger als 10 Prozent des Traumgeschehens aus.

Träume ähneln sich also weltweit, gleichgültig, welche Sprache wir sprechen, ob wir in der Stadt oder auf dem Land wohnen beziehungsweise in einem entwickelten Land oder einem Entwicklungsland leben. Auch Vermögen oder die soziale Stellung machen da keinen großen Unterschied. Angesichts der Kontinuität von Träumen über Zeit und Raum hinweg scheint die Annahme angebracht, dass die Eigenheiten und Inhalte von Träumen Teil unserer DNS sind, eine Funktion unserer Entwicklungsgeschichte und Neurobiologie, die sich gegenüber Unterschieden in Kultur, Geografie und Sprache als weitgehend immun erweist. Daher sollten wir dieses zentrale Merkmal von Träumen beim Weiterlesen im Hinterkopf behalten: Träume existieren im Rahmen ihrer neurobiologischen Ursprünge. Als solche sind sie nicht wirklich grenzenlos. So magisch das Träumen auch sein mag, auch Träume haben ihre Grenzen.

Allerdings befolgen Träume Regeln auf andere Art und Weise. Die Mathematik beispielsweise spielt in Träumen keine Rolle, und auch andere kognitive Prozesse wie Lesen, Schreiben oder die Verwendung eines Computers kommen im Traum eher selten vor. Ohne die Logik des Exekutivnetzwerks sind diese nur schwierig, wenn nicht gar unmöglich umzusetzen.

Vermutlich werden Sie auch nie träumen, dass zum Beispiel ein Mobiltelefon auf einem Pferd reitet. Und Gegenstände werden im Traum nur höchst selten zu Menschen oder umgekehrt. In Shakespeares *Ein Sommernachtstraum* wird eine Figur in ein Tier verwandelt, aber in Traumberichten hört man von solchen Verwandlungen nur selten. Wenn Gegenstände zu anderen Gegenständen werden, dann meist zu etwas Ähnlichem. Ein Auto verwandelt sich in ein Fahrrad. Ein Stadtbus wird zum Schulbus, ein Haus zum Schloss. Oder ein Haus an einem Ort steht plötzlich an einem anderen. Die Sprünge in unseren Träumen folgen den semantischen Landkarten unserer Erinnerung.

Mit semantischen Landkarten organisieren wir Menschen, Gegenstände und Orte in unserer Welt. Sie können sich das so vorstellen wie eine Weintraube. Ein Seitentrieb steht für Transportmittel, ein anderer für Unterkünfte. Wenn Ihr träumender Geist von Assoziation zu Assoziation springt, bleibt er gewöhnlich im selben semantischen Feld. Ein Transportmittel wird zu einem anderen, eine Unterkunft zu einer anderen. Soweit wir dies bislang sagen können, sind und waren Träume so organisiert, seit der Mensch sie aufzeichnet.

Die soziale und emotionale Macht der Träume

Ich frage mich, ob sich Traumnarrative im Verlauf der Menschheitsgeschichte eine so hohe Konstanz bewahrt haben, weil sie sich auf Emotionen und zwischenmenschliche Beziehungen konzentrieren, ob diese nun real oder imaginär sind. Der träumende Geist spielt alle möglichen «Was-wäre-wenn»-Szenarien durch, ohne sie zu verurteilen. Daher können Sie im Traum ein anderes Geschlecht beziehungsweise eine andere sexuelle Orientierung haben und sexuelle oder zwischenmenschliche Erfahrungen machen, die im Wachzustand wenig wahrscheinlich oder sogar abstoßend wären. Solche Optionen sehen wir durch die emotionale Brille: Wie würde es sich anfühlen, wenn ich dies täte?

Die emotionale und soziale Ausrichtung der Träume ist vermutlich auch der Grund, warum sie sich von den Technologien, die das Leben seit den 1950ern gründlich verändert haben, so wenig beeindrucken lassen. Fernsehen, Computer, Internet und Smartphones tauchen in Traumberichten nur selten auf. Selbst unsere aktuelle Sucht nach den sozialen Medien scheint es bislang nicht in unsere Traumlandschaften geschafft zu haben, zumindest der begrenzten, wenn auch anwachsenden Zahl der Untersuchungen zufolge, die danach fragen, wie sich unser digitales Leben in unseren Träumen spiegelt.

Was die imaginäre Welt der Träume uns vor allem bietet, ist die Möglichkeit zum sozialen Experiment. Wir Menschen sind soziale Geschöpfe. Träume liefern uns Gedankenexperimente, die die Beziehungen in unserem Leben auf die Probe stellen. Manchmal auf wenig plausible Weise, dann wieder auf zutiefst erschütternde. Dabei wächst unsere soziale Intelligenz. Dieses zentrale Merkmal des Träumens beruht auf dem jüngsten und bekanntesten entwicklungsgeschichtlichen Fortschritt, den das menschliche Gehirn und das Imaginationsnetzwerk gemacht haben: dem medialen präfrontalen Cortex (mPFC).

Der mPFC liegt auf der Mittelachse des Gehirns und umfasst eine Gruppe von Neuronen, die im linken und rechten Frontallappen angesiedelt ist. Er sitzt hinter der Stirn, unmittelbar über dem Nasensteg. Präfrontal heißt: an vorderster Front der Frontallappen, also im Bereich der Stirn. Der präfrontale Cortex war der Grund, warum die menschliche Stirn sich nach vorne wölbte. An dieser Stelle sitzen also die entwicklungsgeschichtlich jüngsten Neuronen, was darauf hinweist, dass es der evolutionäre Druck war, der uns sozialer und menschlicher machte.

Im Wachzustand spielt der mPFC eine Rolle dabei, sowohl unseren eigenen Standpunkt als auch den anderer Menschen verstehen zu können. Das ist eine ganz außergewöhnliche Fähigkeit. Obwohl das menschliche Gehirn in den letzten dreitausend bis fünftausend Jahren kleiner geworden ist, ist die soziale Intelligenz unserer Art gewachsen. Das verdanken wir dem mPFC. Ist dieses Gehirnareal beschädigt, fehlt es uns an Einfühlungsvermögen, und wir sind unfähig zu sozialen Entscheidungsprozessen. Damit einher geht die Unfähigkeit, sozialen Konventionen zu folgen. Auch erschwert es die Korrektur einer einmal getroffenen Einschätzung eines Menschen, selbst wenn er neue Informationen zu einem Sachverhalt bekommt.

Wenn wir träumen, wird der mPFC von der Leine gelassen, da sich das Exekutivnetzwerk zurücknimmt und das Imaginationsnetzwerk die Führungsrolle übernimmt. Dass wir im Traum nicht nur die Gedanken, Gefühle und Absichten unseres Traumselbst kennen, sondern auch die der anderen Charaktere unserer Traumlandschaft, liegt am mPFC. Die Fähigkeit, sich in jemand anderen hineinzuversetzen und den Bezug zu uns selbst herzustellen, bezeichnet man auch als «Theory of Mind».

Die «Mechanik» hinter der Theory of Mind erlaubt uns, unsere Überzeugungen, Wünsche und Emotionen zu erkennen und Rückschlüsse auf die derjenigen Menschen zu ziehen, mit denen wir zu tun haben. Dass wir uns und anderen Menschen mentale Zustände zuschreiben, beginnt schon in der Kindheit. Diese Fähigkeit gilt als lebenswichtig, um in unserem Stamm, unserer Gemeinschaft und Gesellschaft zu funktionieren. Menschen, die autistisch veranlagt sind, die unter Schizophrenie oder sozialen Angststörungen leiden, haben damit Schwierigkeiten, was ihre soziale Interaktion mit der Umwelt erschwert. Die Theory of Mind hilft uns zu verstehen, warum jemand so agiert, wie er es tut, und wie er möglicherweise in der Zukunft handeln wird. Während wir träumen, gibt uns die Theory of Mind die Möglichkeit zu überlegen, wie wir in bestimmten imaginären Situationen handeln würden und wie andere möglicherweise auf dieses Szenario reagieren könnten. Das ist wichtig, weil es unsere Fähigkeit verbessert, in Gruppen zu leben, gemeinsam Probleme zu lösen und gemeinschaftlich auf ein Ziel hinzuarbeiten. Im träumenden Geist ist die Theory of Mind besonders aktiv. Sie lässt uns komplexe soziale Szenarien durchspielen, imaginäre Gedankenexperimente, die unser waches Leben beeinflussen.

Während wir diese Gedankenexperimente in unseren Träumen durchspielen, steht uns das voll aktive limbische System zur Verfügung. Das limbische System ist zuständig für Emotionen, Erinnerungen und den «Arousal» genannten

Aktivierungsgrad des zentralen Nervensystems. Vermutlich wissen Sie noch, dass das limbische System im Traum einen Aktivitätsgrad erreicht, der im Wachzustand nicht verfügbar ist. Dieser hyperaktive emotionale Zustand kann unsere soziale Intelligenz und unser entsprechendes Verständnis verbessern. Wenn Sie sich nun fragen, wieso Emotionen für unsere sozialen Fähigkeiten so wichtig sind, dürfen Sie eines nicht vergessen: Wenn das limbische System beschädigt ist und der rationale Part mit seinen Exekutivfunktionen nicht darauf zugreifen kann, lähmt dies unser Denken. Wir können uns auf unsere sozialen Erfahrungen keinen Reim mehr machen, ja noch nicht einmal klare Entscheidungen treffen. Schäden am limbischen System behindern unsere Fähigkeit zur Empathie. Wir deuten soziale Hinweise falsch und gehen mit anderen Menschen unangemessen um. Auch wenn wir sie im Alltag nicht immer so interpretieren, sind Emotionen ganz wesentlich, um soziale Situationen optimal einzuschätzen. Und meiner Ansicht nach ist es eben diese Fähigkeit, die unsere kollektive Entwicklung als Menschen angetrieben hat.

Ihr träumendes Ich und Ihr waches Ich

Die meisten von uns haben ein klares Bild davon, wer sie sind. Neben unserer körperlichen Erscheinung haben wir Erinnerungen an Dinge, die wir getan haben, und Vorstellungen davon, was wir uns für unsere Zukunft wünschen. Wir haben Überzeugungen und eine Moral, wir haben Vorlieben und Abneigungen. All das ergibt ein recht detailliertes Selbstporträt. Was aber ist mit dem Protagonisten unserer Träume? Ist Ihr Traumselbst anders als der Mensch, der Sie im Wachzustand sind?

Mitte des 20. Jahrhunderts ersannen die amerikanischen Wissenschaftler Calvin Hall und Robert Van de Castle ein System, um Träume in ihre einzelnen Komponenten zu zerlegen.[2] Dieses Kategorisierungssystem erfasste zunächst die Anzahl der Figuren, die in einem Traum auftauchen. Handelte es sich um Einzelpersonen, um Gruppen oder Tiere? Männlich oder weiblich? Wie gewaltbetont war der Traum? Trat der Träumende darin als Aggressor auf oder als Opfer?

Die Traumforscher fanden heraus, dass Sie in fast jedem Ihrer Träume die Hauptfigur sind, dass in der Traumhandlung üblicherweise etwa fünf Figuren auftauchen und dass bei den Traumnarrativen eher Pech und Aggression im Vordergrund stehen, sodass sie nur selten von Glück oder Güte handeln. Mit diesem Codierungssystem konnten Hall, Van de Castle und viele andere Wissenschaftler zeigen, dass die meisten Träume keineswegs bizarr sind, sondern sich letztlich um unseren Alltag drehen.

Die Idee, dass Träume unser Leben im Wachzustand fortschreiben, bezeichnet man als Kontinuitätshypothese der Träume. Die Kontinuitätshypothese besagt jedoch nicht, dass unsere Träume unser Wachleben perfekt widerspiegeln. Sie geht vielmehr davon aus, dass in unseren Träumen unsere Persönlichkeit, Werte und Triebkräfte zum Ausdruck kommen und dass sie sich um die emotional aufgeladenen Sorgen oder Bedürfnisse des Wachzustands drehen. Die Vertreter dieser Theorie glauben, dass ungefähr 70 Prozent unserer Träume «verkörperte Simulationen» von Sorgen oder Vorstellungen sind, die uns ganz persönlich ausmachen.[3]

Jeder, der nach einem schwierigen Arbeitstag schon mal von seinem Chef geträumt hat oder kurz nach dem Tod eines lieben Menschen mit diesem im Traum spricht, weiß, dass Teile unseres Alltagslebens Eingang in unsere Träume finden. Eine Studie verglich die Träume von Müttern, die außer Haus tätig waren, mit denen von Müttern, die bei ihren Kindern zu Hause blieben. Es zeigte sich, dass berufstätige Mütter im Traum mehr unangenehme Gefühle erlebten, öfter männlichen Charakteren begegneten und weniger von ihrem Heim träumten als Mütter, die zu Hause blieben.

Und doch wissen wir alle, dass unsere Träume oft nicht die geringste Ähnlichkeit mit unserem Leben im Wachzustand haben. Meiner Ansicht nach gibt es ebenso viel Kontinuität wie Diskontinuität. Denn was aus unserem Wachleben Eingang in Träume findet, ist häufig extrem verzerrt oder aus dem Kontext gerissen. Meist handelt es sich um einen absonderlichen Cocktail aus Realem und Irrealem.

Forscher haben überprüft, wie viel von unserer Alltagswirklichkeit in unsere Träume eingebaut wird. Zu diesem Zweck haben sie massive Veränderungen im Leben ihrer Versuchspersonen vorgenommen. Die Leute bekamen zum Beispiel dicht schließende farbige Schutzbrillen, machten immersive Videospiele und wurden weiteren Experimenten ausgesetzt, die Aufschluss darüber geben sollten, in welcher Weise sich ihr Alltag im Traum widerspiegelt. Wie Sie vermutlich schon erkannt haben, ist das Abbild im Traum selten wirklichkeitsgetreu. Menschen, die den ganzen Tag über eine rote Schutzbrille trugen, träumten manchmal in Rot, manchmal aber war auch nur ein Teil des Traums «brillengefärbt».[4] Bei einem anderen Experiment trugen die Probanden «Umkehrbrillen», die die Welt auf den Kopf stellen.[5] Die Menschen träumten dann nicht etwa durchgehend «umgekehrt», aber einige Dinge im Traum machten durchaus einen Kopfstand. Auch Elemente aus Videospielen tauchten in Träumen auf, aber der Traum ist dann keineswegs bloß eine Wiederholung des Spiels. Das wäre für das träumende Gehirn doch viel zu banal.

Auch wenn Träume keineswegs eine exakte Wiederholung unseres Alltagslebens sind, zeigt sich doch, dass die Muster unserer Träume auf Dauer gesehen einzigartig sind. Hall und ein Kollege analysierten 649 Träume einer US-Amerikanerin, die sich selbst das Pseudonym «Dorothea» gab. Dorothea begann schon 1912 als Fünfundzwanzigjährige mit der Aufzeichnung ihrer Träume. Und sie führte ihr Traumtagebuch weiter bis wenige Tage vor ihrem Tod, als sie im Jahr 1965 im Alter von 78 Jahren starb. In ihren Traumberichten aus insgesamt fünf Jahrzehnten überwogen eine Handvoll Themen, die tatsächlich in drei Vierteln all ihrer Träume auftauchten:

- Nahrung und Essen
- einen Gegenstand verlieren
- sich in einem kleinen, unordentlichen Raum befinden oder im eigenen Zimmer mit viel zu vielen Menschen sein
- in einem Traum mit ihrer Mutter sein
- zur Toilette gehen
- zu spät kommen

Dieses Traummuster wies über die Jahrzehnte hinweg eine bemerkenswerte Kontinuität auf. Sie können 100 oder 200 dieser Traumberichte lesen und wissen sofort, dass sie von Dorothea stammen. Trotzdem geben uns diese Träume keinerlei Hinweis auf ihr Leben. Sie würden ihren Träumen nicht entnehmen können, dass Dorothea das zweite von acht Kindern war oder in China in eine chinesische Missionarsfamilie hineingeboren wurde. Sie würden nicht erfahren, dass Dorothea mit 13 Jahren in die USA kam oder mit 38 Jahren einen Doktorgrad in Psychologie erwarb. Sie wüssten nicht, dass sie nie geheiratet oder Kinder gehabt und bis zu ihrer

Pensionierung als Lehrerin gearbeitet hat. Bestenfalls könnten Sie aus Dorotheas Träumen erfahren, was ihre Werte, Anliegen und Sorgen waren.

Hall selbst hatte Schwierigkeiten, aus den Träumen seiner Patienten ein individuelles Persönlichkeitsprofil oder Charakterbild zu erstellen. So studierte er die Träume von 17 Männern, die 1963 an der American Mount Everest Expedition teilgenommen hatten. Nach der Lektüre gab er an, zwei der Teilnehmer für sehr beliebt und psychisch ausgereift zu halten sowie für perfekte Führungspersönlichkeiten. Tatsächlich lag er mit dieser Einschätzung vollkommen falsch. Die beiden waren sogar die unbeliebtesten Teilnehmer der Expedition. Sie waren ausgesprochen unreif, und man hielt sie für unfähig, die Gruppe zu leiten und deren Moral zu stärken. Hall schrieb daraufhin, er sei höchst ernüchtert gewesen vom «enormen Ausmaß seiner Fehleinschätzung» bei dem Versuch, aus den Trauminhalten der Bergsteiger ihr Wachverhalten abzuleiten. Halls Fehleinschätzung zeigt, dass unsere Träume eben keineswegs die wache Wirklichkeit widerspiegeln. Bestenfalls können wir sie als Zerrspiegel betrachten.

Wie Träume sich in der Kindheit entwickeln

Obwohl meine drei Söhne mittlerweile studieren, erinnere ich mich noch gut, wie ich ihre Entwicklung beobachtet habe, als sie noch Kinder waren. Das erste richtige Lächeln, das erste Wort, der erste Schritt, der erste Tag im Kindergarten. Wie die meisten Eltern freute ich mich über jeden dieser Meilensteine in ihrer Entwicklung, war aber gleichzeitig auch erleichtert. Während das kleine Kind heranwächst und anfängt, die Welt zu erleben, hat das Gehirn entscheidende neurologische Leistungen zu erbringen, die selbst den aufmerksamsten Eltern meist entgehen. Obwohl das Erreichen dieser Meilensteine sich hinter den Kulissen vollzieht, stellen sie nicht wenig bedeutsame Etappen dar, vor allem, wenn es ums Träumen geht.

Die Fähigkeit zu träumen ist ein wichtiger kognitiver Schritt, dessen Entwicklung Zeit braucht. Tatsächlich können wir gehen und sprechen, bevor wir träumen. Die Fähigkeit zum Träumen entwickeln wir gleichzeitig mit unserer Fähigkeit zur visuellen und räumlichen Wahrnehmung, also etwa im Alter von vier Jahren. Ungefähr zur selben Zeit, in der wir lernen zu hüpfen, auf einem Bein zu stehen und einen Ball zu fangen.

Wir wissen über die Träume von Kindern Bescheid, weil Längsschnittstudien sich mit dem erstmaligen Auftreten und der Entwicklung dieser Träume beschäftigt haben. In manchen Fällen haben die Kinder und ihre Familien über Jahrzehnte hinweg Traumberichte erstellt, die bis weit in die Adoleszenz, ja, ins Erwachsenenalter reichen und entsprechend ausgewertet wurden. Das Resultat dieser intensiven Forschungsarbeiten? Wir wissen heute, dass sich die Träume der Kinder zusammen mit ihrer Vorstellungskraft im Wachzustand entwickeln.

Bei den frühesten Traumberichten von Kindern scheint es sich noch nicht mal um richtige Träume zu handeln. Weckt man Kinder zwischen drei und fünf Jahren in Schlafphasen, in denen Erwachsene normalerweise lebhaft träumen, haben sie gewöhnlich keine Träume zu berichten. Und wenn sie träumen, verbinden sich keinerlei innere oder äußere Bewegungen mit dem Traum. Es handelt sich hier eher um Standbildaufnahmen als um Filme. In diesen Träumen bewegt sich nur wenig, es gibt kaum soziale Interaktion, und der Träumende ist im Traum gewöhnlich nicht präsent.

In den Träumen von Kindern im Vorschulalter tauchen kaum Aggressionen, Unglücksfälle oder negative Emotionen auf. Charakteristisch für Träume in diesem Stadium sind Tierfiguren und Verweise auf körperliche Empfindungen wie Hunger oder Müdigkeit. In einem körperbezogenen Traum geht es beispielsweise um das Schlafen am Küchentisch. Ein Tiertraum zeigt vielleicht einen zwitschernden Vogel. Interessanterweise kommen in den frühkindlichen Tierträumen üblicherweise nicht die Haustiere der Familie vor, sondern Tiere aus Märchen, Cartoons und Geschichten. Eine mögliche Erklärung dafür ist, dass diese Tierfiguren sozusagen das Double des Kindes sind, ein Avatar, bevor sich sein Selbstbild voll entwickelt hat.

Zwischen dem fünften und achten Lebensjahr beginnen Kinder, Traumgeschichten zu erzählen, auch wenn sie darin noch keinerlei Chronologie oder Abfolge erkennen. Anfangs denken sie noch, dass Träume geteilte Fantasien sind. Schließlich aber begreifen sie, dass ihre Träume etwas höchst Privates sind. Das passiert gleichzeitig mit dem Aktivwerden des Imaginationsnetzwerks, das sich in diesem Alter formiert. Die Gehirnstrukturen, die für das Imaginationsnetzwerk verantwortlich sind, brauchen Zeit, um sich miteinander zu vernetzen und gemeinsam ihre speziellen Aufgaben zu erledigen.

Aber erst wenn Kinder sieben oder acht Jahre alt sind, werden sie zu aktiven Protagonisten ihrer Träume. Etwa um die gleiche Zeit zeigt sich in ihren Traumberichten, dass Ereignisse eine bestimmte Abfolge haben und eines aus dem anderen hervorgeht. Parallel dazu entwickelt das Kind ein Bewusstsein seines autobiografischen Selbst, das sowohl im

Traum- als auch im Wachzustand erfahren wird. Das autobiografische Selbst ist das Konzept, das wir von uns selbst haben, sowohl in der Beziehung zu uns als auch in der zu anderen Menschen. Da diese Entwicklungsstadien sich gleichzeitig vollziehen, kann man davon ausgehen, dass sie zusammengehören, sich möglicherweise gegenseitig beeinflussen oder fördern.

Was aber vermittelt Kindern letztlich die Fähigkeit zu träumen? Man muss sich das mal überlegen: Die meisten Kinder gehen bereits zur Schule und lernen lesen und rechnen, aber sie träumen immer noch nicht, zumindest nicht in dem Sinne, wie wir Träume verstehen, nämlich als Abfolge einzelner Szenen. Das stellte die Wissenschaft vor ein Rätsel. Die Forscher fragten sich, ob kleine Kinder zwar träumen, aber einfach noch nicht die sprachlichen Fähigkeiten haben, um ihre Träume zu beschreiben. Doch diese Erklärung macht keinen Sinn, da Kinder ja über Menschen, Ereignisse und Dinge berichten können, lange bevor sie von Träumen erzählen, in denen diese auftauchen.

In Wirklichkeit gehen Träume – wie wir sie verstehen – mit der Fähigkeit zur visuellen und räumlichen Wahrnehmung einher, nicht mit der Entwicklung von Gedächtnis und Sprache. Träumen verlangt uns nämlich so einiges ab. Wir müssen ja nicht nur die Welt visualisieren, wir müssen Situationen aufbauen können. Für Träume gilt, was für alle höheren kognitiven Prozesse gilt, die erst mit zunehmendem Alter und entsprechender Reife auftreten. Der Schlüssel zur Fähigkeit des Träumens ist, dass unser Geist die Wirklichkeit visuell nachzeichnen kann. Tatsächlich kann man ein Kind mithilfe des Mosaik-Tests daraufhin untersuchen, ob es schon träumen kann. Bei diesem Test legt man Kindern Abbildungen von roten und weißen geometrischen Figuren vor, die sie dann mit Bauklötzchen in den gleichen Farben nachbauen müssen. Können sie das Muster legen, können sie vermutlich auch träumen.

Sowohl die Fähigkeit zur visuellen und räumlichen Wahrnehmung als auch unsere Träume hängen von den Scheitel- oder Parietallappen des Gehirns ab, die bei der räumlichen Orientierung helfen und sich erst mit etwa sieben Jahren voll entwickeln. Außerdem haben Träume mit der Fähigkeit zu komplexen Assoziationen zwischen einzelnen Gehirnregionen zu tun, die zusammen den Assoziationskortex bilden. Auch diese brauchen Zeit, um sich zu entwickeln und sich einen Reim zu machen auf das, was im Okzipitallappen gesehen und im Parietallappen gefühlt wird. Sie arbeiten zusammen, um eine immersive visuelle und emotionale Erfahrung zu verwirklichen.

Bald nachdem die Fähigkeit zum Träumen ausgereift ist, stellt sich in der kindlichen Entwicklung ein erstaunlich universelles Geschehen ein: Albträume. Wir werden uns mit diesem Thema im nächsten Kapitel näher befassen, aber Kinder haben deutlich mehr Albträume als Erwachsene. Ihre Traumlandschaften sind voller Ungeheuer und übernatürlicher Geschöpfe, gleichgültig wie liebevoll und sicher sie aufwachsen. Beim Übergang von der kindlichen in die erwachsene Welt verblassen die Albträume dann allmählich.

Um es kurz zusammenzufassen: Wir wissen, dass Träumen etwas mit der Entwicklung unseres Selbstbilds zu tun hat – mit der ganz wesentlichen Fähigkeit, der wir unser autobiografisches Gedächtnis und eine ebensolche Identität verdanken. Und kein Traum verstärkt das Selbstbild mehr als ein Albtraum. Bei einem Albtraum wird das Selbst gewöhnlich angegriffen oder steht vor einer existenziellen Bedrohung. Ein Albtraum ist letztlich der Kampf des Selbst gegen andere. Das ist ein ausgezeichneter Weg, um ein Kind mit der Vorstellung vertraut zu machen, dass es ein eigenes Wesen ist, mit einem eigenen Willen und einem eigenen Platz in der Welt.

Die entwicklungsgeschichtlichen Vorteile des Träumens

Woher aber wissen wir, dass Träume kein Zufallsprodukt sind? Könnte es nicht sein, dass es sich um eine Reihe von Bildern, Erinnerungen, Charakteren und Aktionen handelt, die wie Spielkarten nacheinander gezogen werden? Träume könnten das unwichtige Nebenprodukt eines erquicklichen Prozesses sein, der im Schlaf abläuft, sozusagen das ruhige Schnurren eines Motors, nicht aber das Werkeln seiner Kolben und Gänge.

Aber wir kennen einige Belege dafür, dass Träume eben nicht zufällig sind. Erstens haben einige Menschen wiederkehrende Träume. Wären Träume ein Zufallsprodukt, fiele die Wahrscheinlichkeit, den gleichen Traum zweimal zu träumen, sehr gering aus. Und die Wahrscheinlichkeit, den gleichen Traum mehr als zweimal zu träumen, wäre verschwindend gering. Zweitens können manche Menschen mitten in der Nacht aufstehen, und wenn sie danach wieder zu Bett gehen, träumen sie den gleichen Traum einfach weiter. Wären Träume zufällig, wäre dies ein Ding der Unmöglichkeit.

Ich glaube ja, dass wir uns im Laufe unserer Geschichte zu Träumenden entwickelt haben, und zwar aus folgenden Gründen: Wann immer möglich, hält die Evolution an Eigenschaften fest, die vorteilhaft sind. Die Evolution würde keine Eigenschaften fortschreiben, die uns keinen Vorteil verschaffen. Vor allem nicht, wenn diese eine Menge Energie verbrauchen oder uns Beutegreifern gegenüber schutzloser machen würden. Auf den Traum trifft aber beides zu. Er verschlingt eine Menge Energie, und wir werden angreifbar, wenn wir träumen.

Warum also träumen wir? Warum diese nächtliche Kraftanstrengung, diese bizarren mentalen Narrative, die wir nur für uns selbst hervorbringen? Geschichten vom Fallen, von ausfallenden Zähnen, vom Betrug am Partner? Welche biologischen oder verhaltenstechnischen Vorteile könnte es für uns haben, wenn wir Jahre, vielleicht sogar Jahrzehnte unseres Lebens im Traum verbringen?

Diese Fragen haben eine ganze Menge Theorien heraufbeschworen. Wir alle haben ja schon mal geträumt, dass wir gejagt werden. Eine Theorie geht davon aus, dass Träume dazu da sind, in einem sicheren Umfeld Bedrohungen durchzuexerzieren, damit wir sie eher erkennen und besser darauf reagieren können. Diese Theorie sieht Träume als virtuelle Simulation, in der wir verschiedene Reaktionsweisen testen und uns mit deren Folgen auseinandersetzen können. Kann es sein, dass wir mit realen Bedrohungen besser fertigwerden, weil wir sie im Traum erfahren haben?

Isabelle Arnulf, Professorin für Neurologie an der Sorbonne in Paris, hat diese Katastrophenschutz-Theorie neu untersucht. Sie befragte Studenten nach den Träumen, die sie hatten, bevor sie tags darauf ihre Aufnahmeprüfung fürs Medizinstudium durchliefen.[6] Es stellte sich heraus, dass die meisten Studenten von der Prüfung träumten. Mehr als drei Viertel davon waren Albträume. Die Themen dieser Träume können Sie jetzt vermutlich schon vorhersagen: «Ich wachte ganz ruhig um 10 Uhr vormittags auf. Dann überfiel mich die Panik, weil mir klar wurde, dass alles vorbei war und ich nicht bestanden hatte.» Andere Studenten träumten davon, dass ihnen vor der Prüfung die Brille kaputtging, dass in ihrem Fragenkatalog einige Seiten fehlten, dass sie kein Papier hatten, um ihre Antworten festzuhalten, oder dass sie die Prüfung versäumten, weil der Zug in die falsche Richtung fuhr und so weiter.

Interessanterweise schnitten jene Studenten, die wiederholt Prüfungsträume hatten, um etwa 20 Prozent besser ab als jene, in deren Träumen das Thema Prüfung nicht auftauchte. Mehr Schlaf führte hingegen nicht zu besseren Resultaten und Prüfungsangst vor dem Examen nicht zu schlechteren. Professor Arnulf schloss daraus, dass die negative Vorwegnahme einer stressbelasteten Erfahrung und die Simulation der Prüfung im Traum den Probanden letztlich einen kognitiven Vorteil verschafften. Die Traumberichte stellten ihrer Ansicht nach eine Art Checkliste für alle möglichen Situationen dar – von wahrscheinlicheren wie dem Vergessen des Ausweises bis hin zu eher unwahrscheinlichen Szenarien, wie zum Beispiel im Flugzeug zur Prüfung anzureisen.

Doch wenn die Bedrohungssimulation der einzige Grund für unsere Träume wäre, würden alle Träume von imaginären Gefahren handeln. Wir wissen aber, dass dies nicht der Fall ist. Traumgeschichten unterscheiden sich massiv, und wir erleben im Traum alle möglichen Emotionen und nicht nur Angst. Daher muss das Träumen weitere entwicklungsgeschichtliche Vorteile bringen.

Eine andere Theorie besagt, dass Träume therapeutischen Wert hätten. Sie dienten als nächtliche Therapiestunden, die uns helfen, furchterregende Emotionen zu verarbeiten. Viele Menschen träumen ja vom Zu-spät-Kommen oder davon, fast oder ganz nackt inmitten einer Menschenmenge zu stehen. Solche Träume können uns tatsächlich helfen, im Wachzustand Peinlichkeiten zu vermeiden. Jüngere Forschungsarbeiten an der University of California in Berkeley zeigen, dass Angstreaktionen auf emotionale Erfahrungen im Wachzustand gelindert werden, wenn die Befragten einen entsprechenden Traum hatten.[7]

Belege für den therapeutischen Wert von Träumen finden sich auch in den Träumen von Paaren, die in Scheidung leben. Rosalind Cartwright vom Rush Medical College für Neurowissenschaft fand heraus, dass Träume recht akkurate Voraussagen erlauben, wer nach der Scheidung seine Depression überwindet und wer nicht.[8] Wer sich schneller erholte, hatte im Normalfall dramatischere Träume mit komplexen Geschichten, in denen sich alte und neue Erinnerungen vermischten. Cartwright schloss daraus, dass Probanden, die kürzlich geschieden worden waren, ihre negativen Gefühle gegenüber dem Partner im Traum ausagierten. Sie meinte, dass dies zum Abbau der Emotionen beitrug und den Träumenden darauf vorbereitete, die Dinge nach dem Aufwachen in einem positiven Licht zu sehen und tatsächlich einen Neuanfang zu wagen. Anders ausgedrückt: Es gab einen Zusammenhang zwischen dem Ausmaß, in dem die in Scheidung lebenden Paare vom Partner träumten, und ihrer Fähigkeit, ihr Leben nach der Trennung zu bewältigten.

Der Traum kann auch ein Mittel sein, um verschiedene zwischenmenschliche Szenarien durchzuspielen. Wann immer es darum geht, alle möglichen sozialen Situationen zu visualisieren, ist der Traum nicht zu überbieten. Träume liefern uns eine enorme Bandbreite an Geschichten realistischer und irrealer Natur. Und in jedem einzelnen Traum können wir uns ausmalen, wie das Ganze ausgehen wird. Wir sind darin so gut, dass Mark Flinn, seines Zeichens biomedizinischer Anthropologe an der Baylor University in Texas, den Aufbau sozialer Szenarien als menschliche «Superkraft» bezeichnet.[9] Denn wie gut wir mit anderen Menschen zurechtkommen, ist aus entwicklungsgeschichtlicher Sicht lebenswichtig. Nur so können wir in Gruppen leben und einen Partner finden.

Eine weitere Theorie über die evolutionären Vorteile des Träumens deutet darauf hin, dass Träume das Gehirn auch im Schlaf gut eingestellt und betriebsbereit halten. Computerwissenschaftler versuchen ja, Maschinen zu entwickeln, die sich wie der menschliche Geist verhalten. Die Herausforderungen, mit denen sie sich konfrontiert sehen, geben uns Hinweise darauf, welchen Zusatznutzen Träume für uns haben könnten. Zentral sind hier neuronale Netzwerke, also solche, deren Neuronen funktionell zusammenarbeiten. Ein neuronales Netzwerk könnte zum Beispiel für jenen visuellen Prozess zuständig sein, der uns entscheiden lässt, ob ein Mensch, den wir sehen, uns bekannt ist oder nicht. Software zur Gesichtserkennung ist eine künstliche Version davon. Eine andere Theorie geht davon aus, dass das Träumen uns deswegen evolutionäre Vorteile bringt, weil die zugehörige mentale Aktivität die neuronalen Netzwerke in Bereitschaft hält. Träume wären dann so etwas wie die Zündflamme des Gehirns, sodass das Gehirn beim Aufwachen voll wach und funktionsfähig ist.

Maschinelles Lernen und die bizarre Natur der Träume haben eine weitere Theorie hervorgebracht, die die evolutionären Vorteile des Träumens erklären soll. Träume sind häufig surreal und zeigen uns absurde oder höchst unwahrscheinliche Situationen, die man im Alltag normalerweise nicht erlebt, ja vielleicht im ganzen Leben nie. Der amerikanische Neurowissenschaftler Erik Hoel hat davon ausgehend die Hypothese vom «überangepassten Hirn» ersonnen, vom «overfitted brain».[10] Seiner Ansicht nach tragen Träume dazu bei, dass wir verallgemeinern können, was wir im Wachzustand erleben.

Wenn eine Maschine komplexe Aufgaben erlernt, wird sie so trainiert, dass sie aus einer Reihe spezifischer Umstände allgemeine Regeln ableiten kann. Sind diese Umstände aber zu ähnlich, kommt es zur «Überanpassung». Die Regeln, die die Maschine entwickelt, funktionieren dann nur innerhalb der begrenzten Informationen, die sie über die Welt hat. Dann wird die Maschine das, was wir beim Menschen «engstirnig» nennen. Das Denken der Maschine ist zu sehr auf ihre Daten beschränkt, zu rigid und formelhaft in der Analyse. In anderen Worten: Die Maschine wird versagen, wenn sie Daten erhält, die nicht zum Trainingssatz passen. Um dies zu verhindern, liefern Computerwissenschaftler der Maschine zusammen mit der Information, an der sie lernen soll, ein gewisses Quantum an «Rauschen». Die Daten werden also bewusst verzerrt, damit die Information zufälliger wirkt.

Wie die Datensätze, die man einer Maschine zum Lernen einspeist, liefert unsere Alltagserfahrung uns häufig nur begrenzte Informationen über unsere Welt. So entstehen enge, begrenzte gedankliche Muster, weil sie den Rahmen der gelieferten Information nicht verlassen. Sich an gewisse Routinen zu gewöhnen ist effizient, verschlechtert aber auch unsere Fähigkeit, auf unerwartete Umstände angemessen zu reagieren. Träume sind mit ihrer fantastischen Natur wie das Rauschen, das die Computerwissenschaftler in die Datensätze ihrer Maschinen einbauen. Das nächtliche Durcheinanderschütteln von Erinnerungen und Mustern gehorcht vielleicht der stochastischen Resonanz. Mit diesem wissenschaftlichen Begriff beschreibt man die Tatsache, dass man Datensätze mit einem gewissen Maß an Rauschen versieht, um die Signale besser, nicht schlechter lesbar zu machen. Und das könnte durchaus zu flexiblerem und kreativerem Denken führen.

Und für diese Theorie sprechen nicht nur die Art und Weise, wie der Geist funktioniert, und absurde Traumnarrative, sondern auch neurophysiologische Veränderungen, die sich im Traum einstellen. Das Gehirn nämlich verpasst unseren Träumen ein «Rauschen», indem es den Adrenalinspiegel senkt. Wir kennen den Botenstoff Adrenalin, weil er unseren Kampf-Flucht-Impuls ankurbelt und uns äußerst wachsam macht. Mehr Adrenalin heißt: Wir sind hyperwachsam und hyperkonzentriert. In diesem Zustand können wir sogar das schwächste Signal vom Rauschen unterscheiden. Das war natürlich äußerst vorteilhaft, solange Menschen in der Wildnis vor Beutegreifern fliehen mussten. So ein Adrenalinstoß sorgt dafür, dass wir schon ein leises Rascheln im hohen Gras hören, das uns auf eine Gefahr hinweist, noch bevor wir den Angreifer sehen können.

Wenn wir träumen, sinkt jedoch der Adrenalinspiegel, und wir können nicht mehr so gut zwischen bedeutsamem Signal und bedeutungslosem Rauschen unterscheiden. Mit dem Resultat, dass das Gehirn die Überprüfung an der Realität herunterfährt. Das wäre ein massiver Nachteil, wenn wir mit einer Gefahr konfrontiert wären, aber es ist gleichzeitig der Grund, dass unsere Träume uns kreatives und divergentes Denken ermöglichen. Wir werden uns in Kapitel 4, wo es um Traum und Kreativität geht, eingehender mit den anatomischen und biologischen Grundlagen des divergenten Denkens beschäftigen. Ich jedenfalls meine mit diesem Begriff ein Denken, das außerhalb der ausgetretenen Bahnen verläuft. Ein Denken, das ein Problem auf völlig neue Weise zu betrachten vermag und eine originelle Perspektive einnimmt. Die einzunehmen kann aber schwierig werden, wenn wir im Wachzustand stundenlang über einer Lösung grübeln.

Weniger Adrenalin im Traumzustand sorgt dafür, dass wir unsere Skepsis ablegen, die für so abenteuerlustige Träume ein Hindernis wäre. Zu diesem Zweck wird eben das Exekutivnetzwerk ausgeschaltet, der zweite Schritt beim Träumen. Das ist durchaus sinnvoll, weil es für chemische Synergien sorgt. Exekutivnetzwerk und Adrenalin im Gehirn dienen nämlich ähnlichen Zwecken: Sie machen uns wach und richten unser Augenmerk nach außen. Gleichzeitig aber bleibt der Adrenalinspiegel im Körper unverändert, sodass wir die Träume so erleben, als wären sie Wirklichkeit. Wenn wir träumen, dass wir vor einem Säbelzahntiger fliehen, bewirkt das Adrenalin im Körper, dass unser Herz rast, als würden wir tatsächlich um unser Leben laufen.

Das grenzenlose Vorstellungsvermögen des Traums kann uns helfen, sinnvolle Lösungen für existenzielle Bedrohungen zu finden. Denn wenn es um das «survival of the fittest» geht, ist klar, dass dies der bestangepasste Mensch ist. Die bizarren Geschichten in unseren Träumen helfen uns dabei, mit der Welt in all ihrer Komplexität zurechtzukommen, sodass wir mit einer unwahrscheinlichen Bandbreite an Herausforderungen fertigwerden. Träume können sogenannte Black-Swan-Risiken simulieren, die wir uns im Alltag nicht einmal ansatzweise vorstellen können, auch wenn wir als Art mit solchen Dingen rechnen müssen – Pandemien, Erdbeben, Tsunamis, Kriege, Dürren.

Schlussendlich aber lässt sich sagen, dass, auch wenn die Forschung mittlerweile Fortschritte gemacht hat, keine

Einzeltheorie wirklich schlüssig erklären kann, warum der Mensch offensichtlich Bedarf an Träumen hat. So wie sich die Beweislage darstellt, haben all diese Theorien irgendwo ihre Berechtigung, überschneiden und stützen sich gegenseitig. Vielleicht sollten wir uns von der Vorstellung freimachen, dass das Träumen nur einen einzigen Grund hat, was wir vom Denken im Wachzustand ja auch nicht annehmen. Der Mensch hat sich entwickelt, das Gehirn hat unserer Zellarchitektur ständig neue und noch ausgefeiltere Schichten hinzugefügt: Warum sollte sich nicht auch das Rüstzeug der Träume weiterentwickelt haben? Warum können Träume uns nicht sowohl bei unseren Emotionen zu Hilfe kommen als auch Worst-Case-Szenarien durchspielen? Warum sollte der Traum nicht gleichzeitig Gefahrensimulation und Feintuning für unsere neuronalen Netze sein?

All diese Theorien erklären, wie Träume uns als Menschen helfen, uns anzupassen und zu überleben. Aber ich glaube, dass sie auch dazu beitragen, zu werden, wer wir sind. Eine Form des Traumes scheint eine gewichtige Rolle dabei zu spielen, dass wir eine narrative Identität und ein Selbstkonzept herausbilden, die für unsere Individualität zentral sind. Und wir kennen ihn alle: den Albtraum.

2

Warum wir Albträume brauchen

Tagsüber führte Julia ein sehr ruhiges Leben. Sie unterrichtete Yoga und verbrachte ihre freie Zeit mit Gärtnern und Wandern. Nachts aber hatte sie entsetzliche Träume, die aus dem Nichts zu kommen schienen. Sie sah dabei zu, wie ihre Eltern geköpft wurden, oder erstach jemanden mit einem Messer. Wie sie im Podcast *Science Vs* erzählte, wachte sie morgens zitternd auf und konnte die grausigen Bilder den ganzen Tag über nicht loswerden.[1] Wenn der Tag anbrach und die Emotionen aus ihren Horrorträumen sich zumindest teilweise abschwächten, dachte sie über die makabren Szenen nach, die ihr Gehirn Nacht für Nacht heraufbeschwor. Und so durchsetzten die Albträume den folgenden Tag immer mehr.

Julia führte also ein verwirrendes Doppelleben. Ihre Tage waren bestimmt von positiven Emotionen, die sie ihren gesunden Gewohnheiten verdankte, in ihren Nächten aber erlebte sie ein enormes Maß an imaginärer Gewalt. Es bereitete ihr große Sorgen, dass solche brutalen Gedanken überhaupt in ihr lauerten. Sie verstand einfach nicht, weshalb sie diese Albträume hatte – oder was sie unternehmen könnte, um ihnen ein Ende zu setzen.

Wieso unterschied sich Julias Traumleben derart massiv

von ihrem Wachleben, und wie kam es, dass sich in ihren Träumen so makabre Szenen abspielten? Woher nur kamen diese grauenvollen Albträume?

Indigene Kulturen schrieben Albträume äußeren Kräften zu: bösen Geistern, Dämonen oder anderen böswilligen Geschöpfen. Manche Kulturen hingegen kennen gar kein Wort für Albträume. Sie halten sie für Fenster in die Randzonen des Bewusstseins. Tatsache ist, dass Albträume ebenso wie unsere normalen Träume ein Produkt unserer Neurobiologie sind. Diese düsteren Visionen der Träume gehören also zu uns.

Vielen Menschen erscheinen Albträume als unerwünschter Nebeneffekt des Schlafes. Schließlich bereiten sie uns so heftiges Herzrasen und Angst, dass wir davon aufwachen. Vielleicht fürchten Sie sich sogar davor, weil Sie sie als Qual erleben. Und doch sind sie notwendig – ja sogar nützlich –, nützlicher, als Sie sich das vielleicht vorstellen können.

Um Albträume besser zu verstehen, sollten wir uns ansehen, in welchem Alter sie auftreten, welchen Ursprung sie haben und welche Rolle sie möglicherweise spielen. Natürlich kann keine Eigenschaft des Geistes so exakt unterteilt werden, aber diese Unterscheidungen sind zumindest am Beginn unserer Nachforschungen hilfreich. Wir werden uns hier mit jenen Albträumen beschäftigen, die uns alle betreffen. Sie beginnen in der Kindheit und dauern manchmal bis ins Erwachsenenalter hinein an. Da sie so universell auftreten, erfüllen sie wohl gerade in der Kindheit einen bestimmten Zweck: Sie helfen den Kindern, ihre Identität zu entwickeln, ihr Selbstbild. Solche Albträume sind zwar ebenfalls mit Ängsten verbunden, aber sie beeinträchtigen nur selten das Leben des Kindes.

Doch es gibt noch einen anderen Typ Albtraum, der gewöhnlich nur von Erwachsenen geträumt wird. Er terrorisiert uns nicht nur im Schlaf, sondern betrifft auch unser Wachleben. Im Grunde handelt es sich um eine Art psychologisches Fieberthermometer. Ausgelöst werden solche Albträume meist von Stress, Angstzuständen oder Traumata. Wenn diese schlimm oder ausreichend chronifiziert sind, entwickelt sich daraus etwas, was man «Albtraumstörung» nennen könnte. Mit diesen traumabasierten Albträumen werden wir uns in Kapitel 5 (Träume und Gesundheit) auseinandersetzen.

Zunächst einmal aber wollen wir uns fragen, was einen Albtraum von anderen Träumen unterscheidet.

Mehr als nur ein schlechter Traum

Albträume sollte man nicht verwechseln mit schlechten oder unangenehmen Träumen. Ein schlechter Traum ist einer, den wir emotional als negativ einstufen: Sie versäumen den Bus oder müssen sich mit einem unangenehmen Kollegen herumschlagen. Albträume hingegen sind charakterisiert durch lange, lebhafte, erschreckende Traumbilder, die uns aus dem Schlaf reißen.

In der Albtraumgeschichte ist häufig unser Überleben bedroht, unsere körperliche Gesundheit, unsere Sicherheit oder unsere Selbstachtung. Die emotionale Atmosphäre, die in solch einem Traum herrscht, ist blankes Grauen. Albträume rufen außerdem noch andere intensive Gefühle hervor: Angst, Wut, Trauer, Verwirrung, ja sogar Abscheu. Und Albträume reißen uns nicht nur aus dem Schlaf. Wir erinnern uns auch noch ganz klar an die schrecklichen Ereignisse.

Der Inhalt von Albträumen unterscheidet sich massiv

von dem anderer Traumarten wie beispielsweise schönen Träumen oder solchen, in denen wir ein bestimmtes Ziel verfolgen. Diese Träume haben meist eher symbolische als tatsächliche Bedeutung. Im Albtraum hingegen werden wir gewöhnlich auf recht realistische Weise bedroht. Unser Traumselbst wird angegriffen.

Albträume weisen zudem noch eine weitere Eigenheit auf. In gewöhnlichen Träumen können wir die Beweggründe und Emotionen der anderen Charaktere meist deuten. Im Albtraum aber können wir diese Fähigkeit zum Gedankenlesen verlieren. Wenn wir von einem «unlesbaren» Feind recht real bedroht werden, tritt unser Selbst klarer hervor. In Albträumen stehen Sie gegen den «anderen».

Ein verbreiteter Mythos, der sich hartnäckig hält, besagt, dass es nicht möglich ist, im Traum zu sterben, oder dass Sie, falls Sie das doch tun, auch im wirklichen Leben sterben werden. Der Ursprung dieser irrigen Mär liegt im Dunkeln, aber sie hat sich über Generationen gehalten. Fakt ist: Sie können im Traum sehr wohl sterben, aber Sie wachen meist auf, bevor der Tod eintritt.

Auch wenn Ihre Trauminhalte Sie nicht töten können, kann der physiologische Stress unserer emotionalsten Träume uns durchaus umbringen. Wir durchlaufen etwa alle 90 Minuten einen vollen Schlafzyklus: leichter Schlaf, Tiefschlaf und schließlich der REM-Schlaf (Rapid Eye Movement), in dem wir unsere lebhaftesten und emotionalsten Träume erfahren. Mit jedem durchlaufenen Schlafzyklus wird die Phase des REM-Schlafes länger, und die Träume haben eine höhere emotionale Intensität. Kein Wunder also, dass die letzte REM-Schlafphase vor dem Aufwachen ein hohes Risiko für einen Herzstillstand birgt.

Während eines Albtraums ist die Amygdala, jener Teil

des Gehirns, der unsere emotionalen Erfahrungen verarbeitet, hochgradig aktiv. Unser Atem geht jetzt schneller und unregelmäßiger, wir fangen an zu schwitzen, und unsere Herzfrequenz erreicht Maximalwerte. Während eines Albtraums stieg die Herzfrequenz einer Versuchsperson innerhalb von 30 Sekunden von 64 Schlägen pro Minute auf 152. Und doch hinterlassen Albträume gewöhnlich keine Spuren im Körper, auch wenn sich ihr Inhalt in unsere Psyche einbrennt.

Doch wie sehr ein Albtraum Sie auch irritieren, erschüttern oder verändern mag, letztlich bleibt er in hohem Maße eine Chiffre. Der Ursprung seiner verstörenden Kraft ist schwer auszumachen oder zu vermessen. Albträume sind eine subjektive, private, visuelle und emotionale Achterbahnfahrt im Schlaf, die von unserem subjektiven Bewusstsein bewertet wird, wenn wir wieder wach sind.

Albträume sind universell und waren, soweit wir das sagen können, immer Teil der Menschheitsgeschichte. Es handelt sich dabei nicht um eine Funktionsstörung oder Fehlentwicklung, die einige Menschen betrifft und andere nicht. Jeder Mensch hat Albträume. Unsere Lebenserfahrung, Ernährung, Alter oder persönlichen Gewohnheiten gebieten ihnen keinen Einhalt. Selbst die wunderbarste Kindheit schützt nicht vor Albträumen.

Auch die Motive eines Albtraums sind kein Zufall. Sie sind nicht Produkt sporadischen Feuerns von Neuronen mit unheilvoller Orgelmusik im Hintergrund. Die Albtraumgeschichten sind ausgesprochen vorhersagbar. Die fünf häufigsten Themen aller Zeiten und Welten sind: Versagen und Ohnmacht, physische Aggression, Unfälle, Gejagtwerden, gesundheitliche Probleme oder Tod. Albträume sind meist die frühesten erinnerten Träume. Und vermutlich hat jeder von uns einen Albtraum, der im Leben mehrfach wiederkehrt, uns aus dem Schlaf aufschrecken lässt und uns zutiefst erschüttert zurücklässt.

Kinder haben am häufigsten Albträume

Haben Sie sich je gefragt, wozu Albträume überhaupt gut sind? Welche nützlichen Effekte bieten sie denn? Ich glaube, dass Albträume uns in verschiedener Hinsicht helfen, nicht nur als Individuen, sondern uns als Art. Ihr wichtigster Vorteil tritt schon in frühen Lebensjahren zutage und überrascht Sie vermutlich.

Albträume entfalten sich unser Leben lang spannenderweise in einem vorhersagbaren Muster. Zum Beispiel erleben Kinder fünfmal so häufig Albträume wie Erwachsene. In kindlichen Albträumen geht es häufig ums Fallen, ums Gejagtwerden und um eine böse Präsenz. Traumberichte aus aller Welt und allen Kulturen zeigen, dass Kinder von Ungeheuern, Dämonen und übernatürlichen Wesen träumen. Wie kann das sein? Wieso beschwören Kinder, die liebevoll, fürsorglich und beschützt aufwachsen, solche Monster herauf?

Vermutlich werden wir nie ohne den Rest eines Zweifels belegen können, wie und warum dieses Phänomen bei Kindern auftritt. Aber wenn man die Muster und Motive dieser Albträume untersucht, ist es verlockend, ein wenig zu spekulieren.

Betrachten wir zuerst einmal den Boden, auf dem diese grauenvollen Träume sprießen. Albträume treten bei Kindern auf, während sie eine geradezu explosive kognitive Entwicklung durchmachen. Sie erlernen sprachliche und soziale

Fähigkeiten. Während die Kinder zu Hause mit Eltern und Geschwistern und in der Schule mit Freunden und Klassenkameraden zu tun haben, fangen sie langsam an zu begreifen, wer sie in dieser Welt sind. Gleichzeitig erleben sie nachts häufig Albträume. Meiner Ansicht nach gehören diese beiden Aspekte kindlicher Entwicklung zusammen.

Und das hat seinen Grund. Wie wir in Kapitel 1 gesehen haben, kommen wir ja nicht als Träumende zur Welt. Unsere Fähigkeit zu träumen entwickelt sich im Laufe der Kindheit. Träume und Vorstellungskraft im Wachzustand entstehen bei Kindern gemeinsam. Während sich beim Kind die visuelle und räumliche Wahrnehmung herausbildet, die es zur Vorstellung einer dreidimensionalen Welt befähigt, gleichen seine Träume immer mehr Filmen statt Standbildern. Ab dem fünften Lebensjahr werden Kinder in ihren Träumen zum Akteur, der das Traumgeschehen beeinflusst. Das ist eine ganz normale Phase ihrer Entwicklung wie das Krabbeln- oder Gehen-Lernen oder das Fahrradfahren. An diesem Zeitpunkt beginnen auch die Albträume.

Dass Kinder Albträume aber als so viel beängstigender erleben, liegt daran, dass sie den Unterschied zwischen Traum und Wirklichkeit noch nicht kennen. Für einen Fünfjährigen ist der Satz «Es war ja nur ein Traum» unverständlich. Wir wissen das, weil es umfangreiche Forschungen zu der Frage gibt, ab welchem Alter Kinder verstehen, dass ihre Träume persönliche, imaginäre Ereignisse sind, die andere Menschen nicht miterleben können. Dass ein Traumselbst und Albträume sich in der kindlichen Entwicklung zur selben Zeit einstellen, ist vermutlich kein Zufall. Albträume sind vielleicht ein universeller kognitiver Prozess, durch den die Kinder ein Bild von sich als unabhängigem Geist entwickeln – der von anderen tatsächlich getrennt ist. Möglicherweise tragen Albträume auch dazu bei, dass sie zwischen dem Traum- und dem Wachdenken unterscheiden lernen.

Wir als Erwachsene denken über unser *Selbstbild* nur selten nach. Es ist ja auch vollständig ausgebildet. Wir wissen, wer wir sind. Wir haben ein klares Bild von unserem Dasein als Individuum, von unserem Charakter, unseren körperlichen Eigenschaften, unseren Gedanken und Gefühlen. Wir wissen auch, wer wir im Verhältnis zu anderen Menschen sind: Eltern, Kinder, Geschwister, Partner, Freunde, Gegner, Kollegen und so weiter. Mensch zu sein heißt vor allem, dass wir uns in einer komplizierten sozialen Landschaft bewegen. Das innere und äußere Selbstbild dessen, wer wir sind, wird manchmal als «narratives» beziehungsweise «soziales» Selbst bezeichnet. Für Kinder aber ist dies alles Neuland. Ein Individuum zu werden ist ein Lernprozess. Kleine Kinder fangen ja gerade erst an zu begreifen, dass sie ein eigenes, reiches und einzigartiges Innenleben haben, aber auch einen Platz in der Welt, innerhalb ihrer Familien, ihres Stammes, im Rahmen ihrer Städte, Nachbarschaften und Schulen, in ihrer Gesellschaft und ihrer Kultur. Wenn sie das klare Gefühl dafür haben, wer sie sind, zeigen Kinder vermutlich mehr Unabhängigkeit und Selbstvertrauen. Sie sind dann auch eher bereit, Neues auszuprobieren und zu lernen.

Sehen wir uns doch mal die typischen Albträume von Fünf- bis Sechsjährigen an, in denen die Träumenden häufig gegen irgendeine Kreatur antreten müssen. Wenn Kinder in ihren Traumlandschaften von Ungeheuern angegriffen werden, so erzählen sie den Forschern meistens, dass diese Geschöpfe versuchen, in ihren Geist einzudringen. Das muss man sich mal überlegen: Kinder fangen an, ihren Geist zu nutzen, um Kreaturen zu erschaffen, die gegen eben diesen Geist ankämpfen. Die Träumenden stehen einem bösen anderen gegenüber. Nirgendwo in ihrem jungen Leben ist ihr Selbst so massiv bedroht wie hier.

Mit zunehmendem Alter der Kinder nimmt die Zahl der Albträume zugleich mit der Entwicklung und Formung ihres Geistes zu. So nimmt die Häufigkeit der Albträume nicht ab, bis die Kinder ungefähr zehn Jahre alt sind. Ab dem Alter von zwölf Jahren haben Mädchen mit größerer Wahrscheinlichkeit Albträume als Jungen. In den Albträumen der Mädchen übernehmen Menschen und kleine Tiere die Rolle der Aggressoren, bei den Jungen sind es Ungeheuer und große Tiere. Forschungsarbeiten legen nahe, dass bei diesen Unterschieden, die nach der Adoleszenz abnehmen, die Sozialisierung eine große Rolle spielt.

Wie Sie vielleicht bereits erwarten, haben in den Träumen Jugendlicher Freunde und soziale Dramen ein größeres Gewicht. Auch zeigen die Träume häufiger eine sexuelle Konnotation. Zu dieser Lebensphase gehört eine starke kognitive Reifung, damit sinkt auch die Häufigkeit der Albträume allmählich. Die häufigsten Ausnahmen von dieser Regel sind Menschen mit einer posttraumatischen Belastungsstörung oder mit psychischen Erkrankungen. Noch seltener sind Menschen wie Julia, deren häufige Albträume ohne jeden ersichtlichen Grund bis ins Erwachsenenalter anhalten. Wie die Albträume von Kindern sind sie das Produkt der eigenen Vorstellungskraft, doch sie stören den Schlaf nicht, verursachen keine Probleme bei der Alltagsbewältigung und lösen keine Angst vor dem Einschlafen aus. Dies wären klassische Symptome einer Erkrankung, die man als Albtraumstörung bezeichnet. Damit werden wir uns in Kapitel 5 auseinandersetzen.

Als Erwachsene haben wir zwar immer noch Albträume, wenn auch im Normalfall nicht mehr so häufig, meist nur etwa einmal im Monat und nur dann, wenn wir unter Stress stehen. Doch auch Kinder können Albträume haben, die auf Angst und Stress zurückgehen.

Beim Erwachsenwerden verändern sich im Übrigen auch die Themen der Albträume. Die Ungeheuer der kindlichen Träume spielen keine große Rolle mehr. Unsere Erwachsenenalbträume drehen sich vielmehr um zwischenmenschliche Konflikte, um Versagen oder Hilflosigkeit. Sie umfassen auch viel häufiger unbekannte Charaktere als ein normaler Traum. Ein ganz entscheidendes Element von Albträumen allerdings bleibt uns auch im Erwachsenenalter erhalten: Ob wir darin nun einem Ungeheuer begegnen oder uns vollkommen hilflos fühlen, unser Traumselbst wird auf jeden Fall bedroht.

Imaginäre Albträume sind wie das Träumen überhaupt eine kognitive Leistung. Wenn wir uns die Entwicklung der Albträume innerhalb der weiten Landschaft des Traumlebens ansehen, wird schnell deutlich, dass Albträume die faszinierendste Art des Träumens sind. Albträume schulen den Geist auf eine Weise, wie es in einer gelebten Erfahrung nie möglich wäre. Sie formen und prägen unser Ich. Anders ausgedrückt: Albträume sind vermutlich wichtig für unsere Entwicklung.

Die Neurobiologie der Albträume

In den 1950ern erhielt Wilder Penfield, Pionier der Gehirnchirurgie, einen unerwarteten Einblick in die bleibende Nachwirkung von Albträumen, als er Patienten, die an Epilepsie litten, im Wachzustand am Gehirn operierte.[2] Die elektrische Sonde, mit der er dabei verschiedene Gehirnregionen berührte, löste lebhafte und sehr genaue Erinnerungen an Episoden aus der Vergangenheit aus: Eine Frau erinnerte sich an die Geburt ihres Kindes, ein Mann hörte plötzlich die Stimme seiner Mutter am Telefon, ein anderer erkannte ein Lied, das vom Plattenspieler erklang. Penfields Patienten beschrieben diese Erfahrungen als «realer als eine normale Erinnerung». Darüber hinaus löste Penfield wiederholt eine spezielle Art von Traum aus: Albträume.

Ein vierzehnjähriges Mädchen berichtete von einer erschreckenden Erfahrung aus der Kindheit, die sich zum wiederkehrenden Albtraum gewandelt hatte. Sie ging über eine Wiese. Ihre Brüder waren auf dem Weg mehrere Meter vorausgegangen. Da trat von hinten ein Mann an sie heran und flüsterte ihr zu, in der Tasche, die er mit sich trug, wären Schlangen. Die Kleine lief vor dem Mann weg und versuchte, ihre Brüder einzuholen. Diese Szene trat in ihren Albträumen immer wieder auf. Und jedes Mal, wenn Penfield mit seiner Sonde diesen speziellen Punkt im Gehirn berührte, triggerte er diese Szene, die ihren epileptischen Anfällen stets unmittelbar vorausging.

In der Geschichte, die ich Ihnen zu Beginn von Kapitel 1 erzählt habe, habe ich ebenfalls eine Karte vom Schläfenlappen meines Patienten erstellt, als ich einen Albtraum auslöste. Normalerweise hört ein Albtraum sofort auf, wenn man die Sonde wieder wegnimmt. Manchmal aber bleibt der Schalter umgelegt, und der Albtraum geht weiter. Das liegt daran, dass Albträume – wie alle kognitiven Prozesse – vom Fluss elektrischer Ströme im Gehirn ausgelöst werden, von Neuron zu Neuron, und das millionenfach. Meine elektrische Sonde hatte jenen Schaltkreis aktiviert, aber die neuronale Aktivität hatte sich verselbstständigt wie ein führerloser Zug und spielte ihren schreckenerregenden Inhalt in einer autarken Schleife weiter ab.

Als das geschah, musste ich den Schaltkreis in diesem speziellen Areal unterbrechen, damit der Albtraum aufhörte. Ich tat das auf die elementarste Weise, die man sich vorstellen kann: Ich bekämpfte Feuer schlicht mit Wasser. Wie auch Penfield es gemacht hätte, ließ ich vorsichtig steriles, kaltes Wasser auf den freigelegten Cortex tropfen, um die elektrische Aktivität und damit den Albtraum zu unterbrechen. Der Patient spürte die Kälte nicht, aber das kalte Wasser fuhr den Stoffwechsel der Neuronen herunter, mit denen es in Berührung kam. Das verhindert, dass sie ihr elektrisches Potenzial nutzen können. Damit war der Albtraum vorüber.

Was mich an den Erfahrungen, die Penfield – und ich selbst – bei Gehirnoperationen am wachen Patienten gemacht hatte, besonders beeindruckte, war die Tatsache, dass Albträume in die neuronale Architektur des Gehirns eingewoben sind. Ganz bestimmte erschreckende Szenen haben sich in der Großhirnrinde verwurzelt. Und sie sind dort auf eine Weise gespeichert, zuverlässig wieder und wieder abgespielt werden zu können. Albträume sind auf Dauer angelegt.

Die Wissenschaft hält Albträume für wichtig

Albträume sind eine psychische Belastung und verlangen dem Organismus viel ab. Sie beschleunigen die Atmung, jagen die Herzfrequenz nach oben und rufen starke Gefühle hervor. All das kostet jede Menge Energie. Aber wie wir immer wieder feststellen: Wenn eine Eigenschaft oder eine Verhaltensweise energetisch kostspielig ist – und das trifft auf Albträume zu –, dann muss sie diese Ausgabe schon wert sein. Anders gesagt, wir würden keine kostbare Energie für Albträume verschwenden, wenn sie in irgendeiner Form nicht auch nützlich wären. Aus diesem Grund können Albträume keineswegs nur als zerebrales Relikt gelten, ein evolutionäres Anhängsel wie der Blinddarm, früher mal nützlich, heute fünftes Rad am Wagen. Angesichts der Energie, die wir in sie investieren, haben Albträume ihre Daseinsberechtigung über Generationen hinweg auch unter enormem evolutionärem Druck bewiesen. Meiner Ansicht nach sind sie uns erhalten geblieben, weil sie nützlich sind.

Bevor wir uns aber nun mit ihrem konkreten Nutzen beschäftigen, sollten wir uns noch eine andere Eigenschaft von Albträumen ansehen, die sie von anderen Träumen unterscheidet: Albträume können tatsächlich von Generation zu Generation weitervererbt werden. Forscher haben festgestellt, dass in manchen Familien Albträume gehäuft auftreten. Eine Studie, die mehr als 3500 Paare ein- und zweieiiger Zwillinge aus Finnland untersuchte, fand Genvarianten, die mit Albträumen zu tun haben.[3] Wenn die Wahrscheinlichkeit, Albträume zu haben, genetisch vermittelt werden kann, gilt das vielleicht auch für die Albträume selbst? Werden die Drehbücher klassischer Albträume von Generation zu Generation weitergegeben? Mit Ausnahme der posttraumatischen Belastungsstörung haben Albträume nämlich nur selten mit schwierigen Erlebnissen im Wachzustand zu tun, sondern folgen wohlbekannten Regieanweisungen des Grauens und der nervenzerfetzenden Angst. Ein wildes Tier jagt uns. Wir stürzen von einer Klippe. Wir werden angegriffen. Sind diese Drehbücher etwa in die Doppelhelix unseres genetischen Codes eingewoben?

Diese Idee ist keineswegs weit hergeholt. Sinnvolle Verhaltensformen werden von einer Generation an die nächste weitergegeben. Das ist zumindest der zentrale Grundsatz der Evolutionspsychologie, die davon ausgeht, dass Verhalten derselben natürlichen Selektion unterliegt wie körperliche Eigenschaften. Mittlerweile weiß man zum Beispiel, dass unsere Gene unsere kognitiven Fähigkeiten wie Aufmerksamkeit oder Arbeitsgedächtnis beeinflussen. Und man geht davon aus, dass die Gene auch die Neigung zum Glücklichsein oder unsere Risikobereitschaft bestimmen.

Im Übrigen lassen sich Verhaltensformen, die von einer Generation erlernt wurden, auch epigenetisch an die nächste weiterreichen. Die Mechanismen der Epigenetik verändern die DNS nicht, aber sie bestimmen, welche Gene aktiviert werden und welche nicht. Die Epigenetik ermöglicht, dass Eigenschaften an die nächste Generation weitergegeben werden, ohne dass massive Veränderungen des genetischen Codes erforderlich wären. In anderen Worten: Die DNS muss sich nicht verändern, damit der genetische Code anders exprimiert wird.

Es gibt klare Belege dafür, dass Verhaltensweisen ebenso wie körperliche Eigenschaften den Prozessen der Epigenetik unterworfen sind. Sehen wir uns doch einmal einen Wurm namens *Caenorhabditis elegans* an, der bei Forschern sehr beliebt ist: Ein Forscherteam entdeckte, dass diese Fadenwürmer lernen können, gefährlichen Bakterien aus dem Weg zu gehen. Dieses Vermeidungsverhalten gaben sie dann an die nächste Generation weiter.[4]

Auch Menschen können Eigenschaften, die in einer Generation erlernt werden, mithilfe epigenetischer Mechanismen an die nächste Generation weiterreichen. Die DNS in fast jeder unserer Zellen bildet ein unfassbare zwei Meter langes Band von Genen, die die Blaupause für den gesamten menschlichen Körper darstellen. Je nachdem, welcher Teil dieses Codes kopiert wird und welche Proteine daraus entstehen, differenzieren sich die Zellen aus zu Gehirnzellen,

Hautzellen oder anderen Zelltypen. Veränderungen in der Umwelt können bewirken, dass andere Teile des genetischen Codes ausgewählt oder ganz übergangen werden. Und schon entstehen andere Proteine. Der Körper steuert diesen Prozess, indem er molekulare Marker erzeugt, die entweder das Ablesen eines Teils der DNS verhindern oder es im Gegenzug fördern.

Wenn Sie beispielsweise Raucher sind oder in Kontakt mit Umweltgiften kommen, verändern diese Marker, wie Ihre Genexpression verläuft – zumindest kurzfristig. Ist unsere DNS die Blaupause für das ganze Haus, so bestimmt die Genexpression, wohin die Türen und Fenster kommen. Diese Art der Genexpression kann von den Eltern auf die Kinder vererbt werden. Wenn Sie mit dem Rauchen aufhören oder sich einem Umweltgift nicht mehr aussetzen, wird Ihre DNS mit der Zeit wieder normal.

Da die Neigung zu Albträumen ebenfalls von Eltern auf die Kinder übertragen wird, frage ich mich natürlich, ob die Träume unserer Vorfahren vielleicht auch durch epigenetische Mechanismen Eingang in unseren Schlaf finden.

Schlaflähmung: der ursprünglichste «Albtraum»

Stellen Sie sich vor, Sie wachen morgens auf und können sich nicht mehr bewegen. Entsetzen überkommt Sie, Sie hyperventilieren und haben das Gefühl, ein schweres Gewicht laste auf Ihrer Brust, das Ihnen den Atem raubt. Vielleicht hören Sie auch ein Summen in Ihren Ohren oder spüren, wie Stromstöße und Vibrationen durch Ihren Körper rasen. Oder Sie meinen zu schweben beziehungsweise berührt zu werden. Sie hören eingebildete Laute wie teuflisches Gelächter.

Sie sehen ein bösartiges Geschöpf, ein Mensch oder ein Tier, oder Sie spüren eine bedrohliche Präsenz. Man bedroht Sie, packt Sie, drückt Ihnen den Atem ab oder dringt in Sie ein. Wenn das geschieht, erleben Sie etwas, das man «Schlaflähmung» nennt.

Geschätzt 40 Prozent der Menschen erleben mindestens einmal in ihrem Leben eine solche Schlaflähmung. Die Schlaflähmung ist so verbreitet, dass Kulturen in aller Welt dafür verschiedene, aber verblüffend ähnliche Erklärungen gefunden haben. Im alten Mesopotamien gab man einem sogenannten *Inkubus* die Schuld, einem männlichen Dämon, der mit einer schlafenden Frau Verkehr haben wollte. Das weibliche Gegenstück dazu ist der *Sukkubus*. In den Abruzzen, einer Bergregion östlich von Rom, machte man eine böse Hexe namens *Pandafeche* dafür verantwortlich. In Ägypten hatten die Schläfer es mit einem bösen Geist namens Dschinn zu tun, auch in China statteten böse Geister den Menschen nachts Besuche ab. Die Inuit hingegen gingen davon aus, dass die verletzliche Seele des Träumenden einem schamanistischen Angriff ausgesetzt war. Johann Heinrich Füssli, ein Schweizer Maler des 18. Jahrhunderts, zeichnete die Schlaflähmung als Kobold, der auf der Brust einer schlafenden Frau sitzt. In jüngerer Zeit schiebt man die Verantwortung dafür eher Aliens zu, die die Schläfer in ihr Raumschiff entführen. Denn wie sonst ließe sich eine schreckenerregende psychedelische Erfahrung wie die Schlaflähmung erklären?

Tatsächlich geht der Begriff «nightmare» (Nachtmahr) auf die Zeit um 1300 zurück und setzt sich eigentlich aus zwei Wörtern zusammen: *night* und *mare*. Und der *mare* oder *Mahr* war ein böser Geist, der die Menschen im Schlaf quälte. Ein Geschöpf, das man auch als *Alb* bezeichnete – daher der Albtraum. Mit der Schlaflähmung geht manchmal auch das Gefühl einher, sexuell vergewaltigt zu werden, weil man vollständig gelähmt ist. Das mag erklären, warum man diese Erfahrung dem Inkubus oder Sukkubus zuschob.

Eine der ersten klinischen Beschreibungen dieses Phänomens stammt aus dem Jahr 1644, als der holländische Arzt Isbrand van Diemerbroeck eine Fallgeschichte mit dem Titel *Incubus, or the Night-Mare* verfasste. Sein Bericht schildert bildhaft das Entsetzen, das dieses Erleben begleitet: «Nachts, wenn sie sich dem Schlaf überantwortete, glaubte sie manchmal, der Teufel läge auf ihr und drücke sie nieder, ein andermal, dass ein großer Hund ihr die Kehle zudrückte oder ein Dieb auf ihrer Brust saß, sodass sie kaum noch sprechen oder atmen konnte.»

Für die Schlaflähmung sind zwei zentrale körperliche Erfahrungen charakteristisch: Der Körper ist gelähmt, und man hat das Gefühl zu ersticken. Noch schlimmer ist allerdings, dass sich dabei üblicherweise das Gefühl einstellt, ein Eindringling sei in der Nähe, oder ein Tier hocke auf der Brust. Wie aber erklärt die Neurowissenschaft dieses Erleben?

Dass wir im Schlaf gelähmt sind, ist absolut notwendig, um uns während unserer lebhaftesten Träume am Leben zu erhalten. Sonst würden wir sie ausagieren, was bei Patienten mit der sogenannten REM-Schlaf-Verhaltensstörung durchaus vorkommt. Dabei schläft das Gehirn der Person, der Körper aber ist wach. (Auch damit beschäftigen wir uns in Kapitel 5.) Mit dem Resultat, dass diese Menschen um sich schlagen und treten oder im Schlaf laut schreien. Die Schlaflähmung ist die andere Seite der Medaille. Das Gehirn ist wach, aber der Körper schläft und ist paralysiert. Anders ausgedrückt: Sie sind in Ihrem Körper gefangen.

Abhängig davon, welche Muskeln im Schlaf nicht gelähmt

sind, können Sie ein Gefühl des Erstickens haben oder das Gefühl, ein schweres Gewicht laste auf Ihrer Brust. Das Zwerchfell ist der zentrale Muskel, mit dem wir Luft in die Lungen pumpen. Es ist während des Schlafes nicht von Muskellähmung betroffen, weshalb wir schlafend atmen können. Andere Atemmuskeln zwischen den Rippen und im Hals sorgen gewöhnlich dafür, dass der Brustkorb sich maximal weiten kann, damit die Atemluft auch in die letzten Alveolen unserer Lunge vordringt. Diese Muskeln aber bleiben gelähmt. Jene «Hilfsmuskulatur» arbeitet beispielsweise, wenn wir einen Hügel hinaufsprinten – oder wenn wir befürchten, dass eine bösartige Präsenz in der Nähe ist. Sind diese Muskeln dann gelähmt, bekommen Sie Panik. Sie schnappen nach Luft, ohne genug abzubekommen. Meiner Ansicht nach erzeugt dies das Gefühl des Erstickens.

Das häufigste Element der Schlaflähmung, von dem Menschen aller Kulturen berichten, ist das Gefühl, irgendwo lauere ein Eindringling. Die wahrscheinlichste Erklärung für dieses ebenso bizarre wie intensive Gefühl ist, dass ein Teil des Gehirns aktiviert ist, den man temporoparietaler Übergang nennt. Dieser liegt über und hinter den Ohren. Dieses Gehirnareal grenzt an die Schläfen- und Scheitellappen (Temporal- und Parietallappen) des Gehirns und löst bei Stimulierung eine einzigartige Kaskade von Phänomenen aus. Ist dieses Areal hyperaktiv, schreiben Menschen, die unter Schizophrenie leiden, ihr Handeln anderen zu. Doch die überzeugendsten Belege für die Beteiligung dieses Areals liefert die Gehirnoperation am wachen Patienten.

Eine elektrische Stimulation des temporoparietalen Übergangs kann die Illusion einer Schattengestalt erzeugen, die sich in der Nähe aufhält. Bei einer Fallstudie an einer 22-jährigen Frau, bei der wegen Epilepsie eine Wachoperation vorgenommen wurde, erzeugte die Stimulierung des linken temporoparietalen Übergangs den Eindruck, ein Mann befände sich hinter ihr. Die Stimulation wurde noch zweimal wiederholt. Jedes Mal lag die Patientin auf dem Operationstisch, und jedes Mal hatte sie das Gefühl, dass eine schattenhafte Gestalt hinter ihr lauerte.[5] Bei der nächsten Stimulation setzte die Frau sich auf und zog die Knie an die Brust. Sie meinte, der Mann hinter ihr umschlinge sie mit seinen Armen, was sie als unangenehm empfand. Als man sie bat, eine Karte in die Hand zu nehmen und Worte abzulesen, um ihr Sprachvermögen zu testen, meinte sie, der Mann wolle ihr die Karte aus der Hand nehmen. Sie nahm also nicht nur eine andere Person im Raum wahr, sondern schrieb deren Handlungen auch feindselige Motive zu.

Wir wissen, dass der temporoparietale Übergang Berührungen und Feedback aus dem Körperinneren auswertet, damit Ihr Gehirn feststellen kann, wo Ihr Körper sich befindet, wo genau er aufhört, und wo der Körper eines anderen Menschen beginnt. Es scheint, als wäre die Schattengestalt, die bei der Schlaflähmung eine so zentrale Rolle spielt, das Resultat einer elektrischen Störung in diesem Teil des Gehirns. Daraus entsteht die Wahrnehmung eines unheimlichen oder böswilligen «anderen» an den verwischten Grenzen unseres imaginären Körpers.

Das letzte Merkmal der Schlaflähmung – und das am schwersten erklärbare – sind die Halluzinationen: die Kobolde und Teufel, die Inkuben und Sukkuben, die Geister oder Aliens, die wir im Raum zwischen Wachen und Schlafen sehen. Ihre Ursachen wissenschaftlich exakt zu bestimmen ist schwierig. Wenn ich eine Hypothese wagen müsste, würde ich davon ausgehen, dass der Neurotransmitter Serotonin dafür verantwortlich ist, der zusammen mit anderen erregenden Neurotransmittern ausgeschüttet wird, wenn wir aus dem Schlaf aufgeschreckt werden. Diese Halluzinationen ähneln eher intensiven psychedelischen Erfahrungen, die auf Serotoninmodulation beruhen.

Serotonin ist bekannt im Zusammenhang mit Antidepressiva, die man als Selektive Serotonin-Wiederaufnahme-Hemmer (SSRI) kennt. Seine primäre Funktion aber hat nichts mit Depressionen oder Stimmungen zu tun. Vielmehr ist Serotonin dafür verantwortlich, den REM-Schlaf zu unterdrücken und uns wach zu machen. Während des Schlafes sinkt der Serotoninspiegel auf null ab. Nach dem Aufwachen aber steigt er wieder.

Natürlich ist die Schlaflähmung kein rein physisches Phänomen. So wie das träumende Gehirn sich eine Geschichte ausdenkt, die Zusammenhänge stiftet und uns beruhigt, so versucht das Gehirn auch, sich die merkwürdigen und erschreckenden Erfahrungen der Schlaflähmung mit einer Geschichte zu erklären. Dabei spielen auch unser kultureller Hintergrund und unser Glaube eine enorme Rolle. Es klingt vielleicht wenig plausibel, aber wo der Träumer aufgewachsen ist und woran er glaubt, ist entscheidend an der Erfahrung der Schlaflähmung beteiligt. Wenn Sie in Italien, Ägypten oder irgendwo sonst aufgewachsen sind, wo der Volksglaube die Schlaflähmung Hexen, Dämonen oder anderen bösen Kräften zuschreibt, wird Ihre Schlaflähmung anders und möglicherweise schlimmer ausfallen als bei einem Menschen, der in einem Land ohne solche Mythen groß geworden ist. Was Sie denken, ist entscheidend.

Überlegen Sie nur mal. Wenn Sie aufwachen und sich nicht bewegen können, wird Ihre Panik sehr viel größer sein, wenn Sie glauben, dass ein teuflisches Wesen in der Nähe ist oder dass Ihre körperlichen Symptome das Resultat eines

Angriffs unheilvoller Kräfte sind. In Ihrem Grauen fällt Ihnen das Atmen schwerer, der Druck auf der Brust wird stärker, die gesamte Erfahrung wird traumatischer.

Aber was können Sie tun, wenn Sie mit Schlaflähmung aufwachen? Wie sollten Sie auf das Gefühl des Erstickens, den Druck auf der Brust, die Halluzinationen und die Angst reagieren? Schließlich sind nur wenige Dinge im Leben derart furchterregend. Letztlich brauchen Sie Ihren wachen Geist, um mit den surrealen und schreckenerregenden Signalen umzugehen. Es ist Ihr Geist, der dieses Grauen erzeugt. Daher können Sie es mithilfe des Geistes auch wieder abstellen – die Panik lindern und den Kampf-Flucht-Impuls herunterregeln.

Wenn Sie also eine Schlaflähmung erleiden, versuchen Sie nicht krampfhaft, sich zu bewegen. Machen Sie sich klar, dass das, was Sie im Augenblick erleben, nicht gefährlich ist und vorübergeht. Kein Grund zur Panik also. Halten Sie die Augen geschlossen und sagen Sie sich, dass die Präsenz, die Sie in Ihrem Schlafzimmer spüren, Ihrer Vorstellungskraft entspringt. Meditieren Sie innerlich über etwas Positives, das hilft genauso.

Wie Sie mit Albträumen fertigwerden

Kehren wir zu Julia zurück, zu unserer Fallgeschichte vom Anfang dieses Kapitels. Wenn sie einen ihrer Albträume hatte, wachte Julia gewöhnlich zitternd auf, das Gesicht tränenfeucht. Tagsüber war sie dann angespannt, weil sie die heftigen Gefühle nicht loswurde, die der Albtraum in ihr ausgelöst hatte.

Albträume sind die intensivsten Träume überhaupt. Es

fällt schwer, sie zu vergessen. Das führt dazu, dass das Angstniveau auch im Alltag steigt, wie es bei Julia der Fall war. Am Tag nach einem Albtraum sind die meisten Menschen angespannter und mental weniger stabil als an Tagen ohne vorausgegangenen nächtlichen Horror. Eine Studie zeigte, dass Krankenschwestern nach einem stressigen Tag mehr Albträume hatten und umgekehrt nach Albträumen mehr Stress erlebten. Anders ausgedrückt tut sich da eine ungesunde Spirale auf, in der Albträume und Stress ineinandergreifen.

Eine häufige Reaktion auf Albträume ist, den Schlaf ganz allgemein zu meiden. Wer nicht schläft, kann auch keinen Albtraum haben. Unglücklicherweise bringt diese selbstauferlegte Schlaflosigkeit unseren Tag-Nacht-Rhythmus nur noch mehr durcheinander, was wiederum mehr Albträume zur Folge hat. Wie also sollen wir mit wiederkehrenden Albträumen umgehen, die nicht das Produkt einer traumatischen Erfahrung sind?

Erstens müssen wir uns klarmachen, dass Träume ein außergewöhnlicher Akt der Imagination sind. Als facettenreichste Traumform sind gerade Albträume der ultimative schöpferische Akt. Wenn wir träumen, richtet sich unsere Aufmerksamkeit nach innen, und unser Imaginationsnetzwerk ist aktiv. Das bedeutet jedoch nicht, dass es autonom agiert. Es ist ein Produkt unseres Gehirns und wird von unserem Geisteszustand beeinflusst. Das heißt, dass wir in unseren Träumen eine aktive Rolle übernehmen können.

Forscher haben festgestellt, dass man durch Autosuggestion – oder Traum-Inkubation – Träume in eine bestimmte Richtung lenken kann. Und das funktioniert folgendermaßen: Wenn Sie sich abends schlafen legen, sagen Sie sich folgende Worte vor: «Ich möchte über X träumen.» Am besten stellen Sie sich die Person bzw. die Fragestellung, die in

Ihrem Traum auftauchen sollen, bildlich vor. Oder Sie stellen ein Bild der Person oder der Dinge, von denen Sie träumen wollen, auf Ihren Nachttisch. Träume sind visuell. Wenn Sie vorgehen wie eben vorgeschlagen, sprechen Sie quasi die Sprache der Träume.

Da Sorgen und Stress häufig Albträume auslösen, können Psychotherapien und andere Methoden zur Linderung alltäglicher Ängste auch die Häufigkeit von Albträumen verringern. Auch ein beruhigendes Abendritual wie Meditation oder Yoga kann helfen, da Träume häufig unseren emotionalen Zustand widerspiegeln. Wenn wir unseren Gefühlszustand vor dem Einschlafen ändern, geben wir unseren Träumen einen Schubs in die gewünschte Richtung.

Nachdem ihr ansonsten friedliches Leben lange Zeit durch häufige brutale Albträume durcheinandergebracht worden war, wandte Julia sich auf Empfehlung eines Freundes an eine Therapeutin, die mit der Technik der Imagery Rehearsal Therapie (IRT) arbeitete. Das Ziel dieser Therapieform ist es, Albträumen ihre Macht zu nehmen, indem man sie umschreibt. Ausgebildete Therapeuten führen diesen zweistufigen Prozess in vier Sitzungen durch, von denen jede zwei Stunden dauert. In den ersten beiden Sitzungen geht es um die Auswirkungen der Albträume auf den Schlaf und darum, dass Albträume letztlich ein erlerntes Verhalten sind. In den nächsten beiden Sitzungen werden immer wieder Alltagsbilder eingeübt, sodass sie den Albtraum in eine grundlegend andere Erfahrung verwandeln. Die Imagery Rehearsal Therapie hört sich zunächst simpel an, sodass viele Menschen daran zweifeln, dass sie ein so eindringliches Erleben wie einen Albtraum wirklich beeinflussen kann. Aber die Technik wurde in gut konzipierten Studien gründlich erforscht und auf Wirksamkeit getestet. Man stellte fest, dass die IRT auch noch lange nach den Therapiesitzungen wirkt.

Julia bearbeitete in der IRT einen ihrer immer wiederkehrenden Albträume. Sie änderte die Geschichte vom gewaltsamen Horrortrip in eine angenehme, ja glückliche Erfahrung um. Diese neue Geschichte spielte sie im Wachzustand so oft wie möglich durch. Die Art, wie wir die Macht der Albträume brechen können, sagt einiges über ihre Natur aus. Albträume sind wie all unsere Träume Produkt unserer Imagination. Mit genau dieser Vorstellungskraft können wir den Fluch dann auch durchbrechen. Wir können den wilden, düsteren Höhenflug unserer Imagination durch eine sonnigere Version derselben Geschichte ersetzen. Bei der Imagery Rehearsal Therapie werden die Traumnarrative in neue positive Träume umgeschrieben und neu visualisiert, wobei so viele Einzelheiten wie möglich angesprochen werden.

Julia beschloss, diese Technik auf einen ihrer schlimmeren wiederkehrenden Albträume anzuwenden. Wie viele Horrorträume fing auch dieser ganz harmlos an. Sie spaziert mit ihrer besten Freundin durch ein malerisches Städtchen im Süden Spaniens. Plötzlich verändert sich die Szenerie. Das Städtchen wird von Bomben getroffen, allenthalben herrscht Chaos, überall fließt Blut. Julia und ihre Freundin rennen panisch davon und versuchen, dem Unheil zu entkommen, aber sie finden einfach keinen Ausweg. Mit IRT schrieb Julia das Drehbuch für diesen Traum um. Auf Empfehlung ihrer Therapeutin fügte Julia viele sinnlich wahrnehmbare Details hinzu: Gerüche, Tastempfindungen, Geschmackserlebnisse. Dieser neue Traum begann genauso wie der ursprüngliche: ein Spaziergang durch eine pittoreske spanische Stadt. Die Bomben aber ersetzte sie durch eine Wanderung. Julia und ihre Freundin ließen die Stadt hinter sich und machten es sich in einem zauberhaften Park voller alter Bäume und duftender Blumen gemütlich, während ein warmer Wind über ihre Gesichter strich. Julia schrieb die neue und angenehme Traumversion auf und las sie mehrere Wochen lang jeden Nachmittag. Dabei stellte sie sich den umgeschriebenen Traum so lebhaft wie möglich vor.

Anfangs war Julia recht skeptisch. Sollte eine so simple Lösung sie wirklich von ihren Albträumen befreien? Zu ihrer großen Überraschung wirkte die IRT tatsächlich.

Bald wandte Julia sie auch auf andere Albtraumszenarien an. So träumte sie immer wieder, dass ein Mann ihr durch nachtdunkle Straßen folgte. In der neuen Version tat er das nicht, um ihr etwas anzutun, sondern weil er ihr etwas zurückgeben wollte, was sie verloren hatte. Diese neuen Geschichten fangen genauso an wie Julias Albträume, aber das Ende wird zu einer angenehmen oder wohltuenden Erfahrung umgeschrieben. Seit sie vor vier Jahren mit dieser Therapie begonnen hat, wird sie kaum noch von Albträumen geplagt.

Woher Julias Albträume kamen, wurde nie ganz geklärt. Ihr Leben war weitgehend frei von Angst und Stress, die wie erwähnt zur Ursache für schlimme Träume werden können. Sie war weder deprimiert noch hatte sie Traumata erlebt. Auch das kann Albträume hervorrufen. Wie wir in Kapitel 5 sehen werden, sind häufige Albträume, die im Erwachsenenleben einsetzen, mitunter ein Signal für ernsthafte gesundheitliche Schwierigkeiten. Aber auch dies traf auf Julia nicht zu, denn ihre Albträume begannen schon in der Kindheit. Sie gehört vielleicht einfach zu den Menschen, deren kindliche Albträume nicht vergehen: ein kognitiver Prozess also, der in ihrer Jugend aufflammte und nie ganz erlosch.

Für all jene Menschen, die unter Albträumen leiden, kann

auch luzides Träumen (Klarträumen) eine Lösung sein. Dieses funktioniert sehr ähnlich wie die Imagery Rehearsal Therapie. Luzides Träumen heißt, dass Sie während des Schlafes wissen, dass Sie träumen. (Mehr dazu in Kapitel 6 und 7.) Statt das Drehbuch ihrer Träume im Vorfeld umzuschreiben, können Klarträumer das sozusagen «an Ort und Stelle» tun – im Traum selbst. Studien zeigen, dass luzides Träumen nicht nur die Häufigkeit von Albträumen verringert, sondern sie auch weniger furchterregend macht. Die Forschung hat festgestellt, dass keineswegs alle Menschen die Fähigkeit besitzen, in ihre Albträume luzid einzugreifen. Im Großen und Ganzen aber berichten die Versuchspersonen, dass sie nach Anwendung dieser Technik weniger Albträume erleben und die Traumgeschichten selbst ändern können. Vielleicht reicht bereits die Überzeugung aus, dass man mit Albträumen fertigwerden kann, um sie zu ändern.

Eine wichtige Einschränkung allerdings gibt es: Wiederkehrende Albträume, die Folge einer posttraumatischen Belastungsstörung (PTBS) sind, zu reduzieren, ist eine andere Art der Herausforderung. Denn diese Träume entspringen eben nicht der Vorstellungskraft des Träumenden, wie dies bei Julia der Fall war, sondern sind eine direkte Folge des Traumas. Albträume von Menschen mit PTBS sind meist Flashbacks im schlafenden Gehirn. Da diese Albträume ihre Wurzeln in der Wirklichkeit haben, sind traumainduzierte Träume häufig belastender als der «normale» Albtraum. Man darf sie keinesfalls als Produkt einer überaktiven Vorstellungskraft abtun. Diese traumagetriggerten Albträume in den Griff zu bekommen ist eine besondere Herausforderung. Es gibt zwar ein Medikament, das die Angst und das Hochschrecken in der Nacht lindert. Die Behandlung mit diesem Medikament ist teilweise zwar erfolgreich, doch hat es häufige Nebenwirkungen wie Schwindelgefühl, Kopfschmerzen, Benommenheit, Schwächegefühl und Übelkeit.

Barry Krakow von der University of New Mexico hat erforscht, ob die Imagery Rehearsal Therapie bei den wiederkehrenden Albträumen der PTBS ebenso erfolgreich angewandt werden kann wie bei üblichen Horrorträumen.[6] Er behandelte mit IRT Menschen, die sexuellen Missbrauch erfahren und daraufhin eine leichte bis mittelschwere PTBS entwickelt hatten. Die Studienteilnehmer durchliefen drei Sitzungen von jeweils drei Stunden Dauer. Zuerst wurde bei den meisten darüber gesprochen, dass ihre Träume ihnen anfangs geholfen hatten, das Trauma emotional zu verarbeiten, nun aber ihren Nutzen eingebüßt hätten. Dann erläuterte man ihnen, dass man mit Albträumen genauso verfahren konnte wie mit Gewohnheiten oder anderen erlernten Verhaltensweisen. Schließlich sollten die Probanden einen Albtraum auswählen und ihn nach ihren Wünschen umschreiben. Anschließend übten sie den neuen Traum täglich für fünf bis zwanzig Minuten ein. Ferner sollten sie nicht mehr über das Trauma oder den Inhalt ihrer Albträume sprechen. Krakow und sein Team überprüften die Ergebnisse nach drei und sechs Monaten erneut. Es stellte sich heraus, dass die neue Version, die in dieser Zeit intensiv eingeübt wurde, auch hier die Anzahl der Albträume verringert und die Schlafqualität entsprechend verbessert hatte.

Auf den ersten Blick haben Albträume keinen Sinn. Sie sind unangenehm und scheinen keinerlei Vorteil für unser Wachleben zu bringen. Doch so verstörend sie sein mögen, sie sind keineswegs ein Fehler im System. Sie treten erstmals in der Kindheit auf und sind tief in unserer Neurophysiologie verankert. Sie formen unseren jungen Geist auf eine Weise, wie die gelebte Erfahrung es niemals könnte. Sie helfen uns, uns selbst als Individuum zu erleben, das anders ist als alle Menschen um uns herum. Auf diese Weise prägen Albträume unseren Geist. Und wie wir im folgenden Kapitel noch sehen werden, prägt der Geist umgekehrt auch das Gehirn.

3

Erotische Träume: die Verkörperung des Begehrens

Erotische Träume sind Teil der menschlichen Natur. Man könnte sie daraus nicht entfernen, selbst wenn Sie das wollten. Auch die Menopause setzt den erotischen Träumen kein Ende, genauso wenig wie eine chemische Kastration. Sie haben auch nichts damit zu tun, ob Sie sexuell aktiv, enthaltsam, verheiratet oder Single sind. Erotische Träume sind universell.

In weltweit durchgeführten Umfragen unter der Allgemeinbevölkerung gaben 90 Prozent der Briten an, sexuelle Träume zu haben, 87 Prozent der Deutschen, 77 Prozent der Kanadier, 70 Prozent der Chinesen, 68 Prozent der Japaner und 66 Prozent der Amerikaner. Formuliert man die Frage etwas allgemeiner, sodass sie erotische Träume in allen Formen einschließt, nicht nur sexuelle, dann schnellen die Antworten auf über 90 Prozent hoch. Ähnlich weitverbreitet sind nur noch Albträume. Sowohl Albträume als auch erotische Träume üben einen enormen Einfluss auf unser Wachleben aus, was man unter Umständen als Hinweis verstehen kann, dass dies so sein soll.

Geschätzt tauchen in ungefähr einem von zwölf Träumen sexuelle Bilder auf. Zwar stimmen die Studien diesbezüglich nicht hundertprozentig überein, aber die am häufigsten vorkommenden Motive in erotischen Träumen sind Küssen, Geschlechtsverkehr, sinnliche Umarmungen, Oralsex und Masturbation. Dass das Küssen an erster Stelle steht, ist weiter keine Überraschung. Wenn Sie den Cortex nach Arealen absuchen, die bestimmten Sinnesempfindungen zugeordnet sind, werden Sie feststellen, dass Zunge und Lippen einen sehr großen Bereich belegen.

Ob es nun ums Küssen geht oder um mehr: Erotische Träume bleiben nur selten unbemerkt. Sie lassen uns voller Lust oder voller Eifersucht zurück. Häufig verunsichern sie uns. Was heißt es nun, wenn Sie erotische Träume mit Ihrem Ex haben? Oder wenn Ihr Partner erotische Träume mit jemand anderem hat? Sollten Sie sich dann wegen Ihres Traums oder dem Ihres Partners Sorgen machen? Enthüllen solche Träume vielleicht gar Ihre wahren Sehnsüchte?

Erotische Träume sind nur eine andere Ausdrucksform unserer Vorstellungskraft

Wenn wir uns ansehen, wie der Beziehungsstatus erotische Träume beeinflusst, stellen wir fest, dass männliche Singles öfter erotische Träume haben als Männer in stabilen Partnerschaften. Andererseits haben Frauen eher sexuelle Träume, wenn sie ihren Partner vermissen oder eine Affäre auf dem Höhepunkt ist. Männer erleben unter den gleichen Bedingungen keinen vergleichbaren Anstieg erotischer Träume. In einer Hinsicht allerdings stimmt das Traumleben von Frauen und Männern überein: Fast jeder Mensch betrügt im Traum.

Was heißt das nun? Als Schöpfer unserer Träume wählen wir die Besetzung unserer nächtlichen Dramen ebenso aus wie die Bühne und das Drehbuch. Die Träume, die wir heraufbeschwören, sind unsere ureigensten sinnlichen Produktionen. Wäre denn ein Traum, in dem wir unseren Partner betrügen, ein Zeichen, dass wir uns nach Untreue sehnen oder zumindest dazu bereit sind? Wenn ein erotischer Traum nicht die ungefilterte, entfesselte Libido ist, was könnte er dann sein?

Um diese Frage zu beantworten, müssen wir uns zuerst ansehen, wie erotische Träume entstehen. Wie wir bereits wissen, sind sämtliche Träume Produkt unserer Vorstellungskraft und damit des Imaginationsnetzwerks: eine visuelle, emotional aufgeladene Geschichte, die sich nicht an die Regeln und die Logik des Wachzustands hält. Wenn wir träumen, döst das Exekutivnetzwerk vor sich hin, während das Imaginationsnetzwerk freie Bahn hat und wilde Assoziationen und Verbindungen in unseren Erinnerungen oder zwischen den Menschen in unserem Leben aufstöbert und zusammenstrickt. Betrachten wir diese Prozesse in neuem Licht, hilft uns das, unsere früheren Erfahrungen besser zu verstehen, und es kann unseren Blick für das schärfen, womit wir künftig zu rechnen haben. Derselbe uneingeschränkte Geist, der uns Szenarien durchspielen lässt, die im Wachzustand unvorstellbar wären, kann uns auch die Menschen in unserem Leben auf überraschende, verstörende, ja mitunter auch erotische Weise wahrnehmen lassen.

Da das logische Exekutivnetzwerk während des Träumens ausgeschaltet ist, können wir diesen erotischen Freilauf auch nicht ausbremsen, bevor er Fahrt aufnimmt. Erotische Träume sind daher auch an keinerlei Wertesystem gebunden – nicht einmal an unser eigenes. In unseren Träumen können wir sexuelle Begegnungen und Szenarien durchleben, die im Wachzustand tabu oder unausdenkbar wären.

Die von Forschern gesammelten Traumberichte offenbaren, wie frei es in unseren Träumen zugeht. Erotische Träume sind meist eben keine Nachschöpfung unseres realen Sexuallebens, und wenn wir in einer Beziehung sind, spielt unser Partner in den meisten erotischen Träumen keine Rolle. Stattdessen erleben wir uns in erotischen Träumen häufig als bisexuell und probieren neue sexuelle Interaktionen aus.

Im Traum können wir zusammen sein, mit wem auch immer wir wollen. Wen begehren wir angesichts dieser Freiheit in unseren Träumen? Auch wenn Sie das überraschen mag, wir basteln uns in unseren erotischen Träumen keineswegs den idealen Sexualpartner zusammen. Wir kreieren keine idealisierte Schimäre, indem wir begehrenswerte Eigenschaften zur ultimativen Traumfantasie zusammenmixen. Üblicherweise tauchen in diesen Träumen häufig Menschen aus unserem näheren Umfeld auf, prosaische, manchmal sogar abstoßende Typen. Daher drehen sich erotische Träume häufig um Menschen, die wir kennen: die Ex-Partnerin, den Chef, die Kollegen, Freunde und Nachbarn, bei jüngeren Träumenden sogar Familienmitglieder. In vier von fünf erotischen Träumen hat die träumende Person es mit jemandem zu tun, den sie gut kennt. Und diese erotischen Begegnungen finden meist an vertrauten Orten statt.

Was wiederum heißt, dass es auch sexuelle Albträume gibt. Von befremdlichen Sexualpraktiken mit merkwürdigen oder unangenehmen Menschen zu träumen, mag verstörend sein, aber möglicherweise spielt Ihr Imaginationsnetzwerk hier nur eine andere Form sozialer Wahrnehmung durch, zum Beispiel ein Machtspiel, das in ein erotisches Umfeld versetzt wird.

Natürlich können in erotischen Träumen auch Berühmtheiten auftreten oder andere öffentliche beziehungsweise historische Gestalten. Dafür ist etwas verantwortlich, was als *Halle-Berry-Neuron* bezeichnet wird. Mehrere umfangreiche Studien, an denen Neurochirurgen und Wissenschaftler zusammenarbeiteten, ergaben, dass wir für bestimmte Menschen und Orte, die uns vertraut sind, ein spezielles Neuron reservieren. Das gilt für Familienmitglieder, unser Kindheitszuhause, aber auch für berühmte Menschen und Orte. So haben wir vielleicht ein Neuron, das aktiv wird, wenn wir das Opernhaus in Sydney sehen oder den Eiffelturm. Aber wir haben auch Neuronen, die feuern, wenn wir berühmte Menschen sehen.

Professor Rodrigo Quian Quiroga von der Universität Leicester in England machte diese erstaunliche Entdeckung, als er Patienten studierte, denen als Vorbereitung auf eine Epilepsie-Operation haarfeine Drähte, sogenannte Tiefenelektroden, in die Großhirnrinde eingepflanzt worden waren.[1] Die Elektroden sollten elektrische Signale auffangen, von denen es im Normalfall sehr viele im Gehirn gibt. Die Epilepsie lässt dieses Netzwerk kollabieren.

Stellen Sie sich einen epileptischen Anfall wie einen elektrischen Tsunami im Gehirn vor. Turmhohe Wellen überrollen es und löschen die normale Gehirnaktivität aus. Üblicherweise lässt sich Epilepsie mit Medikamenten behandeln. Wenn diese nicht wirken, kann sich der Patient für eine Operation entscheiden. Aber damit diese den gewünschten Erfolg hat, müssen wir Operateure genau wissen, wo die Anfälle ihren Ausgangspunkt haben – wo die sogenannte Anfallsbeginnzone sitzt – und welchen Verlauf sie nehmen. Die hierfür erforderliche Gehirnlandkarte wird während eines mehrtägigen oder mehrwöchigen Krankenhausaufenthalts erstellt, bei dem die Gehirnwellen des Patienten so lange vermessen werden, bis sich ein Anfall einstellt. Sobald wir wissen, wo die Anfälle beginnen und wie sie sich über das Gehirn ausbreiten, können wir sie operativ stoppen, indem wir im Ground Zero der Anfälle Gehirngewebe entfernen.

Bei den Patienten, die Quiroga studierte, wurden die intrakraniellen Elektroden dort eingesetzt, wo die Anfälle begannen, in den medialen Temporallappen, die ziemlich genau über der Spitze Ihrer Ohren liegen, genauer gesagt ein klein wenig davor. Die betreffenden Stellen sitzen tief in der Mitte des Gehirns: Zwei für die Gedächtnisbildung entscheidende Strukturen, der Hippocampus und die Amygdala, befinden sich innen im medialen Temporallappen.

Quiroga wollte wissen, was sich auf der Ebene der einzelnen Neuronen tut. Dafür verwendete er die eingesetzten Mikro-Elektroden und eine Technik, die man «Einzelzellableitung» nennt. Mithilfe der Signale der «Tiefenelektroden» wollte Quiroga feststellen, ob einzelne Neuronen aktiv wurden. Das müssen Sie sich in etwa so vorstellen, als würden Sie auf dem Ozean einer einzelnen Welle folgen und nicht dem Wellengang an sich. Bereits zuvor konnte an der University of California in Los Angeles durch solche Einzelzellableitungen gezeigt werden, dass einzelne Neuronen im medialen Temporallappen, wenn man sie aktivierte, zwischen Gesichtern und unbelebten Objekten sowie zwischen spezifischen emotionalen Gesichtsausdrücken, die Glück, Trauer, Wut, Überraschung, Angst und Abscheu signalisierten, unterscheiden konnten.

Mit der Einzelzellableitung konnte Quiroga etwas höchst Erstaunliches belegen: Einzelne Neuronen reagierten selektiv auf die Bilder von Berühmtheiten. Bei einem Patienten reagierte ein einzelnes Neuron speziell auf Bilder der amerikanischen Schauspielerin Halle Berry. Andere Bilder von Orten oder Menschen hingegen ignorierte das Neuron. Es fing sogar an zu feuern, als man dem Probanden ein Bild von Halle Berry in einem Kostüm zeigte oder den Schriftzug ihres Namens. Bei einem anderen Patienten reagierte ein Neuron auf Bilder von Jennifer Aniston, nicht aber auf Bilder von anderen Berühmtheiten und ebenso wenig auf Bilder von unbekannten Menschen, Tieren oder Gebäuden.

Auf Zellebene verdeutlicht die Reaktion auf Bilder von Berühmtheiten, dass Celebritys einen überwertigen Einfluss auf unser Leben haben. Das ist schon faszinierend. Diese Berühmtheiten haben es sogar in unsere neuronale Architektur geschafft. Unsere Reaktion darauf zeigt, dass sie uns mindestens so vertraut sind wie ein langjähriger Freund oder eine Nachbarin. Da sie sogar auf der Ebene der Neuronen in unserem Gehirn repräsentiert sind, sind erotische Träume von Berühmtheiten letztlich gleichzusetzen mit Träumen von vertrauten Menschen. Aber ob sie sich nun um den Nachbarn oder eine Celebrity drehen, so stellt sich doch die Frage, ob erotische Träume überhaupt etwas bedeuten? Und wenn ja, was sagen sie uns?

Dreh- und Angelpunkt dieser Frage ist letztlich die Beziehung zwischen unserer Traumpersönlichkeit und unserem realen Selbst, zwischen der Landschaft unserer Träume und unserer wachen Welt. Spiegelten Träume exakt unser Wachleben wider und unser Traumselbst unterschiede sich nicht von unserem wachen Selbst, wäre alles, was wir im Traum tun, letztlich etwas, was wir auch im Wachzustand gerne tun würden. In dem Fall wären Träume tatsächlich nur die Fortschreibung unseres Alltagslebens, und man könnte Traumberichte nicht von Tagebucheinträgen unterscheiden.

Aber wie wir alle wissen, trifft das nicht zu. Wie nahe stehen sich also unser waches und unser träumendes Selbst? Und was treibt unsere erotischen Träume an?

Was ist die Triebkraft unserer erotischen Träume?

Lange Zeit haben Forscher versucht, eine Verbindung zwischen dem herzustellen, was wir im Wachzustand tun, und dem, was zu einem erotischen Traum führt. Sie haben Studien durchgeführt, in denen die Probanden zu ihren sexuellen Aktivitäten befragt wurden, darüber, wie glücklich sie in ihren Beziehungen sind oder ob sie zu Eifersucht neigen. Man fragte nach solchen und ähnlichen Verhaltensweisen im Alltag und nach persönlichen Eigenschaften. Man versuchte sogar, erotische Träume zu provozieren, indem man die Versuchspersonen bat, vor der Nacht im Schlaflabor Pornofilme zu gucken. Das Ergebnis war erstaunlich. Erotische Träume haben nichts damit zu tun, wie viel Sex Sie haben oder ob Sie masturbieren, ja noch nicht einmal mit dem Konsum von Pornografie. Der eindeutigste Zusammenhang ergab sich zwischen erotischen Träumen und der Zeit, die wir im Wachzustand mit erotischen Fantasien verbringen.

Ist das nicht provokativ? Nicht, was wir während unserer wachen Stunden *tun*, ist die Grundlage für unsere erotischen Träume, sondern das, worüber wir *nachdenken*.

Warum aber sind erotische Träume mit Tagesfantasien verbunden? Warum nicht mit tatsächlichem sexuellem Verhalten? Wenn wir über diese Fragen nachdenken, dürfen wir den Motor hinter unseren Traumnarrativen nicht vergessen: das Imaginationsnetzwerk. Ist unsere Vorstellungskraft aktiver, wenn wir wach sind, neigen wir also zum Tagträumen, dann haben wir auch eher kreative Träume. Wenn unsere erotische Fantasie im Wachzustand aktiver ist, ist es wahrscheinlich, dass wir auch nachts empfänglicher für erotische Träume sind.

Einen entscheidenden Unterschied allerdings gibt es: Wenn wir uns tagsüber unseren Fantasien überlassen, werden unsere erotischen Gedanken vom Exekutivnetzwerk an die Kandare genommen, denn das zügelt sexuelle Gelüste. Dieser mäßigende Einfluss fällt weg, wenn wir träumen, daher sind unsere erotischen Träume viel kreativer und experimentierfreudiger.

Kreisen unsere Tagesfantasien um Visionen eines sexuellen Begehrens, das sich möglicherweise nicht realisieren lässt, sind erotische Träume eher lüsterne Gedankenexperimente. Im Traum können wir das Geschlecht wechseln oder bisexuell werden, auch wenn uns das tagsüber nicht mal in unseren wildesten Fantasien in den Sinn käme. Das ist nicht unbedingt ein Anzeichen für latentes Begehren, wie Sigmund Freud es beschrieben hat. Aber es könnte eine Art kognitive Plattform sein, auf der sich zum Erhalt unserer Art sexuelle Fluidität und erotischer Einfallsreichtum entwickelt haben. Wie wir bereits gesehen haben, können diese träumerischen «Joker» uns als Art zu mehr Anpassungsfähigkeit verhelfen, wenn das völlig Unerwartete geschieht – jene «Black-Swan»-Risiken, die uns viel Kreativität und Resilienz abverlangen, damit wir überleben können. Unsere hoch kreativen und abenteuerlustigen erotischen Träume verleihen unserem Begehren Vielfalt. Und sie bereiten uns auf stete Fortpflanzung vor. Wenn der halbe Stamm durch Krankheit oder Krieg ausgelöscht wurde, konnten erotische Träume wie diese unsere Vorfahren auf neue Verbindungen innerhalb des Stammes vorbereiten. Das erklärt vielleicht auch, weshalb erotische Träume nicht außerhalb unseres «Stammes» spielen, sondern eher im näheren Umfeld. Die Charaktere in unseren erotischen Träumen sind nämlich nur selten erfunden, die Interaktionen hingegen schon.

So gesehen sind erotische Träume viel mehr als nur unsere eigentlichen Gelüste: Sie sind die Verkörperung des Begehrens selbst. Sie machen uns neugierig auf sexuelle Erkundungen, auf die Vielfalt der Anziehung angesichts einer enormen Bandbreite an sexuellen Impulsen. Das hat durchaus seinen Sinn, wenn wir uns daran erinnern, dass der wichtigste biologische Imperativ des Lebens ist, so lange zu überleben, bis eine Fortpflanzung stattgefunden hat.

Erotische Träume setzen vor dem erotischen Verhalten ein

Als zwölfjähriges Mädchen in der siebten Klasse fing Izzy an, ein Traumtagebuch zu führen, als sie sexuelle und romantische Träume hatte, die sie mit einer Berühmtheit zusammenbrachten. Sie führte dieses Tagebuch bis zum Alter von zweiundzwanzig Jahren fort und beschrieb darin mehr als 4300 Träume. Dann stiftete sie das Buch an eine Organisation, die Träume und zugehörige Forschungsarbeiten online aufbewahrt: der DreamBank.[2] Izzy träumte gelegentlich von Familienmitgliedern, der Großteil ihrer Träume aber beruht auf Schwärmereien für Schulkameraden oder Schauspieler. In einem Traum ist die dreizehnjährige Izzy ein Junge und hat Sex mit einer ihrer Freundinnen. Als Siebzehnjährige träumte sie, sie sei selbst Schauspielerin und habe im Film Sex mit einem Mann.

Interessant daran sind die Dinge, die Izzy den Wissenschaftlern erzählte, die ihr Traumtagebuch auswerteten. Sie war bis zum Alter von fünfundzwanzig Jahren sexuell nicht aktiv. Warum aber erlebte Izzy erotische Träume, obwohl sie selbst noch keine entsprechende Erfahrung gemacht hatte? Konnte es sein, dass ihre erotischen Träume ein kognitiver Fingerzeig waren, der das Gehirn vor der sexuellen Aktivität auf diese vorbereitete?

Um die Frage zu beantworten, müssen wir uns zuerst mit dem Unterschied zwischen Gehirn und Geist beschäftigen. Wenn ich hier vom Gehirn spreche, meine ich dessen physische Struktur: die verschiedenen Lappen, die unsere vier Pfund denkendes Fleisch ausmachen. Der Geist ist etwas ganz anderes. Der Geist ist das, was aus der physischen Struktur des Gehirns hervorgeht. Das umfasst die Verbindungen zwischen den einzelnen Teilen des Gehirns, ihre Koordination, die Feuermuster der Neuronen und so weiter. Das Gehirn ist so etwas wie eine Straßenkarte, die Straßen und Gebäude verzeichnet, das Stromnetz und die Tunnel der U-Bahn. Der Geist hingegen ist die Bewegung der Menschen und Fahrzeuge und deren unterschiedliche Aktivitäten, die das Leben ausmachen. Oder Sie stellen sich das Ganze vor wie einen Computer. Wenn das physische Gehirn die Hardware ist, ist der Geist die Software. Anders als beim Computer aber, bei dem die Software außerhalb der Hardware geschrieben und dann auf die Festplatte geladen wird, stehen Geist und Gehirn in enger Verbindung, ja, sie sind untrennbar. Das Gehirn schafft den Geist, aber der Geist kann auch das Gehirn verändern, das ihn hervorgebracht hat – eine Wechselbeziehung. Der Geist formt das Gehirn und geht gleichzeitig aus dem Gehirn hervor.

Bei der Geburt ist unser Gehirn gleichsam ein Startpaket. Es muss Erfahrungen machen und lernen, um sich entwickeln zu können. Wir werden mit mehr Neuronen geboren, als uns später als Erwachsenen zur Verfügung stehen. Wir behalten nur die übrig, die uns nützen. Die Erfahrung stutzt jene Gehirnzellen zurecht, die faul herumsitzen, während sie gleichzeitig die Verästelungen und Verbindungen zwischen den von uns gebrauchten Neuronen vervielfältigen. Wenn ein Kind Klavierstunden nimmt, wird das Gehirn sich in jenen Regionen verändern, die mit der Beherrschung eines Instruments zu tun haben: Das sind größtenteils die kortikalen motorischen Areale, aber auch das auditorische System und das Corpus callosum, das die beiden Hälften des Gehirns verbindet. Anders ausgedrückt entwickeln sich vor allem jene Teile des Gehirns, die genutzt werden, während die anderen verkümmern. *Use it or lose it* heißt es so schön – was nicht gebraucht wird, geht verloren.

In unserem Gehirn landet der Input der fünf Sinne immer in der ihm zugehörigen Region auf der dünnen Außenschicht neuronalen Gewebes, die wir Cortex oder Großhirnrinde nennen. Für das Hören ist der auditorische Cortex zuständig, für den Geschmack der gustatorische, für den Geruch das olfaktorische System. Seheindrücke werden im okzipitalen Cortex verarbeitet, und für Berührungsempfindungen ist der sensorische Cortex zuständig. Aber wir bekommen auch noch Sinneseindrücke von einem weniger bekannten Teil des Gehirns vermittelt, der sich vor allem in der Pubertät entwickelt: dem genitalen Cortex. Dieser ist eine Fortsetzung des sensorischen Cortex, eine gewellte Reihe von Erhebungen im Gehirn, die von der Spitze unserer Ohren bis zum höchsten Punkt der Schädeldecke reicht.

Der genitale Cortex ist die sensorische Repräsentation, die Landkarte unserer Sexualorgane auf der Oberfläche unseres Gehirns. Er liegt bei jedem Menschen ein wenig anders, ist jedoch bei Frauen und Männern identisch und lässt sich mühelos in der topografischen Landkarte des Gehirns ausmachen. Wenn es um die Frage geht, wie heiß wir werden können, sind wir alle gleich geschaffen.

Winzige Mikroströme im genitalen Cortex rufen sexuelle Gedanken hervor. Ein Patient beispielsweise erhielt elektrische Stimulierungen in Regionen direkt am oder in der Nähe des genitalen Cortex. Der Patient meinte in Anwesenheit mehrerer Wissenschaftler: «Das hat sich gut angefühlt. Ziemlich erotisch. Ich kann das nicht erklären.»

Jüngere Studien haben gezeigt, dass nicht nur die Genitalien Signale an den genitalen Cortex schicken. Auch viele andere Zonen sind potenziell erogen: die Brustwarzen, die Brust, Teile des Rückens, der Oberschenkel, ja sogar die Zehen. Eine stimmigere Bezeichnung für diesen Teil der Großhirnrinde wäre also «erogener Cortex» oder «erotischer Cortex». Damit würde man alle sinnlichen Empfindungen in den Begriff mit aufnehmen – von allen Berührungen an allen Körperteilen, je nach Absicht und Wahrnehmung.

Diese unübliche Abfolge in der menschlichen Entwicklung – sexuelle Träume, gefolgt von der Ausdifferenzierung einer Gehirnregion, die aus Berührungen Erotik werden lässt – legt nahe, dass der Geist das Gehirn tatsächlich formt und kultiviert. Wir können immer besser beweisen, dass unsere Gedanken und Emotionen in manchen Fällen unser Gehirn formen. Man nennt diesen Prozess auch aktivitätsabhängige Myelinisierung.

Wenn wir des Öfteren oder gewohnheitsmäßig auf eine bestimmte Weise denken oder uns verhalten, versuchen die neuronalen Schaltkreise im Gehirn, effizienter zu werden. Zu diesem Zweck werden die Fortsätze der Neuronen, die Axone, isoliert, das heißt mit Myelinscheiden umgeben. Das ist ein bisschen so wie bei einem Elektrokabel, bei dem der Leiter im Inneren ja auch mit Kunststoff ummantelt ist. Myelin besteht aus einem bestimmten Fett, nämlich Omega-3. Dieses «gute» Fett sorgt dafür, dass die elektrischen Ströme in den Axonen schneller fließen und sich schneller im Gehirn verteilen. Aktivitätsabhängige Myelinisierung ist ein grundlegender Prozess, mit dessen Hilfe der Geist ebenjene Struktur verändert, aus der er hervorgeht.

Wenn man sich nun die Abfolge der Ereignisse beim erotischen Träumen anschaut – also die Tatsache, dass die erotischen Träume jeder erotischen Begegnung vorausgehen –, dann wäre eine elegante These, dass erotische Träume das Gehirn formen, indem sie vor der Pubertät für die Ausbildung des genitalen Cortex sorgen. Erst wenn dieser vorhanden ist, werden erotische Berührungen möglich. Und sobald Erotik möglich ist, aktiviert ein Feuerwerk von Hormonen die sexuelle Reifung unseres Körpers.

Das Gehirn ist unser leistungsstärkstes Sexualorgan

Erotische Träume sind zweifellos zutiefst genussreich. Eine Befragung von chinesischen Studenten[3] ergab eine überwältigende Zustimmungsrate für folgende Aussagen:

- Manchmal wünsche ich mir, in einen sexuellen Traum zu fallen und niemals mehr aufzuwachen.
- Ich finde, ich habe Glück, weil ich sexuelle Träume habe.
- Wenn ich aus einem sexuellen Traum erwache, bin ich traurig, weil ich merke, dass alles nur ein Traum war.
- Nachdem ich aus einem sexuellen Traum erwacht bin, versuche ich, ihn in der Vorstellung weiterzuspinnen.

Wie kann es sein, dass imaginärer Sex ein so starkes, libidinöses Gewicht hat? Schließlich handelt es sich dabei um in Isolation erlebte, erfundene Erfahrungen außerhalb unserer bewussten Kontrolle. Es scheint unsinnig, dass sie uns so viel bedeuten, aber das tun sie.

Darauf scheint es nur eine mögliche Antwort zu geben: Erotische Träume haben solche Kraft, weil unser Gehirn das leistungsstärkste Sexualorgan ist.

Erotische Träume leisten mehr als nur unsere Emotionen, Vorstellungen und unsere Libido widerzuspiegeln oder zu entfesseln. Sie können dieselbe intensive Lust verschaffen wie richtiger Sex. Ich könnte sogar behaupten, dass sie besser sind als dieser. Um das zu erklären, müssen wir die Neuroanatomie erotischer Träume erkunden.

Zuerst möchte ich etwas klarstellen: Sowohl Männer als auch Frauen werden körperlich erregt, wenn sie träumen. Körperliche Erregung im Schlaf hat mit den Träumen an sich nichts zu tun. Der Körper kann erregt sein, wenn der Geist es nicht ist. Selbst Kinder erleben im Schlaf diesen anatomischen Blutandrang. Warum das so ist, weiß man nicht.

In erotischen Träumen empfängt das Gehirn keine Signale von Berührung und Berührtwerden. Erotische Träume finden nur im Gehirn statt. Darüber hinaus geben zwei Drittel der befragten Männer und ein Drittel der Frauen an, dass sie schon einmal einen Orgasmus als Folge eines Traums erlebt haben.

Was aber geschieht im träumenden Geist, das erotischen Träumen ihre sexuelle Intensität verleiht? Um hier eine Antwort zu finden, müssen wir die Frage auf den Kopf stellen. Was geschieht im Gehirn während des körperlichen Sexualaktes?

Sinnliche und sexuelle Aktivitäten beanspruchen jede

Nervenfaser in unserem Nervensystem: im zentralen Nervensystem, das Gehirn und Rückenmark umfasst; im peripheren Nervensystem, das aus den Nerven besteht, die vom Rückenmark ausgehen und jeden Millimeter unserer Haut innervieren; und im autonomen Nervensystem. Das autonome Nervensystem wird mitunter als «automatisch» beschrieben, weil es außerhalb unserer bewussten Kontrolle arbeitet. Es innerviert unsere inneren Organe, die Lungen, den Bauchraum und das Becken. Und es umfasst beide Sympathikussysteme: den Sympathikus, der den Kampf-Flucht-Impuls auslösen kann und unser Gewebe mit Adrenalin vollpumpt, unser Herz zum Rasen bringt und das Verdauungssystem herunterfährt; und die parasympathischen Nervenbahnen, die Herzfrequenz und Verdauung wieder in den Normalzustand versetzen. Das ist die Ruhe-Entspannungs-Reaktion, die den Kampf-Flucht-Impuls wieder ausgleicht. Das autonome Nervensystem ist hauptsächlich im Rumpf, in der Magen-, Brust- und Beckenregion angesiedelt. Daher erleben wir Orgasmen so tief, umfassend und aus dem Bauch heraus.

Das periphere, sympathische und parasympathische Nervensystem schicken während des Sex Signale ans Gehirn. Und was noch wichtiger ist: Das Gehirn interpretiert sie. Nehmen wir mal eine einfache Berührung. Wenn Sie an einer Stelle mit dem gleichen Druck und auf die gleiche Weise berührt werden, verwirft Ihr Gehirn dies als unbedeutend oder interpretiert es als Kitzeln beziehungsweise Zärtlichkeit. Ganz egal, wo Sie berührt werden. Jede Berührung Ihres Körpers kann erotisch wirken. Es ist einzig und allein das Gehirn, das die sexuelle Bedeutung bestimmt, das uns eine Anziehung verspüren lässt (oder auch nicht), das unseren Atem schneller gehen lässt (oder nicht), unser Herz klopfen lässt (oder nicht) und uns erregt (oder nicht).

Beim Sex gibt der eiförmige Thalamus tief im Gehirn sexuelle Signale weiter, die von den peripheren Nerven über das Rückenmark eintreffen. Der mediale präfrontale Cortex (mPFC), der jüngste Teil des Imaginationsnetzwerkes, der für soziale Kognition und Geschichtenerzählen verantwortlich ist, kategorisiert diese erotischen Reize und befreit sie mit seinem imaginativen Geschick, indem er die Erfahrung mit Fantasie auflädt. Die Amygdala, die für unsere instinktive Angstreaktion zuständig ist, verleiht jeder Erfahrung eine emotionale Bedeutung, auch der sexuellen.

Nun zurück zum erotischen Traum. Bei erotischen Träumen schweigt der Körper. Weder das periphere noch das autonome Nervensystem schicken Signale ans Gehirn. Vergessen wir nicht, dass selbst in unseren lebhaftesten Träumen unser autonomes Nervensystem aktiv ist, aber die Muskeln unterhalb der Halsebene, die für koordinierte Bewegungen zuständig sind, gelähmt sind. Das Gehirn reagiert nicht auf Signale aus dem Körper, sondern agiert seine Vorstellungen aus. Es gibt nichts zu interpretieren. Wir gehen häufig davon aus, dass Körper und Gehirn ineinander übergehen, und das ist meist auch der Fall. Aber beim Träumen kann das Gehirn autonom agieren und tut das auch.

Wie erotische Träume uns zeigen, braucht das Gehirn den Rest des Körpers nicht. Selbst ohne Signale vom Körper bereitet das Gehirn die Bühne der Träume und bestimmt Handlung und Charaktere. Der Geist ist seine eigene erogene Zone, und Träume können den Freuden des Fleisches nachgehen, ohne dass das Fleisch tatsächlich beteiligt ist, von unserem Fleisch gewordenen Gehirn mal abgesehen. Ein weiteres Beispiel von reizunabhängiger Kognition.

Wenn Ihnen dies unwahrscheinlich vorkommt, denken Sie doch mal daran, wie wir sonst die Welt wahrnehmen und auf sie reagieren. Nehmen wir nur zum Beispiel unser Sehvermögen. Im Wachzustand nehmen wir die visuelle Welt mit unseren Augen wahr. Linse und Cornea arbeiten zusammen, um das Licht auf die Netzhaut im hinteren Teil des Auges zu richten. Alle Objekte spiegeln sich dort wider. Links ist rechts, und rechts ist links. Auch hat jedes Auge ein etwas anderes Blickfeld, was Sie leicht überprüfen können, wenn Sie zuerst ein Auge schließen und dann das andere. Diese beiden leicht verschiedenen Spiegelbilder werden vom visuellen Cortex im Gehirn zu einem einzigen, klaren Bild der Welt zusammengesetzt. Ohne Gehirn könnten wir nicht sehen.

Bei erotischen Träumen ist das ganz ähnlich. Ohne jeden Sinnesinput schafft das Gehirn eine ganzkörperliche Lusterfahrung, die es wahrnimmt. Sex und andere erotische Vergnügen, die wir im Traum erfahren, werden nicht anders erlebt, denn soweit es das Gehirn angeht, gibt es keinen Unterschied. Das Gehirn unterscheidet nicht zwischen realen Orgasmen und gefakten, für das Gehirn sind beide real. Und da die Aktivierung im limbischen System im Traum alles übersteigt, was wir im Wachzustand erleben können, darf man durchaus annehmen, dass ein Traumorgasmus uns zu emotionalen Höhen führt, die wir beim Sex im wachen Leben nicht erreichen.

Was erotische Träume über unsere Beziehungen aussagen

Die neurowissenschaftliche Forschung und die bisher gesammelten Traumtagebücher zeigen, dass Träume von Untreue eher kein Signal dafür sind, dass wir gerne fremdgingen. Vermutlich gehen sie auf unser aktives Imaginationsnetzwerk zurück. Einen Partner im Traum zu betrügen mag ein Zeichen für Neugierde und normale sexuelle Erregung sein, muss aber keineswegs den Wunsch nach einem Seitensprung offenbaren.

Auch sind Träume, in denen wir eine andere sexuelle Orientierung haben, kein Zeichen für heimliche oder unterdrückte Gelüste. Auch dies scheint mehr allgemeine Neugier zu signalisieren, eine aktive Libido und ein ebenso aktives Vorstellungsvermögen. Vielleicht will unser Gehirn uns damit ja nur auf die für die Art zentrale Bedeutung der Fortpflanzung einstimmen.

Trotzdem sagen unsere erotischen Träume einiges über die Gesundheit unserer aktuellen Beziehungen aus, zum Beispiel auch darüber, wie gut wir eine gescheiterte Beziehung verkraftet haben, wenn auch nicht in der Form, wie wir es erwarten würden. Erotische Träume können intensive Gefühle von Begehren, Eifersucht, Liebe, Trauer oder Freude hervorrufen, die so stark sind, dass sie beeinflussen, wie wir am nächsten Tag unserem Partner gegenübertreten. Ebenso wie die sinnlichen Erfahrungen im Traum erlebt das Gehirn ja auch die geträumten Gefühle als real. Jedenfalls hat die Forschung festgestellt, dass geträumte Konflikte mit dem Partner am folgenden Tag meist tatsächliche Konflikte nach sich ziehen.

In ungesunden Beziehungen folgen auf die Untreue im Traum in den nächsten Tagen abnehmende Gefühle der Liebe oder Nähe. Ich möchte betonen, dass dies nur in ungesunden Beziehungen der Fall ist. In gesunden Beziehungen haben Träume von Untreue nicht viel zu besagen.

Aber es kann auch unsere Träume beeinflussen, wie wir im Wachzustand zu unserem Partner stehen. Eifersucht im

Alltag bringt häufig Untreueträume hervor, die wiederum das Verhalten des Träumenden gegenüber dem Partner beeinflussen. In diesen Fällen verstärken sich Traum und Wirklichkeit in einer negativen Rückkopplungsschleife.

Ein Fragebogen, dem man Studenten vor der Zwischenprüfung vorgelegt hatte, ergab, dass diese im Traum eher untreu waren, wenn sie im Wachleben zu Eifersucht neigten.[4] Mit dem Resultat, dass die Wahrscheinlichkeit sank, tags darauf intim zu werden. Wurden die Studenten schon einmal real betrogen, träumten sie öfter davon, dass ihr Partner fremdging. Aufgrund dieser Forschungsarbeiten kann man davon ausgehen, dass negative Emotionen in einem erotischen Traum über den Partner als wichtiges Signal dienen können, wie Sie dieser Person tatsächlich gegenüberstehen. Die Emotionen, die erotische Träume mit sich bringen, sind wesentlich wichtiger als das Traumgeschehen selbst. Da die Strukturen des limbischen Systems, die für Emotionen verantwortlich sind, im Traum besonders aktiv sind, gilt das für Träume ganz allgemein. Und es kann als deutlicher Hinweis dienen, wenn Sie die Bedeutung Ihrer Träume erkunden wollen. (Mehr dazu in Kapitel 9.)

Ist es also ein gutes Zeichen, wenn der Mensch, mit dem wir zusammen sind, in unseren erotischen Träumen auftaucht? Die Antwort scheint zu sein: Das kommt ganz darauf an. Wenn die Beziehung gut läuft, führt ein Sextraum über den Partner am nächsten Tag vielleicht zu mehr Intimität. Läuft es nicht so gut, führen Sexträume am Folgetag gewöhnlich zu weniger Nähe. Warum das so ist, ist nicht ganz klar. Es könnte sein, dass der Unterschied zwischen erotischem Traum und belasteter Beziehung eher zu einem Gefühl von Unzufriedenheit führt.

Wenn Sie oder Ihr Partner davon träumen, untreu zu sein,

heißt das nicht, dass sich hier Ihre wahren Wünsche offenbaren. Auch wenn Sie danach verunsichert oder beunruhigt aufwachen, sollten Sie nicht vergessen, dass unsere Träume uns ja anleiten wollen, facettenreicher zu denken, auch über unser Sexleben. Gesunde Beziehungen werden mit den negativen Auswirkungen solcher Untreueträume ohnehin leichter fertig, denn was wirklich zählt, ist ja nicht das Geschehen in unseren Träumen oder denen unseres Partners, sondern unsere Reaktion darauf.

Erotische Träume aber geben uns nicht nur den ein oder anderen Hinweis auf unsere aktuellen, sondern auch auf frühere Beziehungen. Ex-Partner können in unseren Träumen auftauchen, lange nachdem sie aufgehört haben, Teil unseres Lebens zu sein. Eine Frau namens Barb Sanders, die ihre Träume ebenfalls der DreamBank überlassen hat, träumte in 5 Prozent aller Fälle von ihrem Ex-Ehemann, und das noch zwanzig Jahre nach ihrer Scheidung.[5] Während Träume vom aktuellen Partner sich meist darum drehen, dass das Paar etwas gemeinsam unternimmt, sind Träume vom Ex-Partner meist erotischer Natur. Vielleicht denken Sie jetzt, dass sich solche Menschen nach dem Ex sehnen. Tatsächlich ist das Gegenteil der Fall, wie eine Reihe von Studien zeigen. Diese Träume scheinen uns zu helfen, über den früheren Partner hinwegzukommen. Lassen Sie mich das erklären.

Wenn wir uns fragen, was es heißt, dass der frühere Partner in unseren erotischen Träumen auftaucht, sollten wir uns ins Gedächtnis rufen, dass die emotionale Reaktion, die der Traum auslöst, mindestens genauso wichtig, wenn nicht noch wichtiger ist als das Traumgeschehen selbst. Träume – selbst erotische Träume – sind vielleicht nur ein Mittel, um die mit der Trennung verbundenen Gefühle zu überwinden. Wir werden uns in Kapitel 5 eingehender damit beschäftigen.

Wenn wir über erotische Träume nachdenken, dürfen wir nicht übersehen, dass Träume im Allgemeinen stark emotional, sozial, visuell und irrational sind. Sie sind das Ergebnis der Tatsache, dass das Imaginationsnetzwerk weit über den Rahmen des Gewohnten oder Akzeptablen hinausgeht. Und obwohl die Geschichten erotischer Träume häufig unwahrscheinlich oder gar ungewollt sind, liefern uns die dahinterstehenden Emotionen wichtige Hinweise über den Zustand aktueller oder früherer Beziehungen.

Und auch wenn wir die Beziehungsaspekte einmal außer Acht lassen und uns auf die Biologie konzentrieren, haben sich unsere Gehirne doch so entwickelt, dass erotisches Denken einen breiten Raum einnimmt. Fantasien, erotische Träume – und letztlich unsere ganze Sexualität – entspringen dem lebenswichtigen Fortpflanzungstrieb. Doch sie entfalten sich auch jenseits des Sexualaktes und loten so die Tiefen von Emotionen, Erregung und Begehren aus, die nur unser Geist hervorrufen kann.

4

Träume und Kreativität: Wie Träume den Schöpfer in uns erwecken

Eine Patientin, die ich hier Anna nennen will, kam einmal zu mir, weil ein Arzt ihr gesagt hatte, sie habe «Wasser auf dem Gehirn». Diese Beschreibung ihres Zustands war interessant, traf aber nicht so ganz zu. Die Zerebrospinalflüssigkeit sitzt nicht «auf» dem Gehirn. Sie füllt und umgibt dieses vielmehr und entsteht im Gehirn in großen Kammern, sozusagen Unterwasserhöhlen, die man Ventrikel nennt.

Es herrscht das weitverbreitete Missverständnis, das Gehirn sei eine feste Masse von Gehirngewebe. Dem ist nicht so. Wir haben vier große cerebrale Ventrikel (Kammern) tief im Gehirn und enge tunnelartige Strukturen, die diese verbinden, Foramina genannt. Die Ventrikel produzieren den Liquor, die zerebrospinale Flüssigkeit. Diese scheinbar inaktive Gehirnflüssigkeit steckt in Wahrheit voll unsichtbaren Lebens: Ionen, Proteine und Neurotransmitter, die in gewisser Weise die Ursuppe unseres Geistes darstellen. Diese Flüssigkeit dient als Nähr- und Reinigungsmittel und darüber hinaus als lebenswichtiger Puffer. Denn würde das Gehirn die innere Knochenstruktur des Schädels berühren, würde dadurch sein empfindliches und unter Strom stehendes Gewebe zerstört.

Die zerebrospinale Flüssigkeit wird vom Gehirn in etwa

derselben Menge produziert, wie sie abgeleitet wird, sodass das Gesamtvolumen immer gleich bleibt. Manchmal jedoch wird weniger abgeleitet als produziert wurde. Dann sitzt der Überschuss im starren Schädelraum fest. Als Anna ihr Problem beschrieb, meinte sie damit eine abgekapselte Ansammlung von Liquor, eine flüssigkeitsgefüllte Blase, die sich langsam in dem knappen Raum zwischen den inneren Schädelknochen und der Oberfläche ihres Gehirns bildete. Monat für Monat waren einige Tropfen mehr dazugekommen, und das jahrelang. Nun war die Blase so groß wie ein Pfirsich. Sie hatte eine Arachnoidalzyste, die man so nennt, weil die Blase von einer durchscheinenden dünnen Membran aus Zellen zusammengehalten wird, die an das Netz einer Spinne (einer Angehörigen der Ordnung der Arachnida) erinnert. Die Arachnoidalzyste und das Gehirn konkurrierten um denselben Raum mit dem Resultat, dass der Platz in ihrem Schädel langsam immer knapper wurde.

Die Zyste füllte sich also Tropfen für Tropfen und wurde dabei ständig größer. Da Annas Schädel sich nicht nach außen wölben konnte, wurde das Gehirn von der langsam wachsenden Zyste zusammengedrückt. Das führte zu extremen Kopfschmerzen, weil die Zyste sich eiskalt immer weiter in Annas Gehirn vorschob, und zwar hinter dem oberen äußeren Teil der Stirn, über dem rechten Auge. Genau hier liegt ein kleiner, aber extrem wichtiger Teil des Gehirns, den man «dorsolateraler präfrontaler Cortex» (DLPFC) nennt. Dies ist jener Teil des Cortex, der als Dirigent des Exekutivnetzwerks fungiert. Der Druck auf den DLPFC setzte Annas Exekutivnetzwerk nicht außer Gefecht, aber er betäubte und verlangsamte es, was zu einer erstaunlichen Veränderung führte.

Anna wollte immer schon Geschichten erzählen und Drehbücher schreiben, war aber nie fähig gewesen, interessante

Charaktere oder Storys zu erfinden. Das war für sie ebenso frustrierend wie enttäuschend. Aber während die Zyste in ihrem Gehirn heranwuchs, verspürte Anna plötzlich eine unstillbare Lust aufs Schreiben, sozusagen das Gegenteil einer Schreibblockade. Vor der Zyste fühlte sich das Schreiben immer gezwungen an. Nun war es beinahe zur Besessenheit geworden, die ihr Angst machte, wenn sie nicht die richtigen Worte fand.

Während wir uns unterhielten, wurde mir klar, was in Annas Gehirn passierte, als sie mir erzählte, die «Menge» der neuen Charaktere und Handlungsstränge sei in ihrem Kopf förmlich explodiert: Annas Arachnoidalzyste hatte ihre Kreativität verstärkt.

Wie Träume uns kreativer machen

Was die Zyste in Annas Gehirn bewirkte, ähnelt dem, was das Gehirn im Traum automatisch tut. Wie wir in den vorherigen Kapiteln gesehen haben, steuert das Imaginationsnetzwerk das träumende Gehirn so, dass es soziale Beziehungen und Emotionen auf eine Weise erleben kann, die unmöglich wäre, während wir zum Beispiel mit einer bestimmten Aufgabe beschäftigt sind. Dieser Typ frei schweifenden Denkens, der sich um Emotionen und zwischenmenschliche Dramen dreht, ist gleichzeitig das Herzstück kreativen Schreibens. Annas Arachnoidalzyste schwächte im Wachzustand das Exekutivnetzwerk ab und damit die Einschränkungen durch Ordnung und Vernunft. So verlieh sie dem kreativen Geist Flügel. Plötzlich konnte sie auch im Wachzustand so denken und schreiben, wie es die meisten Menschen im Traum tun.

Das Imaginationsnetzwerk fördert die Superkräfte des

Traumes. Es lässt schwächere Assoziationen zwischen unseren Erinnerungen zu und stellt auf neue, ungekannte und häufig unlogische Weise Verbindungen her. Diese schwächeren Assoziationen werden tagsüber sinnvollerweise ausgebremst. Es handelt sich um Spekulationen, wenig überzeugende Szenarien und unwahrscheinliche Ereignisse, die Ihre Aufmerksamkeit und Zeit nicht wert sind. Wenn Kreativität und Exzentrizität Hand in Hand gehen, sind es die Träume, die uns den nötigen Schub Exzentrizität verpassen, gleichgültig wie farblos und langweilig wir tagsüber auch sein mögen. Nachts, wenn wir träumen, entfalten sich die weit hergeholten Assoziationen und legen die im Schlamm verborgenen Goldnuggets frei. Vielleicht eine unerwartete Antwort auf ein Problem oder neue Einsichten in beruflichen oder amourösen Beziehungen.

Der kreative Prozess ist dem Träumen sehr ähnlich. Kreatives Denken heißt, dass wir uns Problemen auf neue Weise nähern, die Welt aus einer neuen Perspektive betrachten und Verbindungen entdecken, die wir vorher nicht sehen konnten. Wir finden Lösungen, die sich uns früher entzogen haben. Wissenschaftler nennen das «divergentes Denken», das ihnen als Schlüssel zur Kreativität gilt. Dabei ist divergentes Denken nicht gleichzusetzen mit Kreativität. Anders zu denken führt nicht unbedingt zu kreativen Lösungen oder einer brillanten Idee. Aber divergentes Denken ist per se unkonventionell. Die Alternative – das konvergente Denken – konzentriert sich darauf, die eine, korrekte Lösung für ein Problem zu finden. Konvergentes Denken ist wunderbar, wenn Sie ein Auto reparieren wollen, nützt aber nichts, wenn Sie ein neues Auto entwerfen müssen.

Sehen wir uns also an, wie das Gehirn sich Problemen nähert. Wenn wir zielorientiert denken, uns auf ein bestimmtes

Thema oder eine spezielle Aufgabe konzentrieren, sitzt das Exekutivnetzwerk am Steuer. Machen wir dann eine Pause, lenkt das Imaginationsnetzwerk unsere Aufmerksamkeit nach innen und lässt den Geist ohne Beschränkungen herumschweifen, so wie er dies in unseren Träumen tut. Wir stehen in der Dusche, falten die Wäsche, schlendern einen vertrauten Pfad entlang oder legen eine langweilige Strecke mit dem Auto zurück. Wenn wir uns nicht aktiv auf eine Aufgabe konzentrieren, kann unser Geist sich frei bewegen.

Wir müssen uns nicht darauf konzentrieren, unseren Geist herumschweifen zu lassen. Tatsächlich wandert er von selbst hierhin und dorthin, wenn wir eben nicht an etwas arbeiten, und er tut das während der Hälfte unserer wachen Stunden. Kreative Ideen kommen uns meist, wenn wir gerade nicht hoch konzentriert sind. Wenn der Geist frei herumschweifen kann, zieht dies jene Aha-Momente an, in denen unerwartete Einsichten aufblitzen, Antworten auf Fragen, die wir gar nicht gestellt haben. Heute, wo wir andauernd am Telefon herumhängen, stellen sich Momente, in denen solche Eingebungen möglich werden, zunehmend seltener ein. (Sie dürfen das durchaus als Einladung nehmen, einen Teil des Tages einfach gar nichts zu tun!)

Die Einsichten, die entstehen, wenn unser Imaginationsnetzwerk aktiv ist, unterscheiden sich von der logischen Methode der Problemlösung. Da der logische Teil des Gehirns, das Exekutivnetzwerk, im Traum offline ist, offenbart sich uns in Träumen meist nicht direkt die Lösung eines Matheproblems oder eines Rätsels. Aber Träume sind visuell. Wenn sie also Antworten liefern, dann häufig auf visuelle Weise.

In den 1970ern gab William Dement, ein Pionier der Schlafforschung, 500 Bachelorstudenten Denksportaufgaben, die sie sich genau 15 Minuten vor dem Schlafengehen ansehen sollten.[1] Dann bat er sie, ihre Träume aufzuschreiben. Von 1148 Traumprotokollen handelten nur 94 von den gestellten Aufgaben, und nur sieben Probanden berichteten von Träumen, in denen das Problem gelöst wurde. Brachte der Traum aber des Rätsels Lösung, so war diese immer visueller Natur.

Eine dieser Denksportaufgaben lautete: Die Buchstaben O, T, T, F, F stünden am Anfang einer endlosen Sequenz. Die Studenten sollten eine einfache Regel finden, um die Folge fortzuschreiben. Einer von Dements Studenten erzählte von einem Traum, bei dem er durch die Säle eines Museums schlenderte. Er fing an, die Bilder zu zählen. Das sechste und das siebte Bild waren aus dem Rahmen gerissen worden. Er starrte die leeren Rahmen an und hatte das Gefühl, dass dies des Rätsels Lösung war. Da erkannte er, dass die Lösung in den Zahlwörtern lag. Die Sequenz war der erste Buchstabe jeder Zahl: **O**ne, **T**wo, **T**hree und so weiter. Die nächsten Zahlen waren *Six* und *Seven*. Die Antwort für die beiden folgenden Buchstaben war also **S**. Bei einer anderen Denksportaufgabe wurden die Studenten gefragt, für welchen Begriff die Buchstabenfolge HIJKLMNO stand. Die Antwort lautet: «H to («two») O», also H_2O oder Wasser. Ein Student träumte von Wasser, glaubte aber, die Antwort sei «Alphabet». Manchmal ist unser träumender Geist also klüger als der wache.

Die Stärke unserer Träume liegt allerdings nicht im Lösen von logischen Rätseln wie diesen, sondern eben im divergenten Denken, vor allem dann, wenn dieses in Bilder übersetzt werden kann. Vermutlich hat niemand Träume und Kreativität je leidenschaftlicher untersucht als Deirdre Barrett, Psychologin an der Universität Harvard. Barrett meint, dass Träume uns von der vorgefassten Idee befreien, dass die Lösung eines Problems auf eine bestimmte Weise erfolgen müsse. Stattdessen ermöglicht uns der Traum, abgedrehte Ideen durchzuspielen, die wir im Wachzustand kategorisch von der Hand weisen würden. Und diese Inspiration führt häufig zu folgenreichen Einsichten. Es waren Träume, die zur Entdeckung des Periodensystems der Elemente führten, die Doppelhelixstruktur der DNS klarmachten und die Erfindung der Nähmaschine vorbereiteten, um nur einige wenige Beispiele zu nennen.

Zu Beginn des 20. Jahrhunderts war der deutsche Pharmakologe Otto Loewi überzeugt, dass die Kommunikation zwischen Nervenzellen primär auf chemischem und elektrischem Wege verläuft, hatte aber noch keine Möglichkeit gefunden, diese Hypothese zu beweisen. Siebzehn Jahre später hatte er einen Traum, der ihn aus dem Schlaf riss. Noch im Halbschlaf machte er auf einem Stück Papier eine Skizze. Am Morgen konnte er das Gekrakel aber nicht entziffern. In der nächsten Nacht wiederholte sich der Traum zum Glück. Es war der Entwurf zu einem Experiment. «Ich wachte auf, ging augenblicklich ins Labor und führte, so wie der Traum es mir gezeigt hatte, ein Experiment an einem Froschherz durch», erinnerte sich Loewi. 1936 erhielt Loewi dafür den Nobelpreis für Medizin, weil er gezeigt hatte, dass Nervenimpulse chemisch weitergeleitet werden. Dies war der erste Beleg überhaupt, dass Nerven durch chemische Botenstoffe miteinander kommunizierten – die wir heute Neurotransmitter nennen.

Divergentes Denken hilft uns auch, unsere sozialen Interaktionen neu zu sehen. Da das Herzstück des Geschichtenerzählens stets die Beziehung zwischen Menschen ist, ist es wohl nicht verwunderlich, dass Wissenschaftler, die Kreativschaffende aus der Filmindustrie mit durchschnittlichen

Träumenden verglichen, entdeckten, dass Erstere sich eher an ihre Träume erinnerten und sie auch für bedeutsam hielten. Berühmte Filmschaffende nutzen häufig ihre Träume als Inspirationsquelle, um Szenen zu drehen, die ihnen vorher im Traum erschienen sind.

Und nicht nur das. Ist es vielleicht möglich, dass die Natur unserer Träume – mit ihren schnellen Wechseln von Zeit, Ort und Figur – letztlich für die Struktur der Geschichten in Büchern und Filmen verantwortlich ist? Vielleicht akzeptieren wir Rückblenden, Orts- und Perspektivenwechsel in einer Story ja genau aus dem Grund, weil wir diese Art des Erzählens aus unseren Träumen kennen. Vielleicht machen Träume nicht nur kreativ, sondern prägen auch die Form der Kreativität selbst.

Gute Idee + Action = Kreativität

Im 19. Jahrhundert gab die Struktur des Benzols den Chemikern Rätsel auf. Um das zu verstehen, müssen wir zuerst wissen, dass Kohlenstoff gewöhnlich vier Bindungen eingeht. So kann ein einzelnes Kohlenstoffatom vier Wasserstoffatome binden, sodass Methan entsteht. Benzol aber strafte diese Erwartungen Lügen. Es besteht nämlich aus sechs Kohlenstoffatomen und nur sechs Wasserstoffatomen. Wenn es stimmte, was die Chemiker über Benzol wussten, hätte das Molekül mindestens doppelt so viele Wasserstoffatome haben müssen.

Die Antwort blieb jahrelang offen, bis der deutsche Chemiker August Kekulé sie fand – in einem Traum. Kekulé träumte von einer Schlange, die sich in den eigenen Schwanz biss. Dieser Traum brachte die Lösung: Benzol ist ein sechseckiger Ring. In dieser Konfiguration gingen die Kohlenstoffatome untereinander Bindungen ein und brauchten daher weniger Wasserstoffatome, um stabil zu bleiben. Sobald die Struktur des Benzols bekannt war, benutzten die Chemiker es als Baustein für alles Erdenkliche, angefangen bei Farben und künstlichem Vanillearoma bis hin zu dem Schmerzmittel Ibuprofen. Kekulés Traum lieferte keineswegs eine fertige Lösung, aber er gab dem Träumer einen visuellen Hinweis, dem dieser folgen konnte.

Wie die Geschichte von Kekulés Traum zeigt, ist die neue Idee nur die halbe Miete. Sobald Kekulé die Idee hatte, dass Benzol vielleicht ringförmig war, musste er sich überlegen, wie ein ringförmiges Molekül funktionieren konnte. Und so ist die große Idee meist nicht das krönende Ende, sondern der Auftakt der Kreativität. Den Ideen müssen Handlungen folgen. Andernfalls bleiben selbst die besten Ideen nur Ideen. Wenn die kreativen Säfte strömen, müssen sie aufgefangen, geformt und verpackt werden. Aber es gibt einen Neurotransmitter, der uns dabei hilft.

Adrenalin ist sowohl Neurotransmitter als auch das für den Kampf-Flucht-Impuls verantwortliche Hormon. Im Körper wird das Hormon im Mark der Nebennieren gebildet, die auf den Nieren aufsitzen. Es sorgt dafür, dass unser Atem schneller und tiefer geht, unser Herz zu rasen anfängt und mehr Blut in die Muskeln strömt. Im Gehirn wird es als chemischer Botenstoff namens Noradrenalin aus Dopamin synthetisiert. Dieser hilft, Reize auf ihre Bedeutung hin zu überprüfen und die irrelevanten zu ignorieren – so wird ein Signal vom bloßen Rauschen unterschieden, und die wichtigen Fakten werden aus dem Chaos herausgefiltert. Wenn der Noradrenalinspiegel im Gehirn ansteigt, steigt auch die kognitive Leistung. Wenn das Noradrenalin zurückgeht, passiert genau das Gegenteil. Dann haben wir Schwierigkeiten, das Signal zu erkennen, und unsere geistige Schärfentiefe lässt nach. Was heißt, dass wir unwichtige Reize herausfiltern und die wichtigen übersehen. In unserer fernen Vergangenheit, als wir der Natur noch näher waren und keineswegs an der Spitze der Nahrungskette standen, kosteten solche Fehlkalkulationen schon mal das Leben.

Wenn wir träumen, sinkt der Adrenalinspiegel auf null ab und wir haben, in der Sicherheit unseres schlafenden und physisch gelähmten Körpers, Raum für all diese bizarren Assoziationen. Wir müssen Signale nicht von Rauschen unterscheiden und könnten das auch gar nicht. Da das Exekutivnetzwerk meiner Patientin Anna durch die Arachnoidalzyste nur herunterreguliert, aber nicht ganz ausgeschaltet war, wie es im Traum passiert, hatte sie immer noch Noradrenalin im Gehirn. Es war nicht so viel, dass es die Flut von Ideen und Figuren eingedämmt hätte, aber genug, um damit ihre Geschichten auszustatten. Es war die perfekte Mischung für ihre Kreativität im Wachzustand.

Kreativität ist mehr als eine originelle Idee oder unkonventionelles Denken. Voraussetzung ist ein solides Fundament spezialisierten Wissens, auf das man aufsetzen kann. Dazu kommt die bewusste Entscheidung, die Idee in die Tat umzusetzen. Anna hätte mit den facettenreichen Charakteren und Plots nichts anfangen können, hätte sie nicht gewusst, wie ein Drehbuch grundsätzlich aufgebaut war, oder wäre sie im Zustand träumerischen Herumschweifens geblieben. Kreativität ist ein stetes Pendeln zwischen Inspiration und Auswertung, Idee und Umsetzung.

Das zeigte sich sehr schön, als man mithilfe bildgebender Verfahren untersuchte, was das Gehirn machte, wenn die Probanden Gedichte schrieben.[2] Das Gehirn regelte das Exekutivnetzwerk hinauf oder herunter, je nachdem, ob am Gedicht gerade geschrieben oder es überarbeitet wurde. Dabei war nicht von Belang, ob der Proband im Schreiben von Gedichten Erfahrung hatte oder nicht. Während des Schreibens, das ja im Fall von Lyrik hochgradig symbolisch und metaphorisch ist, wurde das Exekutivnetzwerk heruntergefahren. Während des Überarbeitens wurde es erneut aktiviert.

Die Macht des Nickerchens

Jenseits des Übergangs vom Wach- in den Schlafzustand steht das Nickerchen, wenn es zwischen dreißig und sechzig Minuten dauert. Diese kurzen Schlafphasen schenken Erholung, wenn unser Geist durch monotone Aufgaben ermüdet ist. Längere Nickerchen zwischen sechzig und neunzig Minuten, in denen es sogar zum REM-Schlaf kommt, fördern nicht nur die Leistung bei einzelnen Aufgaben, sondern unterstützen uns ganz allgemein beim Lernen. Wissenschaftler haben entdeckt, dass Nickerchen auch für kreative Problemlösungen sorgen können, vor allem wenn das Problem kreative Eingebungen erfordert, jene Aha-Momente, wenn sich eine Antwort abzuzeichnen beginnt.

Wenn wir ein Problem mithilfe solch einer Eingebung lösen, tut sich gewöhnlich eine Lücke zwischen dem Moment auf, in dem wir das Problem erkennen, und dem, in dem wir auf eine Lösung stoßen. Üblicherweise haben wir dann schon eine Weile erfolglos versucht, das Problem zu lösen, und es erst einmal beiseitegeschoben. Die Phase, in der wir das Problem zwar kennen, aber nicht aktiv daran arbeiten, nennen wir die «Inkubationszeit». Wir haben das Problem nicht vergessen, aber wir versuchen nicht aktiv, es zu lösen.

Denise Cai und ein Forscherteam von der University of

California in San Diego überprüften, ob ein Nickerchen in der Inkubationszeit zu besseren Problemlösungen führt.[3] Sie teilten ihre Probanden in drei Gruppen ein: eine Gruppe ruhte sich einfach aus, eine andere machte ein Nickerchen, eine dritte machte ein längeres Nickerchen, sodass eine REM-Phase mit lebhaften Träumen möglich war. Cai fand heraus, dass alle Gruppen von einer Inkubationszeit profitierten.

Cai wiederholte den Test, nachdem die Versuchspersonen Hinweise erhalten hatten, die sie später verwenden konnten. Dabei entdeckte sie etwas Interessantes. Am Morgen vervollständigten die Probanden eine Reihe von Analogien. Zum Beispiel: CHIPS: SALZIG; BONBONS: S… Die Antwort war natürlich: SÜSS. Diese Antworten waren zur Hälfte identisch mit denen eines anderen Analogietests, den die Versuchspersonen am Nachmittag machten. Dabei gab man ihnen drei scheinbar unzusammenhängende Wörter, und sie mussten ein viertes Wort finden, das sie verband. Zum Beispiel: KÄTZCHEN, SECHZEHN, KEKSE. Antwort: SÜSS.

Nachdem das Assoziationsnetzwerk im Gehirn auf diese Art geprimt worden war, erzielten die Ruhe- und die Kurz-Nickerchen-Gruppe bei der Lösung der Worträtsel in etwa das gleiche Ergebnis. Die Gruppe jedoch, die in den Genuss des REM-Schlafes gekommen war, erzielte um 40 Prozent bessere Ergebnisse als die anderen beiden. Dabei machte es keinen Unterschied, ob die Probanden in dieser Gruppe sich an ihre Träume erinnerten oder nicht. Sie kamen trotzdem in den Genuss eines vielfältigen Traumschlafes.

Cai schloss daraus, dass die Neurotransmitter, die vorhanden sind, wenn das Exekutivnetzwerk aktiv ist, jene mentalen Assoziationen behinderten, die man für die Lösung dieses Rätsels brauchte. Im REM-Schlaf hingegen verwebt das Imaginationsnetzwerk die neuen Informationen mit der früheren Erfahrung und schon fällt das Assoziationsnetz facettenreicher aus. Cai schreibt dazu: «Eine fließende Interpretation ist das Markenzeichen des kreativen Geistes, ob es nun um müßige Wortspiele geht oder um die Abstraktion von Formen, um die Lösung von Problemen wie die chemische Reizweiterleitung zwischen Nervenzellen oder die Struktur des Benzolrings.»

Träume beeinflussen Kulturen

Meiner Ansicht nach ist kein kreativer Aspekt des Träumens wichtiger als der, unsere sozialen Beziehungen auf den Prüfstand zu stellen. Der Traum erlaubt uns, zurück in die Vergangenheit oder vorwärts in die Zukunft zu reisen. Wir sehen uns selbst wieder als Kinder in Gegenwart längst verstorbener Verwandter, oder wir stellen uns vor, wie unser Leben in zehn oder mehr Jahren aussehen mag. Da das im Traum so leicht wirkt, ist verständlich, dass die meisten Menschen nicht wissen, welche ausgesprochen kreative kognitive Leistung dahintersteckt. Die Macht des Traumes erlaubt uns, uns in eine erlebte Vergangenheit zurückzuversetzen oder eine mögliche Zukunft zu verkörpern. Dies setzt drei bemerkenswerte menschliche Fähigkeiten voraus: visuelles Vorstellungsvermögen; das episodische Gedächtnis, das uns frühere optische Eindrücke, Empfindungen und Emotionen wieder erleben lässt; und sein zeitliches Gegenstück, die mentale «Zeitreise» in eine vorgestellte Zukunft.

Jede Nacht, wenn wir träumen, schaffen wir emotionale, von unseren Traumgestalten abhängige Dramen und Szenarien, die eine enorme Bandbreite sozialer Strategien und Eventualitäten durchspielen. Boten Träume unseren frühen

Vorfahren noch die Möglichkeit, Gefahren vorwegzunehmen, die ihnen begegneten, so schenken uns Träume heute die Möglichkeit zu virtuellen Rollenspielen, um mit anderen Menschen umzugehen oder Partner zu finden. Wir können in unseren Träumen Verhaltensweisen ausprobieren, ohne unser Sozialkapital zu riskieren. Außerdem erfahren wir, wie andere Menschen uns unter anderen Umständen vielleicht sehen.

Aber Träume beeinflussen nicht nur den einzelnen Träumenden. Durch ihren Einfluss auf Schriftsteller, Maler, Musiker, Modedesigner, Architekten, Sportler, Tänzer und Erfinder prägen sie die Welt, in der wir leben. Der Romancier Graham Greene zum Beispiel, zu dessen Werken *Brighton Rock* und *Der dritte Mann* gehören, schrieb immer nur 500 Wörter pro Tag, nie mehr. Diese las er dann abends noch einmal durch, bevor er ins Bett ging, weil er sich auf seine Träume verließ, die die Handlung fortspinnen sollten. Greene fand Träume so faszinierend, dass er sein Traumtagebuch veröffentlichte: *In meiner eigenen Welt*. Der amerikanische Schriftsteller John Steinbeck, Autor von *Früchte des Zorns*, hatte sogar einen Namen für diese nächtliche Problemlösung: «die Schlafkommission».

Edward Enninful, der aus einer Arbeiterfamilie stammte, wurde mit nur achtzehn Jahren Art Director für *i-D*, ein britisches Magazin für den Streetstyle junger Leute. Dort war er zwanzig Jahre lang beschäftigt, bevor er zur italienischen *Vogue*, dann zur amerikanischen wechselte und schließlich zum *W Magazine*. 2017 wurde der in Ghana geborene Brite mit siebenundvierzig Jahren der erste männliche, schwule und schwarze Chefredakteur in der 106-jährigen Geschichte der britischen *Vogue*. Enninful meinte, dass seine Träume ihm dazu verholfen hätten, seine kreativen Visionen zu verwirklichen.

«Manchmal schlage ich mich mit mir selbst herum und habe einfach keine Ideen. Dann lege ich mich schlafen. Nach dem Aufwachen sehe ich all diese Bilder. Ich sehe das Model, die Location, das Haar, das Make-up. Jahrelang dachte ich, dass das eigentlich Betrug ist. Meine Mutter war es, die zu mir sagte: ‹Das ist doch eine Gabe.›» Das erklärte Enninful in einem Radio-Interview. Damals erholte er sich gerade von einer Augenoperation, nach der er drei Wochen lang gar nichts sehen konnte. Doch Enninful meinte, dass seine Träume noch lebhafter geworden seien. Er träume sozusagen «in Technicolor». In dieser Zeit hatte er die Vision seines wohl bekanntesten Coverbildes: Rihanna als futuristische Königin auf dem *W Magazine*.

Da Träume so unglaublich visuell sind, fördern sie auch das figurative Denken – wenn wir etwas sehen, das eigentlich für etwas anderes steht. So wie Kekulés Schlange, die sich in den Schwanz biss, die Lösung für das Benzolproblem brachte. Träume sind tatsächlich eher Lyrik als Prosa. Sie liefern uns Metaphern am laufenden Band.

Auch Maya Angelou, die amerikanische Bürgerrechtsaktivistin und Schriftstellerin, soll von ihren Träumen konstruktiven Gebrauch gemacht haben, allerdings nicht als Inspirationsquelle. Angelou verließ sich auf ihre Träume, wenn Entscheidungen anstanden. Als sie im Traum einen im Bau befindlichen Wolkenkratzer sah, an dessen Gerüst sie hinaufkletterte, nahm sie dies als Zeichen, dass ihr Schreiben in die richtige Richtung ging.

Träumen kreative Menschen mehr oder anders? Die Wissenschaft hat herausgefunden, dass kreative Menschen, die ihre Vorstellungskraft aktiv gebrauchen, eher lebhafte Träume haben, vielleicht weil ihre Welterfahrung von einzigartiger Kontinuität ist. Wenn Sie zu den Menschen gehören, die ihren Geist des Öfteren einfach wandern lassen, besteht zwischen Wachen und Träumen kein so großer Unterschied, sodass Information und Ideen leichter von einem Zustand in den anderen übergehen können.

Kinästhetische Kreativität: Träume und Bewegung

Tanz und andere Formen der Bewegung sind eine spezielle Form von Genialität, die häufig unterschätzt wird. Auch die Nutzung von Werkzeugen wie Nadel und Faden oder Pfeil und Bogen erfordert eine spezielle Form der Kreativität, die man als «kinästhetisch» bezeichnet. Viele der grundlegenden Innovationen der Menschheit gingen aus dieser Art von Kreativität hervor, die die Fähigkeit zur Planung, zu motorischem Geschick und räumlicher Wahrnehmung voraussetzt. Was bedeutet, dass mehrere Gehirnregionen beteiligt sind.

Kinästhetische Kreativität beginnt mit der Vorstellung der Bewegung, die im Traum ganz natürlich auftritt. Schließlich sind Träume ein visuell-räumlicher Spielplatz.

Wenn man an die Fähigkeiten früher Menschen denkt, unter Geschöpfen zu leben, die stärker und schneller waren als sie, ist es denkbar, dass ihnen die Ideen, die für ihr Überleben nötig waren, im Traum kamen. Es scheint sinnvoll, dass Träume Kreativität in der Bewegung förderten, jenes prozedurale Wissen, das wir im Laufe des Lebens ansammeln – und das letztlich eine schöpferische Quelle wurde, die wir als Art nutzen konnten.

Robert A. Mason und Marcel Adam Just vom Center for Cognitive Brain Imaging an der Carnegie Mellon University beschlossen zu untersuchen, was im Gehirn von Menschen vorgeht, die Knoten knüpfen.[4] Das prozedurale Wissen, um beispielsweise einen Knoten zu machen, unterscheidet sich von dem Wissen «über etwas», weil es eine Zeitkomponente enthält: Um einen Knoten zu knüpfen, müssen Sie eine Abfolge von Bewegungen durchführen. Interessanterweise geht dieses prozedurale Wissen, zum Beispiel darüber, wie man sich die Schuhe bindet, üblicherweise auch dann nicht verloren, wenn die Person unter Demenz leidet.

Bei der Ausbildung zum Chirurgen ist eines der ersten Dinge, die Sie im Operationssaal lernen, der Chirurgenknoten. Das ist eine Variation des Kreuzknotens, mit dem Wunden fest vernäht werden. Bevor wir Blutgefäße elektrisch verschließen konnten, verwendeten wir Knoten, um sie abzubinden, damit wir sie sicher durchtrennen konnten. Manchmal sind dafür Hunderte Knoten nötig. Und wenn sich nur ein einziger Knoten löste, konnte das schon eine Katastrophe verursachen. Doch wenn man das Knotenmachen beherrscht, verselbstständigen sich mit der Zeit die Bewegungen der Finger und Hände, als hätten sie einen eigenen Geist.

In ihrer Knoten-Studie setzten Mason und Just auf das funktionelle MRT (fMRT), um die Gehirnaktivität der Probanden in Echtzeit zu überprüfen. Dabei fanden die Forscher heraus, dass der erste Schritt beim Knotenbinden war, den Ablauf zu durchdenken, noch bevor man den Faden in die Hand nahm. Als man die Versuchspersonen bat, sich vorzustellen, wie sie den Knoten knüpften, stellten die Forscher etwas höchst Interessantes fest: Die neuronale Signatur des Planens glich der des tatsächlichen Knüpfens aufs Haar. In anderen Worten: Wenn wir träumen, feuern unsere Neuronen so, als würden wir die geträumten Handlungen wirklich ausführen. Daher können Träume unser prozedurales Wissen steigern, was in vielen Lebensbereichen nützlich ist, ob nun beim Tanzen, in der Kunst oder beim Sport. Der Golfer Jack Nicklaus zum Beispiel meinte einmal, dass sich sein Golfspiel enorm verbessert habe, nachdem er im Traum einen neuen Griff für die Schläger gelernt hatte.

Auch als Gehirnchirurg versuche ich, die kreative Kraft meiner Träume zu nutzen. Am Abend vor einer wirklich schwierigen Operation sehe ich mir regelmäßig die Bilder vom Gehirn meiner Patienten beziehungsweise von ihren Tumoren an. Beim Einschlafen stelle ich mir vor, wie ich den Tumor um sich selbst drehe, wobei ich besonders auf das Gehirngewebe achte, das ich entweder schonen oder durchtrennen muss. Wenn ich erwache, nehme ich mir ein paar Minuten Zeit, um die Formen und Konturen an der operierten Stelle noch einmal durchzugehen. Diese Technik hat mir gute Dienste geleistet, weil sie das Bewusstsein für die Strukturen verstärkt, um die ich herumarbeiten oder die ich durchtrennen muss. Da Träume visuell-räumliche Erfahrungen sind, hege ich keinerlei Zweifel, dass diese mentale Übung in meinen Träumen immer wieder durchgespielt wird, sodass sich dabei mein Verständnis für die bevorstehende Operation verbessert, auch wenn ich mich am Morgen nicht immer an meine Träume erinnere.

Unzählige Experimente zeigen, dass Schlaf und Traum uns beim Lernen unterstützen. Bei einem dieser Experimente schickte man die Versuchspersonen durch ein virtuelles Labyrinth. Danach durfte die Hälfte der Probanden ein Nickerchen machen, während die andere wach blieb. Als sie später in den Virtual-Reality-Irrgarten zurückkehrten, kamen die Schläfer damit besser zurecht als die wachen Probanden. Am leichtesten fiel die Aufgabe jenen, die nicht nur geschlafen, sondern auch geträumt hatten. In Tagträumen das Labyrinth zu durchwandern, half den Nichtschläfern übrigens nicht.

Schlugen sich die träumenden Schläfer besser, weil sie davon geträumt hatten, wie sie am besten durch den Irrgarten kommen würden? Das könnte man annehmen, aber leider war das nicht der Fall. Zwei der Teilnehmer hatten einen musikalischen Traum. Einer träumte von einer Fledermaushöhle, die wie ein Irrgarten wirkte, aber keiner war. Aber auch wenn die Teilnehmer nicht vom Labyrinth träumten, half ihnen der Traum irgendwie, die Erinnerung daran zu konsolidieren. Sie kannten den Irrgarten besser, weil sie träumten. Die Korrelation ist klar, aber wie das Ganze funktioniert, blieb trotzdem unverstanden.

Albträume und Kreativität

1987 führte Ernest Hartmann von der medizinischen Fakultät der Tufts University eine detaillierte Studie durch, in der er zwölf Menschen, die ihr Leben lang unter Albträumen gelitten hatten, mit zwölf lebhaft Träumenden und zwölf Menschen, auf die weder das eine noch das andere zutraf, verglich.[5] Jeder der Versuchsteilnehmer unterzog sich strukturierten Befragungen, psychologischen Tests und anderen Maßnahmen, die dazu dienten, die Persönlichkeitsstruktur zu erfassen. Dabei stellte sich heraus, dass gerade die albtraumbelasteten Menschen mehr künstlerische und kreative Neigungen hatten als die anderen Gruppen. Anders ausgedrückt: Derselbe Geist, der sich im Traum böse oder bedrohliche Kräfte vorstellen kann, kann sich im Wachzustand auf seine lebhafte Vorstellungskraft verlassen und sie für schöpferische Zwecke nutzen.

Albträume dienen vielen berühmten Schriftstellern als Inspirationsquelle. Der weltberühmte Horrorpapst Stephen

King schlief einmal im Flugzeug ein und träumte von einer verrückten Frau, die ihren Lieblingsdichter gefangen hielt und verstümmelte. Das Resultat? Der Roman *Sie*.

Auch *The Shining* geht auf einen Traum zurück. King und seine Frau waren einmal die einzigen Gäste in einem Berghotel, das zum Saisonende schließen wollte. Dabei träumte King, dass sein dreijähriger Sohn schreiend durch die Gänge lief, weil er von einem Feuerwehrschlauch verfolgt wurde. Der Albtraum riss den von Angstschweiß durchnässten King aus dem Schlaf. Er zündete sich eine Zigarette an und sah aus dem Fenster: «Als die Zigarette verglühte, hatte ich die Fundamente der Geschichte im Kopf.»

Und was stellen wir uns vor, wenn wir an die prähistorischen Höhlenmalereien und andere Artefakte in Frankreich und anderswo denken? Viele der abgebildeten Geschöpfe sind zoomorph, eine Mischung aus Tier und Mensch. Archäologen in aller Welt fragen sich, ob diese Gestalten aus Träumen stammen. Da Albträume die Art von Träumen sind, die der Mensch kaum vergisst, haben wir es hier vielleicht mit der ersten künstlerischen Darstellung solcher Träume zu tun? Ich finde den Gedanken jedenfalls faszinierend. Vielleicht wurzelt ja das Geschichtenerzählen an sich im Wunsch, seinen Mitmenschen von Träumen und Albträumen zu berichten?

Wie Sie Ihre Träume auf Kreativität ausrichten

Die alten Ägypter errichteten Schlaftempel, in denen die Menschen sich in der Hoffnung niederlegten, dass Träume ihnen helfen würden, von Krankheiten zu genesen oder wichtige Entscheidungen zu treffen. Auch im alten Griechenland suchten die Menschen spezielle Tempel auf und beteten dort um Träume, die ihre Probleme lösen sollten. Die Griechen sprachen von «Trauminkubation». Und die Forschung von heute sagt uns, dass die Trauminkubation keineswegs nur eine auf Glauben beruhende antiquierte Technik ist. Denn dahinter stehen durchaus wissenschaftliche Beweise.

Forscher fanden heraus, dass Träumende ihre Träume durch schlichte Suggestion beeinflussen können. Der Prozess ist allerdings nicht unbedingt unfehlbar. Klar wurde jedoch, dass Sie Ihre Träume in eine konkrete Richtung lenken können, wenn Sie beim Einschlafen die feste Absicht fassen, über eine bestimmte Person oder ein bestimmtes Thema zu träumen. Auf diese Weise können Sie Ihre Träume vorkonfigurieren, damit sie Ihre Kreativität fördern, Ihnen Lösungen für soziale Probleme aufzeigen beziehungsweise bei schwierigen Entscheidungen helfen. Deirdre Barrett, die Traumpsychologin von der Universität Harvard, bat ihre Studenten beispielsweise, fünfzehn Minuten lang über ein emotional relevantes Problem nachzudenken, bevor sie einschliefen.[6] Gut die Hälfte von ihnen berichtete später von Träumen, die mit diesem Problem zu tun hatten.

Da Träume so visuell sind, erhöhen Sie die Chancen auf eine erfolgreiche Trauminkubation, wenn Sie sich die Person oder Idee, den Ort oder das Problem beim Einschlafen bildlich vorstellen. Wie wir im Kapitel über Albträume gesehen haben, können Sie einen wiederkehrenden Albtraum mit der Imagery Rehearsal Therapie umschreiben, ihn mit einer anderen Handlung oder einem besseren Ende versehen. Dieser Ansatz hört sich simpel an, aber wie Sie sich vielleicht erinnern, hat die Forschung gezeigt, dass er häufig hilft, Menschen von ihren Albträumen zu befreien. Auch die Trauminkubation klingt zunächst nach Wunschdenken, aber entsprechende Studien zeigen, dass Sie damit Ihre Träume in die gewünschte Richtung lenken können.

Forscher am Media Lab des Massachusetts Institute of Technology (MIT) arbeiten an einer Technik, mit der sich Schlaf und Träume so beeinflussen lassen, dass Ihre Kreativität gestärkt wird (siehe Seite 130). Instrumente messen, wann der Schlaf sich nähert, und geben Ihnen dann ein Stichwort: Sie fragen, was Sie gerade denken und halten Ihre Antwort fest. Wie wir in Kapitel 8 sehen werden, gibt es noch andere Techniken, um den Inhalt von Träumen zu steuern. Diese setzen jedoch mehr auf unsere Sinne.

Wie wir gesehen haben, als wir uns mit dem Loslassen von Albträumen beschäftigten (siehe Seite 71), können Sie Ihre Absichten auch auf einem Stück Papier festhalten, das Sie auf Ihren Nachttisch legen. Oder Sie nehmen ein Foto oder einen Gegenstand, die Ihren Traumwunsch verkörpern, und platzieren sie in der Nähe des Betts. Das ist kein totemistisches Ritual. Die Probanden berichten, dass sie damit tatsächlich auf ihre Träume einwirken konnten. Fast so, als würden wir die Rohmaterialien in einen Topf werfen und warten, dass der Traum sie auf neue, überraschende Weise zusammenfügt.

Die Trauminkubation ist vor allem dann erfolgreich, wenn eine Lösung in visueller Form möglich ist. Das liegt daran, dass der visuelle Cortex während der REM-Träume besonders aktiv ist. Stellen Sie sich das Problem oder Thema, über das Sie träumen wollen, bildlich vor, bevor Sie einschlafen. Visualisieren Sie, wie Sie einen entsprechenden Traum haben, aufwachen und niederschreiben, was Sie erlebt haben. Natürlich haben Sie immer Stift und Papier griffbereit neben dem Bett.

Barretts Studenten wählten Themen, die akademischer, medizinischer und persönlicher Natur waren. Und sie hielten fest, welche Träume mögliche Lösungen für ein Problem lieferten. So träumte ein Student, der in eine kleinere Wohnung gezogen war und sich gefragt hatte, wie er dort seine Möbel unterbringen sollte, dass er die Schlafzimmerkommode ins Wohnzimmer stellte. Der Studierende probierte es aus, und es funktionierte tatsächlich. Ein anderer Studierender stand vor der Entscheidung, ob er einen Aufbaustudiengang in Massachusetts belegen sollte oder lieber woanders. Er träumte, dass er in einem Flugzeug saß, das eine Notlandung machen musste. Der Pilot sagte durch, dass es zu gefährlich sei, in Massachusetts zu landen. Folglich entschied der Studierende, sich an einer anderen Universität anzumelden.

Selbst wenn Sie sich nicht an Ihre Träume erinnern, können Sie Ihr Denken im Wachzustand beeinflussen. Vielleicht überkommt Sie ja eine plötzliche Einsicht, oder Sie haben unvermittelt eine Idee, die Ihr Problem löst. Tatsächlich könnte dieser Funke aus einem Ihrer Träume stammen, auch wenn Sie daran keine Erinnerung haben. Wir träumen jede Nacht, und jede Nacht erledigen unsere Träume schöpferische Arbeit für uns.

Wie Sie das kreative Potenzial Ihrer Träume heben

Viele Menschen halten sich nicht für sonderlich kreativ. Vielleicht gehören ja auch Sie dazu. Aber vergessen wir nicht, dass das Träumen selbst ein kreativer Akt ist, an dem wir alle teilhaben. Selbst blinde Menschen träumen und machen den Mangel an visuellen Inhalten durch mehr Klänge, Geschmack und Düfte wett, als sehende Menschen sie erleben. Dankenswerterweise ist die Macht des Traums etwas, das wir alle kultivieren können.

In unseren Träumen erfinden wir fesselnde Geschichten, die wir zusammenflechten aus fernen Erinnerungen, kürzlich geschehenen oder geplanten Ereignissen, Emotionen und Schnipseln von Dingen, die wir online sehen oder in einem Buch lesen, und weiteren Versatzstücken aus unserem Leben. Dabei bleibt nur wenig außen vor. Die Figuren in unserem Drama können Angehörige sein, tote Verwandte, historische Figuren, Freunde, Kollegen, Fremde oder Menschen, denen wir nur mal kurz begegnet sind. Charlie Kaufman, der amerikanische Drehbuchschreiber, sagte einmal: «Ihr Gehirn ist darauf eingestellt, emotionale Zustände zu Filmen zu machen. Ihre Träume sind gut geschrieben ... In Träumen verweben Menschen Ängste, Krisen, Sehnsüchte, Liebe, Reue und Schuld zu bunten Geschichten.»[7]

Wie aber können wir dieses kreative Potenzial abrufen? Was können wir tun, um die Kreativität unserer Träume zu kultivieren und sie in eine produktive Richtung zu lenken? Nun, der erste Schritt ist, dass Sie sich an Ihre Träume erinnern.

Die meisten von uns kennen das: Wir versuchen, uns an einen Traum zu erinnern, aber er entzieht sich uns immer mehr. Anfangs ist er noch verschwommen und nicht so ganz greifbar, dann aber verblasst er immer stärker und sinkt zurück in den Ozean des Schlafes, sodass nur noch ein vager Eindruck an der Oberfläche zurückbleibt. Das hat seinen Grund. Wir müssen die Grenzen zwischen unserem Traumselbst und unserem wachen Selbst aufrechterhalten. Die Geschichte unseres Lebens – unser narratives Selbst – entsteht aus autobiografischen Erinnerungen. Diese bilden sich während unserer wachen Stunden, und wir nutzen sie, um uns einen Reim auf die Vergangenheit zu machen und unsere Zukunft zu planen. Würden sich Traumerinnerungen mit den autobiografischen vermischen, wäre das ausgesprochen verwirrend. Und so wird die Wildnis unseres Traumlebens, in der wir dessen Erfahrungen voll verkörpern, in den Untergrund gedrängt, sobald am Morgen unser autobiografisches Gedächtnis zurückkehrt.

Doch es gibt eine ganz einfache Methode, wie unsere Träume uns erhalten bleiben. Nehmen Sie sich vor: «Ich werde träumen. Ich werde mich an meine Träume erinnern, und ich werde sie aufschreiben.» Natürlich müssen Sie sich nicht an diesen Wortlaut halten, inhaltlich aber sollte Ihre Absicht in diese Richtung gehen. Unzählige Studien haben nämlich bewiesen, dass diese Form der Autosuggestion die Wahrscheinlichkeit erhöht, sich an die eigenen Träume zu erinnern. Bislang haben wir keinen biologischen Grund dafür gefunden, aber da unser Wacherleben unser Traumleben nährt, ist die Wahrscheinlichkeit hoch, dass die Autosuggestion im träumenden Geist fortwirkt.

Wenn Sie aufwachen, bleiben Sie einen Augenblick ruhig liegen. Dann schreiben Sie alles, woran Sie sich erinnern können, auf. Zu diesem Zweck halten Sie auf dem Nachttisch ein Blatt Papier bereit, oder Sie verwenden die Notizen-App auf Ihrem Mobiltelefon. Machen Sie kein Licht an. Sehen Sie keinesfalls Ihre Erinnerungen durch. Sie haben nur eine oder zwei Minuten. Das Ziel ist, das Aufrufen des Exekutivnetzwerks ein wenig zu verzögern. Machen Sie es sich zur Gewohnheit, langsam aufzustehen und sich an Ihre Träume zu erinnern, bevor Sie irgendetwas anderes tun. Mit ein wenig Ausdauer und Übung können Sie Ihr Erinnerungsvermögen stärken. Ihre Fähigkeit, sich an Träume zu erinnern, wird sich schnell verbessern. Am ersten Tag sind es vielleicht nur Bruchstücke, die Ihnen einfallen, aber schon eine Woche später liegt die ganze verwickelte Geschichte offen vor Ihnen. Was immer Sie auch tun, schreiben Sie Ihre Träume nieder, bevor Sie sich dem kommenden Tag zuwenden.

Tatsächlich sind wir darauf programmiert, unsere Träume zu vergessen. Wenn wir erwachen, tritt wieder das Exekutivnetzwerk seine Vorherrschaft an, und unser autobiografisches Gedächtnis meldet sich zu Wort. Es verbindet unsere Erfahrung von Tag zu Tag: wer wir sind, wo wir sind, was wir tagsüber zu tun haben. Es ist wichtig, dass unser autobiografisches Gedächtnis nicht durch Träume getrübt wird. Wir brauchen auch noch andere Gedächtnisformen: das prozedurale Gedächtnis für Fähigkeiten wie Radfahren und das episodische Gedächtnis für spezielle Ereignisse, Gesichter und Namen. Das autobiografische Gedächtnis verbindet die einzelnen Elemente unseres Lebens zu einer vollständigen Erfahrung.

Dieser Übergang beim Aufwachen wird gestützt von zwei Neurotransmittern: Serotonin, das sozusagen ein Wachmacher ist; und Adrenalin, das freigesetzt wird, sobald Ihre Aufmerksamkeit sich nach außen richtet. Damit aber ist jede Chance verloren, Ihre Träume wiederzufinden.

Dass unsere Aufmerksamkeit sich beim Aufwachen sofort nach außen richtet, ist ein wichtiger Überlebensmechanismus. Schließlich sind wir mehr oder weniger hilflos, wenn wir schlafen. Schnell wach zu sein und sich orientieren zu können, hat unsere Vorfahren vermutlich in die Lage versetzt, unmittelbar nach dem Erwachen sofort zu merken, ob sie in Gefahr waren. Und wie ich in Kapitel 1 erklärt habe, ist Adrenalin eine Superkraft, die unserem wachen Selbst ermöglicht, aus dem Rauschen des täglichen Lebens die wichtigen Signale herauszufiltern. Wenn wir träumen, wird das alles auf den Kopf gestellt. Wir ignorieren sämtliche Signale und suchen in der Wildnis des träumenden Gehirns nach Mustern und Bedeutung im Rauschen.

Aber selbst wenn es uns meist nicht gelingt, uns beim Aufwachen unserer Träume zu entsinnen, gibt es Hinweise darauf, dass der Trauminhalt doch erinnert wird. Wie wir in Kapitel 1 gesehen haben, scheinen wir ein eigenes Gedächtnissystem für Träume zu haben. So bleiben uns selbst vergessene Träume erhalten.

Ist unser Ziel aber, uns unsere Träume bewusst zu machen, müssen wir unsere Neurobiologie zumindest kurzfristig austricksen, um einen Fuß in der Tür zur Traumwelt zu behalten. Uns in unsere Träume zurückzuziehen, kann unseren Horizont auf eine Weise erweitern, wie es in der gelebten Erfahrung nicht möglich wäre. Über Ihre Träume nachzudenken und sie zu erinnern, kann auch Ihr Traumleben bereichern. Sie können es üben, so wie Sie eine neue Sprache oder andere kognitive beziehungsweise körperliche Fähigkeiten trainieren können.

Einschlafen: die Pforte zur Kreativität

Was wäre, wenn Sie im Gehirn einen Schwellenraum besetzen könnten, der Ihnen erlaubt, zwischen divergentem Denken und den Exekutivfunktionen hin und her zu pendeln? Tatsächlich ist das möglich. Wenn Sie langsam in den Schlaf hinüberdämmern, befinden Sie sich in einem hypnagogen Zustand, den wir als «Schlafeintritt» bezeichnen. Wir sind noch wach, haben aber traumähnliche, frei dahinfließende Gedanken. In diesem Stadium sind wir offen für kreatives Denken. Dabei verhält sich das Gehirn ungefähr so, wie Annas Gehirn unter dem Druck der Zyste.

Für den Surrealisten Salvador Dalí war die verschwommene Welt, in der sich Traum und Wachzustand begegnen, eine

Quelle kreativer Inspiration. Er entwickelte sogar eine eigene Technik, um sich diesen Zustand zunutze zu machen. Dalí setzte sich in einen Sessel und hielt einen großen Schlüssel zwischen Daumen und Zeigefinger. Darunter stand ein Teller auf dem Boden. Wann immer er einnickte, fiel der Schlüssel auf den Teller, und das Klirren weckte ihn auf. Dann hielt er augenblicklich die halluzinatorische Vision fest, die er beim Eintauchen in den Schlaf gesehen hatte. Dalí nannte dies «die geheime Kunst, im Wachzustand zu schlafen». Er nutzte diesen Zustand weidlich für seine Malerei.

Dieser Zwischenzustand zwischen Wachen und Schlafen lässt sich im Elektroenzephalogramm (EEG), das Gehirnwellen registriert, aufzeichnen. Wenn wir einschlafen, signalisiert das Gerät sowohl die wachen Gehirnwellen (Alpha- oder schnelle Wellen) und die Schlafwellen (Theta- oder langsame Wellen). Das Einschlafen ist das einzige Zeitfenster, in dem sich diese beiden Gehirnwellen überlappen. Es ist wie ein Mündungsdelta, in dem Ozean und Fluss sich vermischen, Salzwasser und Süßwasser zusammenfließen zu etwas völlig Einzigartigem – ein Ort, an dem wir Zugang zu der wilden Kreativität unserer Träume haben und uns gleichzeitig dessen bewusst sind. Wie im Traum lenken wir die häufig bizarren Gedanken und Bilder in diesem Zustand nicht, sondern beobachten sie nur. Und wie im Wachzustand sind wir uns ihrer in Echtzeit bewusst. Kein Wunder also, dass Dalí den hypnagogen Zustand als «balancieren auf dem gespannten, unsichtbaren Hochseil, das den Schlaf vom Wachen trennt» beschrieb.[8]

Die Wissenschaftler des Paris Brain Institute beschlossen, Dalís Technik zu testen.[9] Man legte den Versuchspersonen eine Folge von acht Zahlen vor und bat sie, so schnell wie möglich die neunte Zahl zu nennen. Das Rätsel konnte langsam, Schritt für Schritt gelöst werden oder schnell, wenn das verborgene Muster der Zahlenfolge erkannt wurde. Den Probanden, die das Rätsel nicht lösen konnten, sagte man, sie sollten zwanzig Minuten Pause machen und sich in einen Sessel setzen, wobei sie einen Gegenstand in der Hand halten sollten, genauso wie Dalí. Wenn der Gegenstand herunterfiel, weil sie einnickten, sollten sie sagen, was sie unmittelbar vor dem Fallen gedacht hatten. Dabei wurden ihre Gehirnwellen ebenso überwacht wie ihre Augenbewegungen und die Muskulatur, um feststellen zu können, ob sie wach waren, gerade einschliefen oder schon in tieferen Schlaf gefallen waren. Nach der zwanzigminütigen Pause bat man die Versuchspersonen erneut, das Rätsel der Zahlenfolge zu lösen.

Die Resultate waren verblüffend: Eine einzige Minute im hypnagogen Zustand bescherte den Teilnehmern entscheidende Einsichten. Die Gruppe, die in diese Grauzone zwischen Wachen und Schlafen eintauchte, löste das Rätsel mit dreimal höherer Wahrscheinlichkeit als die Teilnehmer der wachen Gruppe. Als die Wissenschaftler untersuchten, was hier ablief, entdeckten sie sozusagen die goldene Mitte der Kreativität. Des Rätsels Lösung war verbunden mit einem mittleren Niveau an Alphawellen, den Gehirnwellen des Wachzustands und des Exekutivnetzwerks. Die Probanden, die am besten abschnitten, waren weder zu wach mit einem hohen Anteil an Alphawellen noch zu schläfrig mit einem niedrigen Anteil an Alphawellen. Das war das unsichtbare Hochseil, das Dalí suchte. Interessanterweise schnitten die Versuchsteilnehmer, die in einen tieferen Schlaf fielen, nach der Inkubationszeit schlechter ab als jene, die wach blieben oder in den hypnagogen Zustand verfielen.

Somit hatten die Wissenschaftler des Paris Brain Institute bewiesen, was lange schon geglaubt worden war. Der Übergang in den Schlafzustand war ein «Cocktail der Kreativität». Und die zugehörige Formel: Man nehme ein Problem, dazu eine kurze Inkubationszeit und versetze sich danach in den hypnagogen Zustand. Der letzte Schritt ist dann, wieder zum Problem zurückzukehren.

Wie bereits berichtet, versuchten die Wissenschaftler am Media Lab des MIT, sich dieses Kreativitätsfenster technologisch zunutze zu machen.[10] Sie verfügen über ein Hightechsystem mit Namen «Targeted Dream Incubation Device» (Instrument zur gezielten Trauminkubation). Es funktioniert wie Dalís Technik: Die Probanden tragen einen Sensor am Mittelfinger, der die Herzfrequenz und Veränderungen des elektrischen Hautwiderstands misst. So wie Dalís Hand sich öffnete und der Schlüssel auf den Teller fiel und dem Maler sagte, dass er den hypnagogen Zustand erreicht hatte, so prüft dieses Instrument, ob die Hand sich öffnet, was von einem nachlassenden Muskeltonus begleitet wird. Sobald der Moment des Schlafeintritts erreicht ist, gibt das Gerät einen Laut von sich, der das Träumen und die Kreativität anregt. Allerdings sind Instrumente wie diese brandneu. Ob sie tatsächlich funktionieren, steht – zumindest für den Augenblick – noch in den Sternen.

Der hypnagoge Zustand aber kann noch mehr, als nur der Vorstellungskraft freie Bahn zu bereiten. Er trägt auch zum schnelleren Lernen bei. Eine Studie untersuchte Profis und Anfänger im Videospiel Tetris, bei dem man bunte geometrische Formen, die vom oberen Bildschirmrand herabfallen, passgenau zusammensetzen muss. Für die Studie spielten die Versuchspersonen das Spiel sieben Stunden täglich an drei aufeinanderfolgenden Tagen. Immer wenn sie einzunicken drohten, weckte man sie auf und fragte, was sie gerade gedacht hatten. Drei Viertel der Anfänger gaben an, sie hätten im hypnagogen Zustand fallende Tetris-Figuren gesehen. Von den Tetris-Profis taten das nur die Hälfte. Einige der Letzteren sahen zwar geometrische Formen, aber diese stammten aus älteren Tetris-Versionen, die sie früher gespielt hatten. Das legt nahe, dass die Anfänger einen Lernprozess durchliefen, während die Profis die jüngste Tetris-Erfahrung mit ihrem früheren Tetris-Erleben abglichen.

Wie all das tatsächlich funktioniert, wird immer noch intensiv erforscht, vor allem weil die Tetris-Anfänger die intensivsten Bilder am zweiten Abend der Studie hatten, was doch eine enorme Verzögerung ist. Aber ob es sich nun um Profis oder um Anfänger handelte, die Ähnlichkeit ihrer Visionen im hypnagogen Zustand war auf jeden Fall verblüffend: Alle gaben an, vor ihrem inneren Auge fallende Tetris-Objekte zu sehen, von denen manche sich drehten, andere wiederum perfekt in die Lücken passten, die sich am unteren Bildschirmrand bildeten.

Alle diese aufregenden Forschungsergebnisse zeigen, dass der hypnagoge Zustand des Einschlafens ein einzigartiger Geisteszustand ist, in dem wir die Regeln des Alltags schon abgestreift, aber noch nicht ganz hinter uns gelassen haben.

Und was war nun mit meiner Patientin Anna? Anna hatte zwar einen echten Kreativitätsschub erlebt, während die Zyste ihr Gehirn quasi ständig im Einschlafmodus hielt. Doch während die Zyste langsam immer größer wurde, kamen auch die Kopfschmerzen häufiger und wurden immer unerträglicher. Mit jedem Tropfen Flüssigkeit geriet ihr Gehirn mehr unter Druck. Anna entwickelte einen sogenannten Vernichtungskopfschmerz. Betroffene sagen, es fühle sich an, als zersplittere der Schädel. Daher gab es nur eine Lösung: einen kleinen Schnitt hinter dem Haaransatz und ein Loch vom Durchmesser einer Münze, um die Flüssigkeit auszuleiten. Die Prozedur würde nicht einmal eine sichtbare Narbe hinterlassen.

Aber Anna zögerte. Sie wollte ihre Kreativität nicht verlieren. Sie fand es wunderbar, ganze Welten zu entwerfen, und wollte nicht nur eine bewohnen. Also lehnte sie meinen Vorschlag ab. Das war das letzte Mal, dass ich sie zu Gesicht bekam. Ich weiß, dass irgendwann der Punkt gekommen sein muss, an dem die Kopfschmerzen unerträglich wurden bzw. ihr Gehirn angesichts des steigenden Drucks nicht mehr funktionieren konnte. Aber zu dem Zeitpunkt, als sie zu mir kam, war die Vorstellung, auf diese enorme Kreativität verzichten zu müssen, für sie völlig inakzeptabel. Und ich verstand sie.

5

Traum und Gesundheit: Was unsere Träume über unser Befinden verraten

Es war Ende der 1990er. Ich stand noch am Beginn meiner Facharztausbildung und wohnte am Ende des legendärsten Highways in Los Angeles, der Route 101 oder «One-Oh-One», wie wir Angelenos ihn nennen. Damals lernte ich jenen Patienten kennen, der mein Denken über Träume und Träumen vollständig verändern sollte. Vor dieser Begegnung hatte ich auf Träume nicht viel gegeben. Schon gar nicht hatte ich je darüber nachgedacht, wie Träume mit unserer Gesundheit zusammenhängen und ob es eine Verbindung zwischen Traum und Körper gibt. Durch die Begegnung mit diesem Mann lernte ich, all diese Dinge in einem neuen Licht zu sehen.

Auf dem Weg zu ihm ließ ich den Hollywood-Schriftzug hinter mir, die Studios der Unterhaltungsindustrie, das gewaltige General Hospital in Los Angeles ebenso wie das Bezirksgefängnis. Am Ziel meiner Fahrt erwartete mich das Veterans Affairs Medical Center. Die amerikanischen Kriegsveteranen haben ein eigenes Krankenhaussystem, und in einer dieser Einrichtungen lernte ich ihn kennen: einen 55-jährigen Mann, der seit Kurzem von Albträumen gequält wurde. Wie die meisten von uns hatte er als Erwachsener hin und wieder Albträume gehabt, jetzt aber traten sie gehäuft auf. Für ihn war das neu und besorgniserregend. Damals nahm ich noch an, dass Albträume bei einem Kriegsveteranen auf jeden Fall auf eine posttraumatische Belastungsstörung (PTBS) hindeuteten, doch der Patient bestand darauf, dass dies nicht der Fall war. Er hatte den Krieg schon seit Jahrzehnten hinter sich und nie irgendwelche Symptome gezeigt.

Was ihm am meisten auffiel, war, dass die Figuren in seinen Träumen immer Tiere waren. Ich dachte sofort an eine nicht diagnostizierte Schizophrenie. Die Ursachen dieser komplexen Krankheit, welche die Betroffenen meist stark beeinträchtigt, sind nicht klar. Ihre Symptome aber könnte man beschreiben als Träume, die ins Wachleben übergreifen und Halluzinationen und Illusionen auslösen. Patienten, die unter Schizophrenie leiden, sehen häufig Tiere. Diese Tiere unterhalten sich miteinander, manchmal über den Betroffenen. Aber die Tiere in den Träumen meines Patienten waren passiv, nur Bilder in seiner Traumlandschaft, die nicht direkt mit ihm interagierten oder über ihn sprachen. Auch wirkte er bei unserem Gespräch völlig gesund. Es gab keinerlei Anzeichen für eine psychische Erkrankung.

«Haben Sie Angst vor Ihren Träumen?», fragte ich. Der Patient schüttelte nur den Kopf. Die Untersuchung seines Gesundheitszustandes gab keinerlei Hinweise, die Blutwerte waren normal. Nur sein Freund sagte aus, dass er immer häufiger im Traum schrie und das Traumgeschehen auszuagieren schien. Da die Betten nah nebeneinander standen, hatte der Mann seinen Zimmergenossen beim Träumen einmal sogar ins Gesicht geschlagen. Das allerdings wies auf etwas anderes hin: eine REM-Schlaf-Verhaltensstörung, bei der der Körper nicht in Schlaflähmung fällt. Im Grunde sollte man die Störung aber besser als Dream-Enactment-Behavior (DEB) bezeichnen, weil die Betroffenen ihre Träume ausagieren.

Nacht für Nacht folgen Gehirn und Körper einem klar abgegrenzten, sich wiederholenden 90-Minuten-Schlafzyklus. In jedem dieser Zyklen folgt auf eine Phase leichten Schlafes eine Tiefschlafphase, während der die Gehirnwellen langsam und rhythmisch verlaufen. Nach diesem langsamwelligen Schlaf verändern sich die Gehirnwellen nochmals. Die Augen fangen an, unter den geschlossenen Lidern hin und her zu zucken, und die meisten Muskeln des Körpers werden gelähmt. Aufgrund der Augenbewegungen nennt man diese Phase dann REM-Schlaf für **R**apid **E**ye **M**ovement.

Häufig setzt man REM-Schlaf und Träumen gleich, aber das ist nicht richtig. Wir können in allen Schlafphasen träumen. Wir können sogar träumen, wenn wir keinen REM-Schlaf haben, aber im REM-Schlaf erleben wir die intensivsten und bizarrsten Träume. Bewegungsunfähig sitzen wir im Sessel unseres Traumkinos und sehen einen Film, der nur für einen einzigen Zuschauer bestimmt ist.

Aus Experimenten in Schlaflaboren, bei denen die Träumenden in den verschiedensten Schlafphasen geweckt werden, wissen wir, dass Träume sich ändern, während die Nacht fortschreitet. Träume zu Beginn des Schlafes handeln häufiger von Situationen aus dem Wachzustand. Gegen Ende der Nacht werden die Träume dann emotionaler und beinhalten auch ältere autobiografische Erinnerungen. An diese Träume, die wir meist kurz vor dem Aufwachen haben, erinnern wir uns am wahrscheinlichsten. Aber auch der Tenor der Träume ändert sich: Anfangs fallen sie eher negativ aus, nehmen aber im Verlauf der Nacht einen positiveren Ton an.

Der Arbeit mit diesem speziellen Patienten verdanke ich die grundlegende Einsicht, dass unsere Träume kein vom

Körper unabhängiges Geschehen sind, ja, dass die Verbindung zwischen träumendem Geist und Gesundheit enger ist, als wir uns hätten träumen lassen.

Träume können uns vor künftigen Krankheiten warnen

Was wir damals noch nicht wussten: Dieser spezielle Symptomkomplex – Männer in ihren Fünfzigern, die plötzlich ihre Träume ausagieren – entwickelt sich später zu einer Form der Gehirnerkrankung, die man Synucleinopathien nennt. Und zwar nicht nur in Einzelfällen, sondern fast immer. Von den Personen, die ein Dream-Enactment-Verhalten ohne bekannte Ursache zeigen, entwickeln erschreckende 97 Prozent innerhalb von vierzehn Jahren nach der Diagnose Morbus Parkinson oder eine Lewy-Körperchen-Demenz.

Synucleinopathien ist der Fachbegriff für eine Familie neurodegenerativer Erkrankungen, die gekennzeichnet sind durch abnormale Einlagerungen eines Proteins namens Alpha-Synuclein. Diese kleinen Proteine kommen natürlich in den Neuronen vor und übernehmen dort wichtige Aufgaben wie die Instandhaltung der Synapsen, der Kontaktstellen mit anderen Neuronen. Bei einer Synucleinopathie wird das Alpha-Synuclein falsch gefaltet. Diese falsch gefalteten Proteine neigen zum Verklumpen und produzieren dabei einen molekularen Matsch, der schlimme Folgen hat. Sie breiten sich außerdem von Zelle zu Zelle aus und verursachen so immer größere Schäden. Wie genau diese fehlgefalteten Proteine zu der Dream-Enactment-Störung führen, ist bislang noch unklar, aber die Korrelation mit neurodegenerativen Erkrankungen ist zweifelsfrei bewiesen.

Den meisten klinischen Symptomen liegt eine bereits bestehende Krankheit zugrunde, in einigen Fällen aber treten sie schon auf, bevor die Krankheit sich entwickeln kann. Medizinisch werden solche Alarmzeichen als Prodrom bezeichnet, ein Stadium, das der eigentlichen Krankheit vorausgeht. So können Fieber und Appetitlosigkeit Prodrome für eine Infektion sein. Die meisten Prodrome allerdings zeigen sich erst Stunden oder Tage vor der Erkrankung und nicht schon ein Jahrzehnt oder noch mehr zuvor, wie es bei den Synucleinopathien der Fall ist.

Bei der scheinbar beziehungslosen Problematik meines Patienten deuteten die Träume auf die bevorstehende Degeneration von Gehirn und Nervensystem hin, und das Jahre bevor Symptome oder Tests eine entsprechende Diagnose ermöglicht hätten. Die Träume dieses Mannes und die Entwicklung seines Traumgeschehens standen mit seinem Körper auf eine Weise in Verbindung, die sich unserem Verständnis entzieht. Heute wissen wir, dass das Dream-Enactment-Verhalten ohne bekannte Ursache so sicher auf eine Synucleinopathie hinweist wie Blutwerte oder bildgebende Verfahren auf andere Krankheiten. Tatsächlich gibt es nur wenige Signale, die schon Jahre zuvor erkennbar wären. Patienten mit einer Dream-Enactment-Störung berichten von Träumen, die lebhaft, gewaltbetont und voller Action sind. Das Traumgeschehen umfasst typischerweise eine unmittelbare körperliche Bedrohung für sie selbst oder einen ihnen nahestehenden Menschen. Veröffentlichte Traumberichte von Männern in ihren Fünfzigern, Sechzigern und Siebzigern dokumentieren das Chaos: schlagen, treten, ringen, weglaufen vor Angreifern oder wilden Tieren. Ein Mann wehrte mit seinem Kopfkissen einen imaginären Pterodactylus ab. Das häufige Vorkommen von Tieren weist gewisse

Ähnlichkeiten mit der Schizophrenie auf, allerdings drängen sich diese Träume nicht in den Tag hinein, wie es bei Schizophreniepatienten vorkommt.

So ein Dream Enactment kann dramatisch verlaufen. Meistens agieren Menschen mit DEB ihre Träume aus, ohne ihr Bett zu verlassen, manchmal aber springen sie auch aus dem Bett und stürzen oder laufen gegen die Wand, während sie vor vermeintlichen Verfolgern fliehen. Ein Mann, der mit einem Angreifer zu kämpfen glaubte, nahm seine Frau in den Schwitzkasten. Tatsächlich träumen diese Männer häufig, dass sie ihre Frauen beschützen würden, nur um im Wachzustand zu merken, dass sie es sind, die ihr Ehegespons attackieren. Frauen haben nur selten DEB, und wenn sind ihre Träume weniger aggressiv. Agieren sie Träume aus, dann geht es dabei gewöhnlich nicht um Kämpfe mit gewalttätigen Angreifern.

Da aggressive Akte beim Dream Enactment von Patienten mit Parkinson und anderen Synucleinopathien so häufig sind, könnte man natürlich annehmen, dass die Betroffenen von Natur aus aggressiver veranlagt sind als andere Menschen. Dann würden ihre Träume nur ihre Persönlichkeit widerspiegeln. Tatsächlich ist das Gegenteil der Fall. Wissenschaftler haben herausgefunden, dass diese kampflüsternen Träumer beim Ausfüllen eines Fragebogens, der ihre Aggressivität im Wachzustand prüfte, niedrigere Punktzahlen erzielten als der Durchschnitt. Anders ausgedrückt: Sie sind im Wachzustand sanft wie ein Lamm und werden im Schlaf zum Tiger. Warum es zu dieser erstaunlichen Kluft zwischen Wach- und Traumpersönlichkeit kommt, ist immer noch ein Rätsel.

Doch nicht alle ausagierten Träume handeln von Kämpfen. In der wissenschaftlichen Literatur gibt es auch Berichte über nicht gewaltsame Verhaltensweisen wie Essen oder Trinken. In manchen DEB-Träumen lachen die Patienten, singen, klatschen in die Hände, tanzen, geben Küsschen, rauchen, pflücken Äpfel oder schwimmen. Ein Mann träumte, er sei beim Fischen, und saß mit einer imaginären Angelrute in der Hand am Bettrand.

Da das Ausagieren von Träumen und plötzlich einsetzende Albträume klinisch auf Morbus Parkinson vorausdeuten, und das Jahre, wenn nicht Jahrzehnte vor den ersten Symptomen dieser neurodegenerativen Erkrankung, hat es für Ärzte durchaus Sinn, auf Träume zu achten, da sie ihnen ein seltenes Zeitfenster für eine frühzeitige Intervention eröffnen können. Seit ich vor zwanzig Jahren meinen Patienten kennengelernt habe, habe ich von anderen Fällen gehört, in denen Träume das Potenzial besaßen, vor Erkrankungen zu warnen oder Aufschlüsse über den Gesundheitszustand des Betreffenden zu geben.

Mitte des 20. Jahrhunderts zum Beispiel sammelte Vasily Kasatkin, Psychiater am Neurologischen Institut in Leningrad, heute St. Petersburg, Traumberichte von mehr als 350 Patienten und schloss daraus, dass körperliche Leiden das Traumgeschehen beeinflussten.[1] Von den mehr als 1600 gesammelten Traumberichten hatten etwa 90 Prozent negative Inhalte. Sie handelten von Kriegen, Feuern und Verletzungen. Interessanterweise waren Träume von Schmerzen selten. Sie machten nur 3 Prozent der Berichte aus. Die Entdeckung, dass körperlicher Schmerz im Traum selten vorkommt, wurde mittlerweile auch von anderen Wissenschaftlern bestätigt.

Kasatkin fand heraus, dass solche «Warnträume» häufig schon auftreten, bevor sich klinische Symptome für die Krankheit zeigen. Eine genaue Prozentzahl aber nannte er hier nicht. So wie das Ausagieren von Träumen ohne andere Gründe auf Morbus Parkinson oder andere Lewy-Körperchen-Erkrankungen hinweist, ging Kasatkin auch für andere körperliche Probleme davon aus, dass sie sich in unangenehmen oder angstbesetzten Träumen ankündigten. Er berichtete von einem Patienten, der ständig von Übelkeit, verdorbenem Essen und Erbrechen träumte. Dieser Mann hatte eine Magenschleimhautentzündung. Einem anderen träumte, dass Ratten sich durch seinen Bauch fraßen. Später diagnostizierte man bei ihm ein Magengeschwür. Kasatkin glaubte, dass die Träume Kranker sich von denen gesunder Menschen unterschieden, weil sie erstens die ganze Nacht über auftraten und zweitens immer mit dem erkrankten Körperteil zu tun haben schienen. So träumten Menschen mit Lungenproblemen häufig von Atemschwierigkeiten. Kasatkin dokumentierte auch, wie Träume sich im Verlauf der Krankheit beziehungsweise Heilung veränderten.

Diese Verbindung zwischen Träumen und dem Körper ist faszinierend, aber sehr schwer zu belegen, denn die meisten Patienten erinnerten sich ihrer Träume erst nach dem ersten Auftreten ihrer Erkrankung. Vielleicht handelt es sich hier nur um einen simplen Bestätigungsfehler: Die Patienten erkranken und erinnern sich aus der Rückschau an einen Traum, der sie irgendwie zu warnen schien. Daher suchten die Forscher nach einem eindeutigen wissenschaftlichen Zusammenhang. Sie ließen ihre Probanden ein Traumprotokoll führen und analysierten deren Träume auf Zusammenhänge mit ihrem zu einem späteren Zeitpunkt untersuchten Gesundheitszustand.

Bei einer Studie befragte man Herzpatienten über ihre Träume, bevor sie sich einer Herzkatheteruntersuchung unterzogen, bei der drahtähnliche Instrumente in verengte

Bereiche der Koronararterien eingeführt und diese dann geweitet werden. Die Forscher befragten die Patienten sechs Monate nach Entlassung aus dem Krankenhaus wiederholt und ordneten den Gesundheitszustand der Probanden auf einer sechsteiligen Skala ein: geheilt, verbessert, unverändert, verschlechtert ohne neuerlichen Krankenhausaufenthalt, verschlechtert mit neuerlichem Krankenhausaufenthalt, tot.

Interessanterweise stellten die Wissenschaftler fest, dass das Traumgeschehen der Patienten mit ihrem Gesundheitszustand verknüpft zu sein schien. Wenn Männer vom Tod träumten oder Frauen von einer Trennung, war die Wahrscheinlichkeit eines negativen klinischen Resultats höher, unabhängig davon, wie schwer die ursprüngliche Erkrankung war. Das lässt vermuten, dass die Träume Hinweise auf die künftige Prognose enthielten. Signalisierten die Träume konkret, wie es um die körperliche Gesundheit bestellt war? Oder verrieten sie vielmehr, wie der Träumende zu Krankheit und Heilung stand? Wir wissen es nicht mit Sicherheit, aber die Resultate sind interessant und legen nahe, dass zwischen dem träumenden Geist und unserer Gesundheit eine Verbindung besteht.

Träume wiesen sogar schon auf spätere Krebsdiagnosen hin. In einer Studie wird beschrieben, wie Frauen, die aufgrund eines Traumes zur Brustkrebsuntersuchung gingen, eine Tumordiagnose erhielten. Sie beschrieben die Warnträume als lebhaft und intensiv, mit einem klaren Gefühl der Bedrohung oder Angst. Einige Träumerinnen hörten im Traum sogar die Worte «Brustkrebs» oder «Tumor», während andere von körperlichen Kontakten mit der Brust berichteten. Fast alle Frauen, die solch einen Traum erlebt hatten, geben an, sie seien überzeugt, der Traum hätte sie gewarnt.

Ein häufiges Traummotiv, das seit Jahrtausenden Faszination und Angst gleichermaßen auslöst, hat mit Zähnen zu tun. Üblicherweise fallen diese dann aus. Das Ausfallen der Zähne galt seit jeher als Vorzeichen für schlimme Ereignisse wie Tod in der Familie oder Verlust des Eigentums. *The Countryman's Counsellor* sagte schon 1633 voraus, dass ein Traum, in dem blutige Zähne vorkommen, den Tod des Träumers vorhersagt. Und im Internet finden sich ebenfalls unzählige Deutungen von «Zahnträumen».

Doch der wahre Grund für diese Träume könnte sehr viel banaler sein. Träume von Zähnen haben vielleicht einfach damit zu tun, dass die Zähne im Schlaf leiden. So befragten in einer Studie zwei israelische Forscher insgesamt 210 Studierende. Dabei stellte sich heraus, dass Träume, die von Zähnen handelten, mit Spannungen in den Zähnen, im Zahnfleisch oder im Kiefer zusammenhingen. Diese wiederum könnten darauf zurückgehen, dass viele Menschen im Schlaf mit den Zähnen knirschen.[2] Sollten sich diese Resultate durch andere Studien bestätigen lassen, wäre die Ursache für diese legendären Zahnträume letztlich eine ganz simple.

Was meinen Patienten anging, so sah ich ihn nie wieder, aber ich konnte vorhersagen, wie es ihm in den kommenden Jahren ergehen würde, denn in seinen Träumen war die Richtung angedeutet. Er würde eine fortschreitende neurodegenerative Erkrankung entwickeln, die zunächst seinen Geist in Mitleidenschaft ziehen und letztlich zum Tod führen würde. Mein Leben und meine Karriere gingen ihren Gang, doch wann immer es in der wissenschaftlichen Literatur oder in Gesprächen um die Verbindung zwischen Körper und Geist ging, fiel mir dieser Mann ein – und wie das Frühwarnsystem des Gehirns, das uns auf eine bevorstehende Erkrankung hinweist, letztlich unsere Träume verändern kann.

Doch gibt es eine weitere und vielleicht noch wichtigere Verbindung zwischen unseren Träumen und unserer Gesundheit: Sie können nämlich den Geist vom Körper abkoppeln.

Träume helfen uns, mit emotionalen Belastungen zurechtzukommen

Fast jeder von uns hat schon einmal geträumt, dass er zu einer Prüfung zu spät kommt, in der Öffentlichkeit plötzlich nackt dasteht oder ein Flugzeug beziehungsweise den Bus versäumt. In unseren Träumen hindert uns nichts daran, unseren schlimmsten Ängsten Ausdruck zu verleihen, unsere wahren Gefühle oder unsere hässlichsten Gedanken zu offenbaren. Auf diese Weise zeigen sie uns einen risikofreien Weg auf, um mit gebrochenem Herzen, schlechter Gesundheit und anderen schwierigen Umständen fertigzuwerden.

Nehmen wir nur mal Träume bei einer Scheidung. Zweifellos ist eine Scheidung einer der schwierigsten Umbrüche im Leben eines Erwachsenen, eine durch und durch stressige Erfahrung, die die wichtigste Beziehung im Leben eines Menschen auf den Kopf stellt und sich massiv auf dessen Gesundheit auswirkt. Große Studien haben gezeigt, dass Scheidungen im Durchschnitt die gleichen negativen Auswirkungen auf die Lebenserwartung haben wie Übergewicht oder übermäßiges Trinken. Manche Geschiedene verarbeiten das eheliche Zerwürfnis ganz gut, während es anderen dabei sehr schlecht ergeht. Der Unterschied zwischen denen, die diese Erfahrung gut überstehen, und denen, die das nicht tun, geht weit über den bloßen Geisteszustand hinaus. Wie aber können Träume uns helfen, aus dieser potenziell zerstörerisch wirkenden Lebenserfahrung gesund hervorzugehen?

Eine umfassende Studie an geschiedenen Frauen stellte fest, dass Frauen, die nach der Scheidung wieder ein normales Leben führen konnten, häufig von ihren früheren Partnern träumten – ohne allerdings negativ auf die Träume zu reagieren.[3] Sie blieben emotional neutral, wenn der Ex in ihren Träumen auftauchte. Diese emotionale Gleichgültigkeit war befreiend und erlaubte es den Frauen, die Scheidung hinter sich zu lassen. Über den Ex zu träumen, war kein Anzeichen für Sehnsucht oder Reue. Das Gefühl, nicht der Inhalt des Traumes war der Schlüssel zum Verständnis dieser Motive.

Interessanterweise haben Forscher zudem festgestellt, dass die Träumer, die mit dem Ende ihrer Ehe gut zurechtkamen, sich auch mit höherer Wahrscheinlichkeit an ihre Träume erinnerten. Möglicherweise verstärkt die Erinnerung auch den potenziell therapeutischen Wert der Träume, weil die Träumer sich das Traumgeschehen tagsüber durch den Kopf gehen lassen können. Die Teilnehmer versuchten ja, mit einem emotionalen und unvorhergesehenen Ereignis in ihrem Leben fertigzuwerden. Sich tagsüber an das Gefühl der Gleichgültigkeit im Traum zu erinnern, trug vielleicht zur Befreiung bei.

Man könnte auch sagen, dass die Gesprächstherapie den Traum nachahmt, indem sie uns einen sicheren Raum bietet, in dem wir uns ausdrücken können, verschiedene «Was-wäre-wenn»-Szenarien durchspielen und unsere Gefühle erkunden. Außerdem sind Trauminhalte ein wichtiges Thema für das therapeutische Gespräch, nicht weil sie unterdrückte Wünsche offenbaren, wie Freud spekulierte, sondern weil sie wahre Gefühle zeigen. Clara Hill, eine einflussreiche, mittlerweile emeritierte Professorin für Psychologie an der University of Maryland, meinte, dass Träume dem Menschen helfen, sich selbst besser zu verstehen, eben weil sie so persönlich, aber auch «verwirrend, erschreckend, kreativ und wiederkehrend» sind.[4] Andererseits meinte auch Hill, dass Therapeuten nicht darauf vorbereitet sind, mit den Träumen ihrer Klienten zu arbeiten, weil das in ihrer Ausbildung nicht vorkam.

Abgesehen von der potenziellen therapeutischen Bedeutung der Träume selbst, profitiert unser Gehirn von positiven biochemischen Veränderungen gerade während unserer emotionalsten Träume. Im REM-Schlaf schaltet das Gehirn die Ausschüttung des angstauslösenden Botenstoffs Noradrenalin einfach ab. Träume sind also eine Art Konfrontationstherapie – da hierdurch die erlebte Intensität der Traumerfahrung gedämpft wird. Mit dem Ergebnis, dass Menschen nach Schlaf und Traum weniger negative Emotionen haben.

Träume mit anderen zu teilen, schafft Nähe

Träume zeichnen ein intimes Bild Ihrer inneren Welt. Sie mit jemand anderem zu teilen ist ein Zeichen des Vertrauens, der Nähe und der Verletzlichkeit. Vielleicht zeigen Studien deshalb, dass Träume mit dem Partner zu teilen ein guter Weg sein kann, die Beziehung zu stärken. Außerdem sind Träume ja eher symbolisch als wörtlich zu verstehen. So können Gefühle und familiäre Schwierigkeiten offen besprochen werden, ohne dass es zu Schuldzuweisungen, Abwehr und Machtkämpfen kommt. Emotionale Nähe und Zufriedenheit gehen in einer Beziehung Hand in Hand. Daher scheint es nur natürlich, dass geteilte Träume eine positive Wirkung auf Beziehungen haben. Schließlich sind nur wenige Erfahrungen so privat und aufschlussreich.

Eine Studie verglich Paare, die dreimal die Woche je dreißig Minuten lang über ihren Alltag sprachen, mit solchen, die dreimal die Woche je dreißig Minuten über ihre Träume redeten.[5] Beide Gruppen verzeichneten mehr Nähe und Zufriedenheit in der Ehe, doch die Punktwerte für Nähe waren bei den Träumern deutlich höher. Ein bezeichnendes Beispiel ist das Ehepaar, das nach zehn Jahren Zusammenseins angab, sich mehr Nähe zu wünschen. Der Ehemann fand, dass er seiner Frau gegenüber völlig offen war, sie aber fühlte keine emotionale Verbindung mehr. Als er anfing, ihr von seinen Träumen zu erzählen, offenbarte er eine ganz andere Seite seines Selbst. Tagsüber war er ausgesprochen reserviert und ernsthaft, nachts jedoch entpuppte er sich als ausgeflippter Rebell. Diese Träume empfanden beide Partner als spannend, was ihrer Ehe neues Leben einhauchte.

Eine Sozialarbeiterin in einem US-Hochsicherheitsgefängnis für Frauen richtete eine wöchentliche Traumgruppe ein. Bald stellte sich heraus, dass das Teilen von Träumen bei den Gefängnisinsassinnen das wechselseitige Vertrauen in die Gemeinschaft stärkte.[6] Ihre Träume zu teilen erlaubte ihnen, ohne Peinlichkeit über ihre Gefühle zu reden und mit den Härten des Eingesperrtseins besser zurechtzukommen. Eine der Frauen meinte gar, die Gruppe helfe ihr zu verstehen, wie die Erfahrungen ihrer Vergangenheit sie ins Gefängnis gebracht hätten. Eine andere meinte: «Ich finde es toll, dass dies ein sicherer Ort ist, um anderen etwas mitzuteilen. Die Frauen sind offen und verurteilen einen nicht. Sie unterstützen dich und deine Träume.»

Wissenschaftler der Swansea University in Großbritannien untersuchten die Vorteile, die solche Traumgruppen bieten.[7] Sie stellten fest, dass einen Traum zu teilen und darüber zu reden zu wichtigen Einsichten über das Leben im Wachzustand führte, die sich ohne die Unterstützung der Gruppe vermutlich nicht eingestellt hätten. Weiter waren auf der Plusseite Verständnis für den Träumenden sowie eine gute soziale Bindung zwischen dem Erzählenden und dem Zuhörenden zu verzeichnen.

Montague Ullman war Psychiater und Mitgründer des Dream Laboratory am Maimonides Medical Center in Brooklyn, New York. Er war von den Vorzügen solcher Traumgruppen überzeugt[8] und entwickelte ein Konzept für jene Gruppen, das auch in Partnerschaften angewandt werden kann.

Der erste Schritt ist, dass der Träumende seinen Traum erzählen kann, ohne ihn zu interpretieren. Zweitens erklärt er, ob seine Traumgestalten real sind oder nicht. Und wenn ja, in welcher Beziehung sie zum Träumenden stehen.

Nun überlegt sich jedes Mitglied der Gruppe: «Wenn dies mein Traum wäre, würde ich ... empfinden.» Und: «Wenn dies mein Traum wäre, würden die Symbole mich an ... erinnern.» Das geschieht, ohne dass die Gruppenmitglieder den Träumenden ansehen oder ihn direkt ansprechen. Ullman zufolge zeigt das, dass die Gruppenmitglieder den Traum ernst nehmen und ihnen daran vielleicht etwas auffällt, was der träumenden Person weiterhilft. Erst dann bittet man sie, sich selbst zu äußern.

Zum Abschluss stellt die Gruppe der träumenden Person Fragen und hilft ihr so, Zusammenhänge zwischen Traum und Wachleben zu entdecken, sodass die mögliche Bedeutung des Traums klarer zutage tritt. Nach Ullman ist das Wichtigste dabei das aufmerksame Zuhören der Mitglieder sowie das Stellen konstruktiver, offener Fragen, die interessante Informationen zutage fördern.

Traumgruppen sind eine gute Gelegenheit, rund um diesen zutiefst intimen Akt Gemeinschaftsgefühl und Verständnis zu fördern. Wenn wir unsere Träume mit anderen teilen, ermöglichen wir ihnen, uns auf eine ganz neue Art zu verstehen, genauso wie wir uns selbst besser verstehen, wenn wir unsere Träume kennen. Beides ist in meinen Augen Teil eines erfüllten Lebens.

Wie Träume Depressionen und Süchte widerspiegeln

Depressionen beeinflussen unsere Weltsicht, unsere Motivation und natürlich unsere Stimmung. Tagsüber kann die Depression uns mit einem Gefühl der Verzweiflung, Leere und Hoffnungslosigkeit erfüllen. Und in der Nacht kann diese potenziell überwältigende emotionale Belastung auch auf unsere Träume übergreifen.

Die Bildwelten in den Träumen von depressiven Menschen fallen – wie nicht anders zu erwarten – düster aus. Selbst Menschen, die keine klinischen Depressionen haben, aber im Wachzustand immer wieder Traurigkeit verspüren, erleben in Träumen mehr negative Emotionen als andere. Und Menschen, die angeben, im Wachzustand unerfreuliche Gefühle zu haben, begegnen im Traum aggressiven Gestalten, negativen Emotionen und Unglücksfällen.

Dabei sind Träume mitunter auch ein Maßstab für psychisches Wohlbefinden. Menschen, die unter einer massiven depressiven Störung leiden, haben zweimal so häufig Albträume wie nicht depressive Träumende. Der molekulare Mechanismus dahinter ist noch unklar.

Besorgniserregend ist darüber hinaus die Tatsache, dass Albträume bei depressiven Menschen das Risiko von Selbstmorden oder Selbstmordversuchen erhöhen. Eine Studie untersuchte die Träume von Menschen ohne Depressionen, mit Depressionen und solchen mit Suizidgedanken. Dabei stellte sich heraus, dass die Traumhandlung ein aussagekräftiger Indikator für eventuelle Selbstmordabsichten war. Suizidale Patienten erlebten in ihren Träumen deutlich häufiger Erfahrungen von Gewalt, Blutvergießen und Mord. Gerade unter Jugendlichen gehen häufige Albträume anschließenden Selbstmordversuchen oder anderen Formen der Selbstverletzung voraus, was den Verantwortlichen die entscheidende Möglichkeit zum frühen Eingreifen gibt.

Depressionen wirken sich auch anderweitig auf Schlaf und Träume aus. Bei depressiven Menschen gerät die Architektur des Schlafes durcheinander. Zwischen Tiefschlaf und REM-Schlaf vergeht weniger Zeit, gleichzeitig steigt die Länge und emotionale Intensität des REM-Schlafes. Mit nicht invasiven bildgebenden Verfahren wie der funktionellen Magnettomografie (fMRT), die den Blutfluss in Gehirnarealen misst und deren Aktivität anzeigt, haben Forscher deutliche Unterschiede zwischen den emotionalen Zentren im Gehirn von nicht depressiven beziehungsweise depressiven Träumern festgestellt. Bei allen Träumenden waren die limbischen, emotionalen Zentren während des REM-Schlafes aktiver als im Wachzustand. Bei Menschen mit Depressionen stieg diese Aktivität noch stärker.

Die REM-Träume depressiver Menschen werden mit jedem 90-Minuten-Zyklus negativer, vielleicht weil sie sich auf negative Erinnerungen stützen und so einen Teufelskreis aus Anspannung und Angst in Gang setzen. Das ist ein Grund, weshalb es depressiven Patienten am Morgen häufig schlechter geht. Es liegt wohl weniger am gestörten Schlaf als am negativen emotionalen Umfeld im letzten Traum vor dem Aufstehen.

Tatsächlich geben manche depressiv Erkrankte an, sich nach einer schlaflosen Nacht besser zu fühlen – zumindest wenn es nur um eine Nacht geht. Die Neurowissenschaftlerin Rosalind Cartwright wollte wissen, ob es Menschen mit diagnostizierter Depression helfen könnte, die REM-Schlafphasen zu verkürzen.[9] Wenn Sie Menschen mitten in ihren lebhaftesten Träumen wecken, sind sie am nächsten Morgen müde und gereizt. Stören Sie aber den REM-Schlaf von klinisch depressiven Menschen, verbessern sich am Morgen Stimmung und Energie. Sie werden sich erinnern, dass Träume bei nicht depressiven Menschen eine Art nächtliche Therapie darstellen, die die negativen Emotionen dämpft. Dies scheint bei depressiven Menschen nicht der Fall zu sein. Cartwright schloss daraus, dass die Unterbrechung emotionaler Träume bei Menschen mit Depressionen verhindert, dass die Träumenden deren negatives Ende erleben mussten.

Diese Resultate allerdings bedeuten nicht, dass sich Depressionen allein mit Schlafveränderungen behandeln lassen. Denn praktisch wäre es außerhalb von Schlaflaboren äußerst schwierig, nur den REM-Schlaf zu unterbrechen. Und wenn wir unserem Gehirn diese Schlafphasen entziehen, hungern wir es quasi aus. In dem Moment, wo wir Gelegenheit erhalten, Schlaf nachzuholen, holen wir auch den verpassten REM-Schlaf nach und mit ihm die fehlenden Träume.

Träume liefern auch wichtige Hinweise auf Süchte und ihre Heilung. Gerade Menschen, die sich wegen Alkohol- oder Drogenproblemen in Behandlung begeben, träumen zu Beginn häufig vom Trinken oder Drogenkonsum, vor allem wenn ihr Problem schon längere Zeit besteht. Tatsächlich sind solche Träume in der ersten Phase des Entzugs häufiger als zu den Zeiten, in denen der Patient tatsächlich noch Alkohol oder Drogen konsumierte. Es ist, als würden die

Träume ein Verlangen befriedigen, das sich im Wachzustand nicht mehr stillen lässt. Diese Träume zerren an den Nerven der Betroffenen und lösen intensive Gefühle von Angst, Schuld und Reue aus – bis der Suchtpatient aufwacht. Wenn das Verlangen nach dem Suchtstoff dann abklingt, hört der Betreffende allmählich auch auf, davon zu träumen.

Vielleicht denken Sie ja, dass es ein schlechtes Zeichen ist, wenn eine Suchtpersönlichkeit träumt, ihrer Sucht weiter nachzugehen, doch das Gegenteil ist der Fall. Faktisch gelten Träume über Alkohol oder Drogen als Zeichen für eine gute Prognose beim Entzug. Die Erleichterung darüber, dass der Konsum nur ein Traum war, zeigt, dass sich die innere Einstellung des Patienten wandelt. Vor allem, wenn ein genesender Süchtiger sich weigert, im Traum Drogen oder Alkohol zu sich zu nehmen. Ein Brasilianer, der sich von einer Crack- und Kokainsucht erholte, beschrieb das so: «Ich wusste im Traum genau, dass ich die Drogen nicht nehmen durfte. Ich nahm das Päckchen zwar in die Hand, gab es dann aber an jemand anderen weiter. Es ist cool, dass mein Unbewusstes meine Art zu denken und zu handeln verändert. Ich wachte ganz glücklich auf, weil ich im Traum gewusst habe, dass ich das Zeug nicht nehmen darf.»[10]

Träume können uns vor Krankheiten des Gehirns warnen

Obwohl Ärzte und Patienten nur selten darüber sprechen, gehören dysfunktionale Träume zu den Symptomen einer Parkinson-Erkrankung im Endstadium. Die offensichtlichsten Zeichen der Krankheit sind die sich ständig verschlechternden körperlichen Symptome, wie der Verlust des Gleichgewichtsgefühls, der Koordination und des Gehvermögens sowie eine immer schwächer werdende Stimme. Aber nahezu 80 Prozent der Menschen, die unter einer von Parkinson verursachten Demenz leiden, berichten von Albträumen. Tatsächlich sind aggressive, actionreiche Albträume ein erstes Zeichen, dass das letzte Stadium mit dem Höchstgrad an Behinderung eingetreten ist.

Wie bereits gesagt berichten diese Patienten von Tieren, die zu Charakteren in ihren Träumen werden, was gewöhnlich nur bei Kindern der Fall ist. Und wie Kinder träumen Parkinson-Patienten weder von Haus- noch domestizierten Tieren, sondern von wilden. Dass solche Tierfiguren zurückkehren, wenn das Gehirn degeneriert, hat mich zu der Annahme geführt, dass wir zu einer primitiveren Version unseres Selbst zurückkehren, zu jener Art Gehirn, mit der die Menschen nicht während der letzten dreißigtausend Jahre, sondern vor dreißigtausend Generationen gelebt haben. Könnte es sein, dass sowohl das sich entwickelnde Gehirn als auch sein alterndes Gegenstück von Tieren träumt, weil diese ein kognitives Erbe unserer Vorfahren sind, aus einer Zeit, als Mensch und Wildtier nebeneinander lebten und unser Gehirn sich vergleichsweise rasch entwickelte? Das ist gar keine so absurde Frage. Schließlich treten Traumstörungen in manchen Familien gehäuft auf und sind genetisch vererbbar.

Das recht seltene Dream-Enactment-Verhalten bei Männern in mittleren Jahren führt, wie wir sehen konnten, beinahe unweigerlich zu einer Parkinson-Erkrankung. Aber Veränderungen in den Traummustern können auch bei einer deutlich häufigeren Erkrankung Hinweise auf eine bevorstehende Verschlechterung liefern, unter der Geist und Gehirn gleichermaßen leiden: die Alzheimer-Erkrankung.

Mit neuartigen bildgebenden Verfahren können wir heute eine Art Wärmebild des Gehirns erzeugen, das uns über die Stoffwechselaktivitäten im Gehirn Aufschluss gibt und damit über seinen Energieverbrauch. Je mehr Energie in einem Gehirnareal verbraucht wird, desto aktiver ist es. Diese Wärmebilder zeigen die besonders aktiven Bereiche rot, die inaktiven blau an. Bei Alzheimer-Patienten machte die Forschung erstaunliche Entdeckungen. Jene Bereiche, die auf diesen Aufnahmen blau erschienen – die sozusagen schliefen –, überschnitten sich weitgehend mit dem Imaginationsnetzwerk. Alzheimer lässt das Imaginationsnetzwerk verkümmern, sodass es Schwierigkeiten hat, den üblichen Aktivitätsgrad zu erreichen. Das zeigt sich auch, wenn Alzheimer-Patienten schlafen.

Aber ist es nun die Erkrankung, die zum Traumverlust führt, oder führt der Traumverlust zur Erkrankung? Oder spielt das eine auch nur dem anderen in die Hände und erzeugt so eine wüste Abwärtsspirale? Manche Wissenschaftler gehen nun der Frage nach, ob der Mangel an Träumen den Verlust kognitiver Fähigkeiten verschärft. Andere gehen noch einen Schritt weiter in der Annahme, dass Morbus Alzheimer ohnehin eine Krankheit der verlorenen Träume sein könnte: Neben dem Gedächtnisverlust führt Alzheimer nämlich auch zu einem immer weiter gehenden Abbau der emotionalen Regulierung, zu der Träume ja jede Nacht beitragen. Daher scheint es mir möglich, dass das Ausbleiben solcher Träume die emotionale Fehlregulierung bei Alzheimer-Patienten begünstigt. Da bei der Alzheimer-Krankheit auch das Gedächtnis beeinträchtigt wird, werden wir vielleicht nie herausfinden, ob diese Patienten weniger träumen oder sich weniger erinnern oder vielleicht beides, denn Gehirn und Geist sind nicht voneinander zu trennen und beeinflussen sich gegenseitig unmittelbar.

Das Band zwischen unseren Träumen und unserem Selbstbild ist bei Menschen mit einer Dissoziativen Identitätsstörung (DIS) beziehungsweise – wie man früher sagte – einer Multiplen Persönlichkeitsstörung noch ausgeprägter. Die Dissoziative Identitätsstörung ist eine mentale Erkrankung, bei der ein Mensch verschiedene und jeweils einzigartige Persönlichkeiten hat, die zu verschiedenen Zeiten sein Verhalten bestimmen. Es hat sich gezeigt, dass diese anderen Identitäten sich häufig erst als Traumcharaktere zeigen, bevor sie das Verhalten der Person auch im Wachzustand bestimmen. Diese Traumcharaktere sind sozusagen Prototypen, ein Probelauf für die Identitäten, die im Laufe des Tages hervortreten.

Aufnahmen des Gehirns solcher Patienten zeigen ein intaktes und vollständig ausgebildetes Gehirn, weswegen man annimmt, dass die verschiedenen Identitäten eben nicht das Produkt einer tatsächlichen Trennung oder Verletzung des Gehirns sind. Als Chirurg musste ich schon mehrfach linke und rechte Gehirnhälfte voneinander trennen, ja auch schon eine Gehirnhälfte vollständig entfernen. Diese Patienten aber berichten nicht von veränderten Träumen oder einer anderen Identität. Die Ursache für die multiplen Identitäten bei der DIS ist komplexer als eine schlichte physische Anomalie. Sie werden vom Träumenden selbst geschaffen.

Menschen mit einer Dissoziativen Identitätsstörung träumen auf andere Weise. Manchmal taucht eine Identität in den Träumen einer anderen auf. Die Psychologin Deirdre Barrett hat untersucht, wie verschiedene Identitäten einer Person den gleichen Traum aus jeweils anderer Perspektive erinnern.[11] So erinnerte sich eine Patientin an einen Traum, in dem sie sich unter dem Bett versteckte, weil sie Angst hatte, jemand könne ihr etwas antun. Eine andere ihrer Identitäten hatte denselben Traum, nur dass sie ein Kind war, das das verängstigte Mädchen ablenken wollte. Eine dritte Identität hingegen bedrohte dieses Mädchen.

Schizophrenie ist eine ernsthafte Erkrankung, bei der die Betroffenen die Realität auf verzerrte Weise interpretieren. Die Krankheit kann sich auch in Träumen ausdrücken. Menschen, die unter Schizophrenie leiden, hören Stimmen. Mitunter glauben sie auch, dass jemand hinter ihnen her ist. Diese verzerrte Weltwahrnehmung überträgt sich auch auf ihre Träume. Die Traumberichte schizophrener Menschen sind wirklich erschreckend. Massive Aggressionen und Sadismus verbinden sich in ihnen häufig mit Bildern der Verstümmelung. Bei den meisten Menschen sind drei Viertel ihrer Traumgestalten Menschen, die sie entweder persönlich kennen oder die in ihrem Leben eine bestimmte soziale Rolle einnehmen wie ihr Bankberater, ein Lehrer oder ein Freund. Bei Menschen, die an Schizophrenie erkrankt sind, werden Träume häufiger als üblich von Fremden bevölkert, meist männlich und in Gruppen auftretend. Wenn Schizophrenie-Patienten dann mit Medikamenten gegen ihre Psychose behandelt werden und ihr Allgemeinzustand sich verbessert, fallen auch die Träume weniger angsteinflößend und emotional positiver aus. Trotzdem sehen sie in ihren Träumen immer noch mehr Fremde als nicht an Schizophrenie Erkrankte.

Angesichts all dieser Belege dafür, dass Träume Hinweise auf unsere Gesundheit enthalten, auf das etwaige Fortschreiten einer Alzheimer-Erkrankung, einer Dissoziativen Identitätsstörung oder auf Erkrankungen des schizophrenen Formenkreises, erstaunt es mich wirklich, warum Ärzte ihre Patienten nicht routinemäßig nach ihren Träumen fragen.

Wenn Träume uns schaden

Gelegentliche Albträume sind ganz normal und gehen vermutlich auf Stress oder Ängste zurück. Alles in allem sind sie aber harmlos. Sie reißen uns aus dem Schlaf und machen uns vielleicht auch Angst, aber sie beeinträchtigen unser Wohlbefinden und unsere Gesundheit nicht. Bei Albträumen, die zu einer Albtraumstörung gehören, ist das anders. Hier haben wir es mit wiederkehrenden und quälenden Träumen zu tun, die unser Leben bei Tag behindern. Sie sind so schlimm und suchen uns so häufig heim, dass die Betroffenen Angst vor dem Einschlafen entwickeln. Sie geben berechtigten Anlass zur Sorge und sollten unbedingt mit dem Hausarzt oder einem Psychotherapeuten besprochen werden. Ansonsten besteht die Gefahr, dass sich daraus ein Teufelskreis von Schlaflosigkeit, Tagesmüdigkeit und Angststörungen entwickelt.

Albträume können so etwas wie ein Barometer für unser emotionales Wohlbefinden sein. Wenn wir plötzlich unter Albträumen leiden, obwohl wir vorher nur selten welche hatten, sollten wir dem gebührend Beachtung schenken. Auch wenn sich das Muster des Traumgeschehens plötzlich ändert, ist das Grund zur Sorge. Albträume können ein Alarmzeichen für schwerwiegendere Probleme mit unserer geistigen Gesundheit sein und uns beispielsweise vor Depressionen warnen. Etwa ein Drittel der Menschen in psychiatrischer Behandlung erlebt häufig Albträume. Im Grunde ist das so ähnlich wie mit Kopfschmerzen. Wenn Ihnen der Kopf nur hin und wieder wehtut, ist das nicht schlimm. Leiden Sie jedoch häufig unter Kopfschmerzen, sollten Sie mit Ihrem Arzt darüber sprechen.

Fast drei Viertel der Menschen, die unter einer Posttraumatischen Belastungsstörung (PTBS) leiden, berichten über häufige Albträume. Anders als das Fieber, das eine Infektion begleitet, oder der Schmerz, der mit einer körperlichen Verletzung einhergeht, sind Albträume nicht einfach nur ein Symptom der PTBS. Sie können echten emotionalen Schaden anrichten.

Eines der wesentlichen Merkmale der PTBS sind wiederkehrende Träume, die das traumatische Ereignis wieder und wieder durchspielen. Nachts werden die Träume begleitet von Angst, Wut oder Trauer. Tagsüber sorgen sie dafür, dass die Betroffenen übermäßig erregbar und von Ängsten erfüllt sind. PTBS-Albträume unterscheiden sich von nicht traumabedingten Albträumen, die trotz allem nützlich sind und bei der kindlichen Entwicklung eine entscheidende Rolle spielen können, wie wir in Kapitel 2 gesehen haben. Bessel van der Kolk, der Autor von *Verkörperter Schrecken*, verdeutlicht, dass es beim Trauma nicht um die Vergangenheit geht, sondern darum, dass das Trauma in den Betroffenen lebendig ist. Was bedeutet, dass «Träume selbst für den Träumenden traumatisch sein können».[12] In anderen Worten: Wenn die Betroffenen wieder und wieder von einem traumatischen Ereignis träumen, traumatisiert sie dies von Neuem. Das ist eindeutig belegt. Bei Albträumen steigt unsere Herz- und Atemfrequenz genauso an, als würden wir das Traumereignis real erleben. Jene Teile des Gehirns, die während des Traums aktiv werden, reagieren exakt so, als wären wir wach. Träumen wir vom Laufen, ist der motorische Cortex aktiv. Träumen wir Angst, reagiert die Amygdala.

Andererseits können Träume mit der Zeit traumatische Ereignisse auch neu und therapeutisch sinnvoll fassen. Fast jeder Mensch erfährt im Laufe seines Lebens ein oder mehrere Traumata, doch es gibt gewaltige Unterschiede, was die Reaktion darauf angeht. Manche Menschen stehen nach dem Trauma wieder auf, ob sie nun einen Autounfall erlebt haben, den Verlust eines geliebten Menschen oder Opfer eines Verbrechens wurden. Man spricht hier vom «posttraumatischen Wachstum». Andere kommen mit solchen Einschnitten weniger gut zurecht. Wir können viel über unseren Umgang mit Traumata lernen, wenn wir auf unsere Träume achten und uns klarmachen, ob sie symbolisch oder realistisch sind.

Da der emotionale Fokus bei Menschen, die kürzlich ein Trauma erfahren haben, sehr klar ist, sind Überlebende eines akuten Traumas ideale Versuchspersonen für die Traumforschung. Der amerikanische Schlafforscher Ernest Hartmann hat von vierzig Betroffenen Traumberichte gesammelt, die einen Zeitraum von zwei Wochen bis zu zwei Jahren umfassen.[13] Er stellte fest, dass die Heilung eines Traumas typischerweise damit einhergeht, dass die Träume weniger realistisch, sondern eher symbolisch werden. In den Träumen wird das Erlebte nicht mehr absolut oder weitgehend exakt inszeniert. Die Geschichten erhalten eher Symbolcharakter.

Ein sehr häufiges Traummotiv bei Traumaüberlebenden ist die Flutwelle. Fast alle Traumabetroffenen berichten von solchen Träumen. Bei Hartmann findet sich dazu der folgende beispielhafte Bericht: «Ich ging mit einem Freund am Strand entlang, wobei ich nicht mehr weiß, mit wem. Plötzlich türmte sich über uns eine gut zehn Meter hohe Welle auf und riss uns mit. Ich kämpfte im Wasser um mein Leben. Ich weiß nicht, ob ich es geschafft habe. Dann wachte ich mit einem Mal auf.» Hartmann berichtet weiter, Traumaüberlebende würden oft davon träumen, dass ein Wirbelsturm sie mitreißt. Eine Frau, die brutal angegriffen worden war, hatte in den ersten vier Nächten nach dem Überfall folgenden

Traum: Sie wurde von einer Gang angegriffen, von einem Vorhang erstickt. Sie konnte nicht mehr vor einem heranrasenden Zug ausweichen und wurde von einem Wirbelsturm fortgetragen. Diese Träume mögen verstörend sein, aber sie zeigen, dass die Heilung bereits eingesetzt hat.

Wenn das Trauma dann nicht mehr so unmittelbar erlebt wird und seine emotionalen Auswirkungen sich verändern, wandeln sich auch die Bilder in unseren Träumen. Träume, die zu Beginn im Kontext von Angst und Schrecken stehen, ändern sich zur Verkörperung von Hilflosigkeit und Verletzlichkeit. Das zeigt sich beispielsweise darin, dass ein kleines Tier am Straßenrand stirbt oder die Traumpersönlichkeit im strömenden Regen auf einem unübersichtlichen Feld steht und nirgendwo Unterschlupf findet. Darauf folgen Träume, in denen die zentrale Erfahrung das Schuldgefühl der Überlebenden ist. Am Ende steht dann die Trauer.

Nun erlebt zwar nahezu jeder Mensch im Laufe seines Lebens ein Trauma, doch interessanterweise entwickelt nicht jeder eine PTBS. Warum bei dem einen nach einem traumatischen Erlebnis PTBS auftritt, bei dem anderen nicht, wissen wir bislang nicht. Daher ist es schwer, wenn nicht unmöglich, vorherzusagen, wer seine traumatischen Erinnerungen – und die begleitenden Albträume – abschütteln kann und wer nicht. In jüngster Zeit allerdings wurde diesbezüglich ein Durchbruch erzielt. Die neurobiologische Forschung hat ein Molekül entdeckt, das hier sozusagen als molekularer Schalter wirken könnte: Neurotensin.

Ein Team unter der Leitung von Hao Li, Forscher am Salk Institute for Biological Studies im südlichen Kalifornien, untersuchte, wie positive und negative Erinnerungen gespeichert werden.[14] Die Forscher fanden heraus, dass ein Signalmolekül namens Neurotensin wie ein Schalter wirkt und bestimmt, ob eine Erinnerung von der Amygdala, die für die emotionale Bewertung von Erinnerungen zuständig ist, als positiv oder negativ abgespeichert wird. Die Entdeckung, dass ein Neurotransmitter eine Erfahrung unauslöschlich markieren kann, stößt möglicherweise die Pforten zum Verständnis der biologischen Grundlagen einer PTBS weit auf. Vielleicht überlädt das Neurotensin das Gehirn mit negativen Signalen. Sollte dem so sein, könnten sich unter Umständen auch neue Behandlungsformen auftun. Möglicherweise können wir durch Einwirken auf den Signalweg des Neurotensins die traumatische Wiederholung albtraumhafter Erinnerungen im Gefolge einer PTBS reduzieren.

Unbehandelte Albträume können bei Menschen, die unter mentalen Erkrankungen leiden, höchst bedrohliche Zustände auslösen. Manchmal entwickelt sich aus der Welt der Träume auch ein psychotischer Schub. Eine Fallgeschichte macht uns mit einem achtundsiebzigjährigen Mann bekannt, der nach einem Selbstmordversuch ins Krankenhaus eingeliefert wurde. Dort gab er an, seit drei Jahren unter Albträumen zu leiden. Dabei ging es immer wieder um denselben Traum: Er wurde von einem axtschwingenden Kerl mit zwei großen Hunden verfolgt. Der Traum löste so schwere Ängste aus, dass der Mann versuchte, erst gar nicht mehr einzuschlafen. In den zwei Wochen, die seiner Einlieferung vorausgingen, war er wiederholt aufgewacht und hatte auditive oder visuelle Halluzinationen, in denen er immer wieder dem Mann mit den Hunden begegnete. Schließlich versuchte er, sich mit einer Axt selbst zu töten, «um dem Kerl die Arbeit abzunehmen». Und es gibt noch andere Berichte über Fälle, bei denen Albträume zu psychotischen Episoden führen. Das zeigt einmal mehr, wie eng Traum- und Wachleben verknüpft sind und wie surreal und bedrohlich manche Albträume erscheinen.

Träume können uns auch heilen

In Träumen erleben wir uns auf eine Weise als ganz, die verständlich ist – im Wachzustand aber unmöglich. Menschen, die sich einer Amputation unterziehen mussten, besitzen in ihren Träumen manchmal noch alle Gliedmaßen. Die fehlenden Arme und Beine wurden wiederhergestellt. Obwohl das schlafende Gehirn von amputierten Gliedern natürlich keine Signale mehr erhält, kann das träumende Gehirn sie gebrauchen, als hätte die Person sie nie verloren.

In einer ganzen Reihe von Studien geben Amputierte Träume zu Protokoll, die in der wirklichen Welt unmöglich wären. Ein Mann mit einem amputierten Arm träumt davon, eine Mücke mit beiden Händen zu zerdrücken. Ein anderer legt mit dem fehlenden Arm die Gänge bei einem Ferrari Testarossa ein und gießt einem Freund einen Drink ein: Er hält die Champagnerflasche in der rechten Hand, das Glas in der linken. Eine Frau, der der Großteil eines Beines amputiert wurde, träumt, dass sie vor einem tief fliegenden Flugzeug einfach davonläuft.

Wenn Träume uns ganz machen können, ist das, was in der Traumlandschaft passiert, pure Magie. Zwei Frauen, die aufgrund einer chronischen Rückenmarkserkrankung im Rollstuhl sitzen, berichten unabhängig voneinander etwas Erstaunliches. Jede von ihnen träumte von einem Rollstuhl, doch sie saßen nicht drin. In ihren Träumen zogen sie es vor, den leeren Rollstuhl zu schieben.

Parkinson-Patienten und Menschen, die unter REM-Schlaf-Verhaltensstörungen leiden, können im Traum die Begrenzungen ihres wachen Körpers überwinden. Ungeachtet aller wissenschaftlichen Logik legen sie etwas an den Tag, was wir als «Kinesia paradoxa» kennen. Tagsüber sind ihre Gliedmaßen vielleicht steif und unflexibel, ihre Bewegungen langsam, sodass die Betreffenden fast verknöchert wirken. Das hat nichts mit dem Willen zu tun. Der Signalweg vom Gehirn zum Körper bricht nur allmählich zusammen. Wenn diese Parkinson-Patienten träumen und infolge einer Dream-Enactment-Störung ihre Träume ausagieren, sind ihre Bewegungen keineswegs langsam und ruckartig, wie man erwarten würde. Sie können sich vielmehr schnell und fließend bewegen. Das Zittern, die Schwäche und die Steifheit, die sie tagsüber erleben, sind wie fortgeblasen. Auch ihre Stimme ist anders: Tagsüber ist sie leise und zittrig, doch wenn sie im Schlaf schreien, klingt das laut und klar. Auch die Kinesia paradoxa ist für den Moment noch ein wissenschaftliches Rätsel.

Je mehr wir über die Neurowissenschaft des Träumens lernen, desto mehr erfahren wir über das Potenzial unseres Körpers und unseres Geistes, das nur Träume offenbaren und freisetzen können. Nicht nur Vorstellungskraft, Geschichten und Beziehungen unterliegen im Traum keinerlei Begrenzungen. Das träumende Gehirn weist noch andere Kräfte auf.

Seit ich vor nunmehr fünfundzwanzig Jahren diesen einen Patienten kennengelernt habe, habe ich mein Leben und meine Studien der Erforschung und Heilung des menschlichen Gehirns – der menschlichen Persönlichkeit – gewidmet. Und je mehr ich lerne, desto größer werden meine Ehrfurcht und mein Staunen angesichts der Geheimnisse unseres Geistes.

Eine seiner Fähigkeiten – im Traum quasi zu erwachen und den Lauf der Ereignisse bewusst zu steuern – scheint eher mit Magie als mit Wissenschaft zu tun zu haben. Und obwohl dieses Phänomen schon seit Jahrtausenden bekannt ist, sind wir erst seit etwa zehn Jahren in der Lage, diese Tatsache zu untersuchen. Und zu beweisen, dass unser Gehirn tatsächlich beides kann – träumen und zugleich wach sein.

6

Luzide Träume: Wo wacher und träumender Geist sich überschneiden

1975 schickte sich ein neurowissenschaftliches Experiment an, weltweit für Aufsehen zu sorgen.[1] Seine Zielsetzung war nichts weniger als eine Revolution in unserem Verständnis von Wachen, Schlafen und Träumen: Es sollte nachweisen, dass Träumende sich im Traum ihrer selbst gewahr sein können. Belegen wollte man dies dadurch, dass die Träumenden im Traum mit der Außenwelt kommunizierten. Anders ausgedrückt ging es darum zu beweisen, dass luzide Träume Realität sind.

Einer der Probanden namens Alan Worsley legte sich in einem englischen Schlaflabor mit ganz genauen Anweisungen schlafen.[2] Er sollte seine Augen hin und her bewegen, sobald er sich bewusst wurde, dass er träumte – im Traum. Um zu zeigen, dass die Augenbewegungen kein Zufallsprodukt waren, bat man ihn, die Augen langsam nach links und rechts zu bewegen und dies einmal zu wiederholen. Er hatte diese Augenbewegung im Wachzustand mehrfach eingeübt. Diese bewussten Bewegungen konnten also nicht mit den zufälligen im REM-Schlaf verwechselt werden.

Die Anweisung konzentrierte sich auf die Augen, weil im REM-Schlaf die gesamte Muskulatur gelähmt ist – mit Ausnahme jener Muskeln, die für Atmung und Augenbewegungen zuständig sind. Insofern besteht eine Ähnlichkeit zwischen Schlafenden und Patienten mit Locked-in-Syndrom, die infolge einer massiven Verletzung im Mittelhirn und darunter von den Augen abwärts gelähmt sind und nur mit Blinzeln oder Augenbewegungen kommunizieren können. Es war ein kühnes Experiment, aber fundamentale Behauptungen erfordern fundamentale Beweise. Und selbst wenn die Rückmeldung mittels Augenbewegungen funktionieren sollte, müsste ein skeptischer Wissenschaftler fragen: Woher wollen Sie wissen, dass der Mann nicht gerade lange genug wach war, um seine Augen in der geforderten Art und Weise zu bewegen?

Das ist eine vernünftige Frage, die der Forscher Keith Hearne vorausahnte. Da die Kopfhaut des luziden Träumers mit Dutzenden Elektroden versehen war, konnte Hearne während des Experiments die elektrische Signatur des Schlafes messen, vor allem die sogenannten «Schlafspindeln», die man nicht vortäuschen kann. Weitere Elektroden maßen die elektrische Aktivität in der Muskulatur des Träumers und zeigten eine klare Atonie, was heißt, dass der Körper fast vollständig gelähmt war. Auch hier lässt sich das Fehlen von elektrischer Aktivität nicht fingieren.

Was aber ist luzides Träumen nun eigentlich? Luzides Träumen ist die Erfahrung zu träumen und zu *wissen*, dass Sie sich in einem Traum befinden. Ein luzider Traum ist ein Paradox, das eher mystisch als real erscheint, ein doppeltes Bewusstsein, das zum einen die lebhafte und unlogische Traumwelt umfasst, zum anderen die Einsicht, dass Sie – die träumende Person – in dieser Welt sowohl Schöpfer als auch handelnde Person sind. In einigen Fällen gehen luzid Träumende noch einen Schritt weiter und kontrollieren den Handlungsstrang im Traum, sozusagen eine Art Echtzeit-Traumsteuerung.

Dabei ist luzides Träumen keineswegs ein New-Age-Abenteuer, das nur Hippies oder Gurus fasziniert. Luzides Träumen ist schon seit der Antike bekannt. Lange bevor Hearne mit den Mitteln der modernen Wissenschaft die Szene betrat, war das Phänomen bekannt. Aristoteles schrieb in seinem Traktat über Träume aus dem 4. vorchristlichen Jahrhundert: «Wenn man schläft, passiert etwas im Bewusstsein, was deutlich macht, dass das, was man erlebt, nur ein Traum ist.»

Trotz jahrhundertealter Berichte über luzides Träumen bliebt die Community der Neurowissenschaftler – darunter auch ich – zunächst skeptisch. Träumen ist etwas, was definitionsgemäß außerhalb des bewussten Erlebens passiert. Vielleicht träumen Menschen, die glauben, luzid zu träumen, einfach nur, dass sie luzide sind, sozusagen als Traum im Traum. Oder sie erwachen kurz, nur um gleich wieder einzuschlafen, wodurch der falsche Eindruck entsteht, sie seien im Rahmen des Traums bewusst. Vielleicht waren sie noch gar nicht eingeschlafen oder umgekehrt im Erwachen begriffen, und was sie für einen luziden Traum hielten, war eher eine halbwache Halluzination.

Doch die Forscher standen noch vor einem weiteren Problem: Selbst wenn luzides Träumen möglich sein sollte, wie ließe sich das beweisen? Wie konnte man objektiv belegen, dass jemand luzid träumte, ohne die Person zu wecken? Und sobald man sie weckte, musste man sich auf deren subjektive Erinnerungen verlassen. Hearne war durchaus klar, dass manche Probanden unbedingt «gut ankommen» wollen. Vielleicht berichteten sie von einem luziden Traum, weil der Forscher das eben hören wollte. Und was genauso irritierend ist: Wenn der Träumende weiterschläft und der Körper im REM-Schlaf paralysiert ist, wie sollte der Träumende dann signalisieren, dass er gerade einen luziden Traum hat?

Daher probierte die Forschung jahrelang verschiedene Methoden aus, die dem luzid Träumenden ermöglichen sollten, mit der Außenwelt zu kommunizieren. Zum Beispiel, indem er einen Finger hob. Andere versuchten, ihren Probanden andere kleine Bewegungen beizubringen oder einen Mikro-Schalter zu betätigen, den man an der Hand der Schlafenden befestigte. Keine dieser Methoden funktionierte. Die Schlaflähmung im REM-Schlaf kann nicht durch Übung oder Willenskraft überwunden werden, sodass Bewegungen wie die genannten unmöglich sind. Wie gesagt, der Körper im REM-Schlaf ist von den Augen abwärts paralysiert. Es war Keith Hearne – zu jener Zeit noch Doktorand –, dem klar wurde, dass man sich Augenbewegungen zunutze machen konnte.

Hearne stand damals noch am Anfang seiner Forscherlaufbahn und war daher ein eher unwahrscheinlicher Kandidat für eine Revolution in der neurowissenschaftlichen Traumforschung. Er lernte seine Testperson Worsley durch Zufall kennen. Der 37-Jährige half Hearne und seiner Frau beim Umzug, wobei er erwähnte, dass er luzide Träume habe. Als Hearne anfing, das Phänomen zu erforschen, stellte Worsley sich als Versuchsperson zur Verfügung.

Zu jener Zeit wurden Augenbewegungen im Schlaflabor bereits gemessen, um zu zeigen, wann der REM-Schlaf einsetzte. Man verwendete dazu ein Elektrookulogramm. Dabei legt man an der Haut im Augenwinkel Elektroden an. Wenn die Augen sich bewegen, ändert sich das elektrische Signal, selbst wenn die Augen geschlossen sind. Die Resultate werden heute mit dem Computer gespeichert. Bei Hearne zeichnete man die Linien noch auf langen Papierrollen auf.

Während des REM-Schlafes sind die Augenbewegungen vom Zufall bestimmt. Auf dem Elektrookulogramm zeigt sich keinerlei Muster. Deswegen sollte Worsley die Augen zweimal von links nach rechts und umgekehrt bewegen. Dieses eindeutige Muster war mit den zufälligen Augenbewegungen des REM-Schlafes nicht zu verwechseln. Sie würden sich auf dem Elektrookulogramm von den chaotischen Ausschlägen im REM-Schlaf deutlich unterscheiden.

Die erste Nacht, in der Hearne testen wollte, ob luzid Träumende mit Augenbewegungen kommunizieren konnten, verlief ohne auch nur das geringste Signal von Worsley. Kurz nach acht Uhr morgens ging Hearne davon aus, dass das Experiment gescheitert war. Er packte alles zusammen, als Worsley plötzlich einen luziden Traum hatte und versuchte, Signal zu geben. Aber es war zu spät. Die Aufzeichnung war bereits abgebrochen worden.

Eine Woche später versuchte Hearne es erneut. Wieder träumte Worsley gegen acht Uhr morgens einen luziden Traum, doch dieses Mal war Hearne bereit. Die Augenbewegungen zeigten sich auf dem Papier des Elektrookulogramms als starke Zickzacklinien. Hearne sah verblüfft zu. Ein paar Minuten davor war er fast im Halbschlaf versunken, während die Tintenlinien die Papierrolle füllten. Schließlich hatte er die Aufzeichnungen die ganze Nacht überwacht. Was er nun auf dem Papier erblickte, machte ihn schlagartig wach. Er wusste: Was er hier sah, würde Geschichte schreiben. Später notierte er, er sei so aufgeregt gewesen, als hätte er gerade eine Botschaft aus einem anderen Sonnensystem empfangen.[3] Jener Augenblick markierte offiziell den Beginn der streng wissenschaftlichen Erforschung des luziden Träumens.

Die Ausschläge auf der Papierrolle wurden zum Erdbeben in der Community der Neurowissenschaftler. Zum ersten Mal hatte jemand in Echtzeit ein Signal übermittelt, während er träumte. Das bewies, dass es zumindest in einem Fall und bei einer Person möglich war, im Traum wach zu sein.

Mehr als 2500 Jahre nach Aristoteles veröffentlichte Hearne seine Resultate. Sein Experiment wurde von anderen Wissenschaftlern nachgebaut, infrage gestellt und schließlich widerwillig akzeptiert, nachdem man selbst Tests mit luzid Träumenden vorgenommen und zur Kontrolle die gleiche «Links, rechts, links, rechts»-Augenbewegung eingesetzt hatte, auf die Hearne gekommen war. Sie wurde tatsächlich zum Goldstandard bei der Erforschung luzider Träume, eine Art Morsecode, den man weltweit bei Schlafexperimenten nutzte und nutzt. Links-rechts-links-rechts im Schlaflabor heißt also: Ich habe einen luziden Traum.

Wie es zu luziden Träumen kommt

Seitdem ist das wissenschaftliche Verständnis luzider Träume größer und genauer geworden. Heute beschäftigt dieses Phänomen eine ganze Reihe von Forschern. In den vier Jahrzehnten nach Hearnes Experiment haben wir viel darüber in Erfahrung gebracht, auch wenn mindestens ebenso viel noch im Dunkeln liegt. Je mehr sich die Wissenschaft mit den Geheimnissen luziden Träumens beschäftigt und zu ihrer Erforschung unterschiedliche bildgebende Verfahren anwendet beziehungsweise die luziden Träumer vor neue Aufgaben stellt, umso mehr hofft man, hier entscheidende Erkenntnisse über die Funktionen des Gehirns zu gewinnen. So als hätte das luzide Träumen ein Fenster geöffnet, durch das wir das Gehirn bei der Arbeit beobachten können, und zwar auf eine Weise, die uns vorher nicht zur Verfügung stand.

Fast jeder Mensch sagt von sich, er habe zumindest einmal einen spontanen luziden Traum gehabt. Eine von fünf Personen meint gar, sie würde einmal im Monat luzid träumen.

Luzide Träume treten eher bei Frauen auf als bei Männern und sind in der Kindheit häufiger. Mit dem Heranwachsen scheinen sie abzunehmen. Beim luziden Träumen scheint das Bewusstsein eine neue Dimension zu erreichen: ein hybrider Zwischenzustand, in dem wir träumen, aber trotzdem wach sind beziehungsweise wach sind, aber uns trotzdem unseren Träumen überlassen.

Aber wie ist das luzide Träumen überhaupt möglich? Wie kann ein Träumender bemerken, dass er träumt, während er eigentlich noch schläft? Und wenn dies geschieht, wieso bricht dieses Bewusstsein nicht den Bann und weckt den Träumenden? Was passiert im Gehirn, sodass der Geist sowohl teilweise wach, als auch teilweise schlafend sein kann?

Wie wir wissen, ist im normalen Traum das Imaginationsnetzwerk aktiv und das Exekutivnetzwerk ausgeschaltet. Da der dorsolaterale präfrontale Cortex – der rationale, vernunftbetonte, skeptische Part unseres Gehirns – inaktiv ist, stört uns die Unwirklichkeit unserer Traumgeschichten nicht, und wir sind uns nicht bewusst, dass wir träumen. Daher sind wir voll in unsere Traumerfahrung integriert. Beim luziden Träumen aber passiert etwas, das die mundtot gemachte Skepsis reanimiert. Luzid Träumende berichten oft von einem Moment, in dem die Szenerie des Traumes so unwahrscheinlich wird, dass sie merken: Es muss sich um einen Traum handeln. Zu diesen «Traumsignalen», die luzides Träumen einleiten, gehören eigenartige Gefühle, unmögliche Handlungen, groteske oder sich verwandelnde Körper beziehungsweise bizarre Situationen und Kulissen. Interessanterweise kommen diese Dinge in Träumen recht häufig vor.

Was aber passiert im Gehirn, das diesen Quantensprung der Bewusstheit, diese momentane Klarheit auslöst, sodass die träumende Person merkt, dass das, was sie erlebt, nur ein Traum ist? Wenn Träume ohnehin bizarr sind, wo liegt dann der Unterschied, der eine bizarre Situation zum «Traumsignal» werden lässt?

Wir kennen die Antwort auf diese Fragen nicht, doch die Forschung hat verschiedene Hinweise gefunden, die uns zumindest einen ersten Einblick in die Frage erlauben, wie sich luzide von normalen Träumen unterscheiden. So zeigen bildgebende Verfahren, dass das Exekutivnetzwerk sich während des luziden Träumens zumindest teilweise wieder einschaltet. Der Großteil dessen, was wir über die Wissenschaft des luziden Träumens wissen, verdanken wir elektrischen Signalen, die während eines EEG aufgezeichnet werden. Diese zeigen, dass beim luziden Träumen – im Vergleich zu normalen Träumen – in Teilen des präfrontalen Cortex mehr hochfrequente Gehirnwellen auftreten. Wie wir in Kapitel 1 gesehen haben, ist dort der logische Part unseres Gehirns beheimatet, den wir während des Träumens gewöhnlich abschalten.

Auch der Antwort auf die Frage, was zu einem luziden Traum führen kann, sind Forscher mittlerweile nähergekommen. Mithilfe der transkraniellen Wechselstrom-Stimulation (eine nicht invasive Technik, die einen schwachen elektrischen Impuls von außerhalb des Schädels ans Gehirn übermittelt, um bestimmte Teile des präfrontalen Cortex zu aktivieren) haben Wissenschaftler herausgefunden, dass diese Stromimpulse das luzide Träumen verstärken, selbst bei Träumenden ohne Erfahrung im luziden Träumen. Die transkranielle Stimulation ist eine sich entwickelnde Technik, mit der man Erkrankungen wie Depressionen und Migräne behandeln kann. Gleichzeitig hilft sie uns, das Zusammenspiel von Gehirn und Geist zu untersuchen. Es ist also nicht unwahrscheinlich, dass wir einmal ein Gerät entwickeln, um bewusst luzides Träumen auszulösen.

Für den Augenblick ist das luzide Träumen aber noch ein Reich, zu dem nur wenige Menschen Zugang haben, die sich in diesen dualen Zustand versetzen können. Luzide Träume sind eine außergewöhnliche Leistung unseres Geistes, aber sie scheinen flüchtig zu sein, und nicht immer gelingt der Zugang. In einem klugen Experiment[4] bat man luzid Träumende, sich im Wachbewusstsein auf eine Szenerie zu konzentrieren, zum Beispiel einen Raum in ihrem Heim. Sie sollten sich jedes Detail genau einprägen. Dann sollten sie, kaum in den luziden Traum eingetaucht, das aktuelle Traumgeschehen so verändern, als fände es in der erinnerten Szenerie statt. Diese «Rückversetzung» im Traum fiel üblicherweise ungenau aus. Und selbst wenn der luzid Träumende das bemerkte, änderte dies nichts. Eine Testperson beschrieb ihren luziden Traum wie folgt:

> *Ich öffnete die Tür, und der Raum war leer ... Ich schloss die Tür und versuchte, die Dinge erscheinen zu lassen, die sich im erinnerten Raum befanden ... Ich schloss die Augen, dachte an einen Gegenstand, den ich mir gemerkt hatte, öffnete die Augen wieder, und da war er. Anfangs war es der Holztisch mit der Obstschale ... Ich schloss immer wieder die Augen und versuchte, den Raum perfekt nachzubauen, aber irgendwie geriet das Ganze dann außer Kontrolle.*

Dieser Träumer schaffte es nicht, in seinem luziden Traum den erinnerten Raum exakt erstehen zu lassen. Andere erlebten ähnliche Schwierigkeiten.

Trotz der Bewusstheit, die sich beim luziden Träumen

einstellt, verhält der Körper sich ja trotzdem so, als wäre das Traumgeschehen für ihn Realität, so wie das beim normalen Träumen der Fall ist. Wenn der luzid Träumende im Traum den Atem anhält, zeigen sich Anzeichen einer zentralen Apnoe. Wenn er trainiert, steigt seine Herzfrequenz. Träumt er von Sex, fängt er an, schwer zu atmen. Die Luzidität tritt in einer normalen Traumlandschaft auf, doch das Bewusstsein, in einem Traum zu sein, lindert nicht die körperliche Reaktion auf das Traumgeschehen. Daher zeigen luzid Träumende sowohl die Einsicht, dass sie träumen, als auch die übliche volle körperliche Reaktion auf den Traum.

Dabei stellt sich natürlich die Frage, ob die Traumlandschaft sich für den luzid Träumenden anders anfühlt, sobald diese Bewusstheit entsteht. Eine elegante Antwort darauf fanden Forscher, die keine komplexen bildgebenden Verfahren oder neueste Technologien verwendeten. Stattdessen setzten sie auf ein einfaches, aber unverzichtbares Hilfsmittel, das in Schlafstudien häufig zum Einsatz kommt: das Okulogramm, das die Bewegungen der Augen aufzeichnet.

Wenn Sie im Wachzustand in der Ferne einen Schwarm Vögel vorüberfliegen sehen, folgen Ihre Augen ruhig dem Schwarm. Stellen Sie sich jedoch den gleichen Vogelschwarm nur vor, bewegen Ihre Augen sich ruckartig. Sie vollführen sogenannte Sakkaden, schnelle, kurze Bewegungen. Folgt jedoch ein luzid Träumender einem Schwarm Vögel durch sein Gesichtsfeld, wird die Augenbewegung wieder gleichmäßig und fließend. Daran zeigt sich, dass der Träumende ganz in die Traumwelt eingetaucht ist und die Vögel sieht, als wären sie real. Würde dem Träumenden jedoch bewusst, in einem luziden Traum zu sein, so verlöre die Szenerie ihre Wirklichkeitsanmutung. Wenn er die Vögel dann nur imaginierte, träten in den Augenbewegungen auch wieder Sakkaden auf.

Trotz all dieser Forschungsarbeiten ist immer noch unklar, warum wir luzide Träume haben. Eine Theorie geht davon aus, dass luzides Träumen tatsächlich ein hybrider Zustand ist, indem die Bewusstheit des wachen Gehirns in den REM-Schlaf überführt wird, möglicherweise als Resultat eines bestimmten Gehirnwellenmusters in den Frontallappen des Cortex. Eine andere Theorie betrachtet das luzide Träumen als Teil eines Bewusstseinskontinuums, das Träume, Tag- und Wachträume sowie den Wachzustand umfasst. Für den Moment sind diese Theorien nichts weiter als der Versuch, für eine merkwürdige und – zumindest für manche – wunderbare Zusatzleistung ihrer Träume eine Erklärung zu finden.

Wie wir luzide Träume zu unserem Vorteil einsetzen können

Historisch betrachtet wurden luzide Träume immer schon eingesetzt, um Spiritualität zu steigern und im religiösen Rahmen den Pfad zur Erleuchtung und zum Göttlichen zu ebnen. Vor allem der tibetische Buddhismus hat mit seinem Traumyoga eine spirituelle Praxis entwickelt, um mithilfe des luziden Träumens spirituelle Erkenntnisse zu gewinnen. Aus spiritueller Sicht sind Träume nämlich mächtiger als das Wachbewusstsein. Diese Lehren, die mehr als 1200 Jahre alt sind, sehen luzides Träumen als «Methode, die großen Segen erwirkt». Man rät den Praktizierenden, «Träume als Träume zu erkennen und über ihre tiefgründige Bedeutung zu meditieren»[5]. Auch Menschen der indigenen Völker Amerikas, australische Aborigines und christliche Mönche betrachten die Fähigkeit zur Kontrolle luzider Träume als wesentlichen

Aspekt ihrer spirituellen Wege. In diesem Zustand könne man mit den Ahnen sprechen, aber auch mit spirituellen oder göttlichen Wesen.

In einem spannenden Experiment bat man luzid Träumende, eine Bitte zu formulieren, die sie an das Göttliche richten möchten. Zum Beispiel: «Ich würde gerne sehen, wie das Universum gelenkt wird.» Oder: «Ich möchte das Göttliche erfahren.» Diesen Satz wiederholten sie dann den ganzen Tag über, bevor sie sich abends zum luziden Träumen niederlegten. Dies erleichterte den Erfolg: Es wurden luzide Träume hervorgebracht, in denen einige Träumende dem Göttlichen tatsächlich begegneten. Interessanterweise glich die Gottheit im Traum ihrer Vorstellung vom Göttlichen im Wachzustand. Wer das Göttliche für ein Wesen hielt, sah die göttliche Präsenz als Wesenheit. Andere luzid Träumende erlebten sie anders. Einer erzählte, er hätte das Göttliche als bewegtes Bild mit zahlreichen ineinander verwobenen Zyklen gesehen – im Grunde wie ein Uhrwerk. Oder wie Muster aus pulsierenden Lichtern und Schatten, die sich zyklisch bewegten.

Selbst wenn Experimente wie diese keine tiefgründigen Erfahrungen hervorrufen, können sie doch ein tieferes Gefühl des Wohlbefindens erzeugen, das anhält. Meinungsumfragen zeigen, dass eine überwältigende Mehrheit der luzid Träumenden ihre Fähigkeit als Gabe betrachten, die sie höher schätzen als Spiritualität. Und sie wachen auch nach einem luziden Traum besser gelaunt auf. Luzid Träumende geben des Weiteren an, dass ihre Träume zu ihrer geistigen Gesundheit beitragen und ihnen positive Veränderungen im Leben ermöglichen. Dass sie die Kraft haben, diese umzusetzen, ist ihrer Ansicht nach ebenfalls auf die Fähigkeit des luziden Träumens zurückzuführen.

Angesichts der von luzid Träumenden geschilderten Eindrücke stellt sich die Frage, ob sich luzides Träumen als therapeutisches Instrument einsetzen ließe. Könnte die Fähigkeit, einen Traum teilweise steuern zu können, nicht genutzt werden, um das emotionale Umfeld des Traums zu verändern? Oder ließen sich gar Albträume nicht nur durch Autosuggestion umschreiben, sondern im Traum selbst umkrempeln?

In der Imagery Rehearsal Therapie (IRT) können Menschen, die unter wiederkehrenden Albträumen leiden, diese tagsüber buchstäblich umschreiben, um das Traumgeschehen und ihre Rolle darin zu ändern. Können Sie also, wenn Sie während eines Albtraums luzide werden, die Geschichte umschreiben und deren Bann brechen? Genau das habe er gelernt, erzählt Alan Worsley, als er gerade mal fünf Jahre alt war. Wenn er einen Albtraum hatte, schrie er: «Mutter!», um sich aus dem Schlaf zu wecken. Therapeuten behandeln Menschen mit chronischen Albträumen, damit sie lernen luzid zu träumen. Und sie denken, dass diese Methode tatsächlich hilft, und zwar nicht nur gegen Albträume, sondern auch gegen die begleitenden Depressionen und Ängste.

Die deutsche Psychologin Ursula Voss fand heraus: Wenn man Menschen mit posttraumatischer Belastungsstörung beibringt, luzide zu träumen, lindert das ihre Symptome auf mannigfaltige Weise.[6] Wie wir mittlerweile wissen, gehört es zu den Kennzeichen der PTBS, dass die Betroffenen das traumatische Ereignis in wiederkehrenden Albträumen ständig neu erleben, was dazu führt, dass sie Angst vor dem Einschlafen haben. Menschen mit PTBS beizubringen, wie sie durch luzides Träumen ihre Gedanken im Schlaf kontrollieren können, erlaubt ihnen, den wiederkehrenden Traum zu verändern oder zu beenden. Statt im Traum zum Opfer zu werden, können sie die Polizei rufen oder ihren Angreifer entwaffnen. Voss berichtet von einer Frau, die die Person, die sie traumatisiert hatte, umherschweben ließ. So bewies sie sich selbst, dass der Traum nicht real war. Die Macht des luziden Träumens kann PTBS-Patienten das nötige Vertrauen verleihen, um keine Angst mehr vor dem Einschlafen zu haben. Und sie schenkt ihnen die Zuversicht, dass sie ihr Trauma irgendwann überwinden werden.

Für luzides Träumen lassen sich auch andere Anwendungsgebiete finden. Forscher geben beispielsweise an, dass der luzide Traum Menschen mit Phobien helfen könne, sich ihren Ängsten zu stellen, zum Beispiel vor dem Autofahren, vor Höhen oder vor Spinnen.[7] Sie könnten im Traum «üben», ein Auto zu lenken, auf einer hohen Klippe zu stehen oder in einer sicheren Umgebung nette Spinnen auf sich herumkrabbeln zu lassen, weil sie ja wüssten, dass es sich um einen Traum handelt.

Da jene Teile des Gehirns, die im Traum aktiviert werden, dieselben sind, die aufleuchten, wenn wir ein bestimmtes Verhalten tatsächlich ausführen, wäre es sogar möglich, dass luzides Träumen Menschen helfen könnte, die einen Schlaganfall oder eine schwere Verletzung erlitten haben. Wäre das luzide Träumen also eine neue, schmerzfreie Version der Rehabilitation? In einem luziden Traum eine Faust zu öffnen und zu schließen, aktiviert die gleichen Areale im sensomotorischen Cortex, als würden wir dies im Wachzustand tun. Wenn Sie sich gerade von einer Sportverletzung erholen, wären da Übungen im luziden Traum nicht ausgesprochen hilfreich?

Menschen, die gelähmt oder in anderer Form eingeschränkt sind, könnten ebenfalls von der Möglichkeit profitieren, sich im Traum frei bewegen zu können. Wäre es nicht absolut befreiend, wenn eine Person, die ihre Mobilität eingebüßt hat oder zumindest massiv eingeschränkt ist, ihre Träume kontrollieren und darin frei herumlaufen oder -springen könnte? Oder luzides Träumen ließe sich nutzen, um Menschen in einem teilweisen Koma oder mit einem Locked-in-Syndrom aus sich herauszuholen.

Luzides Träumen ist allerdings nicht nur für Verhaltenstherapien nützlich. Wir können damit auch unsere Leistung steigern. Viele Sportler nutzen die Fähigkeit zur geistigen Visualisierung im Wachzustand. Dabei nutzen sie ihre Vorstellungskraft, um verschiedene Szenarien zu simulieren. Luzide Träume sind eine gute Möglichkeit zur Neurosimulation. Sportler können sie einsetzen, um einzelne Abläufe ihrer Sportart zu trainieren, wie zum Beispiel potenziell gefährliche oder schwierige Übungen.

Umfragen unter Sportlern, die mithilfe des luziden Träumens bestimmte Fähigkeiten schulen, zeigen, dass diese Technik ihnen zu Verbesserungen im realen Leben verhilft. Manche meinten auch, dass es ihr Selbstbewusstsein stärke.[8] Ein Kampfkunstexperte gab an, das luzide Träumen habe ihm geholfen, einen komplexen Kick zu meistern. Des Weiteren könne er im Traum ohne jedes Verletzungsrisiko trainieren. Andere Sportler berichteten, sie würden im Traum Dinge tun, die sie im realen Leben nicht hinbekämen, wie zum Beispiel sehr steile Abfahrten oder weite Sprünge auf Skiern.

Melanie Schädlich von der Universität Heidelberg wollte testen, ob diese Art der Traumübung die körperliche Leistungsfähigkeit tatsächlich steigere.[9] Sie bat ihre luzid Träumenden, Pfeile auf eine Dartscheibe zu werfen oder Münzen in eine Tasse. Dabei sollten sie sich vorstellen, dass die Scheibe beziehungsweise die Tasse immer weiter von ihnen wegrückte. Es stellte sich heraus, dass die Übung im luziden Traum die Leistung tatsächlich verbesserte: Wer im Traum übte, zeigte im realen Leben bald darauf bessere Leistungen, solange die Träumenden sich im Traum nicht ablenken ließen. Diese Studie war vergleichsweise klein, doch ihre Resultate legen nahe, dass luzides Träumen vielleicht der nächste Schritt im sportlichen Training werden könnte. Denn die Sportler können ja nicht nur ohne Verletzungsrisiko im Traum üben, sie können auch, wenn sie einmal verletzt wurden, deutlich früher anfangen zu «trainieren», ehe sie tatsächlich auf den Platz zurückkehren.

Melanie Schädlich und Daniel Erlacher führten eine weitere Studie mit Musikern durch, die das luzide Träumen beherrschten.[10] Dabei mussten sie feststellen, dass die Musiker die Gabe des luziden Träumens nicht zum Üben einsetzten. Stattdessen gaben sie an, sie spielten im Traum nur zum Vergnügen und zur Inspiration. Interviews mit fünf Musikern ergaben, dass luzide Träume zu positiven Gefühlen und mehr Selbstsicherheit führten. Zwei der fünf Musiker meinten, sie spielten in ihren luziden Träumen immer nur improvisierte Solos.

Aufgrund der potenziellen Kontrolle, die das luzide Träumen ermöglicht, lässt sich mit diesem einzigartigen Bewusstseinszustand Kreativität auf eine Weise fördern, die das normale Träumen übersteigt. Um das kreative Potenzial des luziden Träumens voll auszuschöpfen, können Sie sich vor dem Schlafengehen eine Frage stellen, wie Sie das tun würden, um einen normalen Traum zu primen. Nur dass Sie jetzt auch noch die Kontrolle über das Traumgeschehen haben. Außerdem haben luzide Träume den Vorteil, dass man sich ihrer eher erinnert. In einer Fallstudie gab ein Programmierer an, luzide Träume für seine Arbeit zu nutzen. In diesen diskutierte er auftretende Schwierigkeiten mit «Albert Einstein». Gemeinsam zeichneten die beiden Flussdiagramme, bis sie eine Lösung gefunden hatten.[11]

Diese Fallstudie brachte Wissenschaftler an der John Moores University in Liverpool dazu, die Leistung von neun luzid Träumenden mit der von neun nicht luzid Träumenden beim Lösen einer Aufgabe zu vergleichen.[12] Die Probanden erhielten an zehn aufeinanderfolgenden Tagen jeweils um 21 Uhr ihre Aufgaben per E-Mail. Sie sollten entweder ein logisches Rätsel lösen oder eine Metapher finden. Es galt, den fehlenden Buchstaben in einer entsprechenden Sequenz zu ergänzen oder sich eine Metapher auszudenken für Ausdrücke wie: «ein Geldschein treibt in einem Fluss» oder «ein Leuchtturm in der Wüste».

Den luzid Träumenden sagte man, dass ihnen im Traum jemand begegnen werde, der «die Antwort auf viele Fragen kennt und bereit ist zu helfen», vielleicht eine weise ältere Person oder ein vertrauenswürdiger Führer. Dann wurden sie aufgefordert, diese Gestalt zu suchen. Hätten sie dabei keinen Erfolg, sollten sie weitergehen, nach links abbiegen, durch die Tür treten, die sich dort befand, und dann nach rechts abbiegen. Diese sehr ausführlichen Anweisungen zielten darauf ab, eine Erwartungshaltung bei den luzid Träumenden aufzubauen, sie würden ihren Führer finden. Doch welche Anweisung dieser ihnen auch geben mochte, die luzid Träumenden sollten ihm danken, aufwachen und die Antwort aufschreiben.

Als die Resultate vorlagen, zeigte sich, dass der Traumführer im Lösen von Rätseln wohl nicht so gut war. Von elf Antworten, die im Traum gegeben worden waren, war nur eine richtig. Da das Exekutivnetzwerk im luziden Traum nur teilweise aktiv ist, ist es durchaus möglich, dass die Rätsel für die Träumenden einfach zu schwierig waren, ob sie nun einem Führer begegneten oder nicht.

Vielleicht hätten die imaginären Führer besser abgeschnitten, hätte man das Problem nicht in Worte, sondern in Bilder gefasst. Worsley zum Beispiel, Hearnes Versuchsperson, experimentierte in seinen luziden Träumen mit neuen Möglichkeiten, das visuelle Umfeld seiner Träume zu ändern. Bei einem dieser Versuche fand er im luziden Traum einen Fernseher vor. Den schaltete er ein, wechselte den Sender und verstellte die Lautstärke, die Farbintensität oder das Bild auf dem Schirm. Worsley berichtete auch, er habe im Traum Klavier gespielt, sei durch Wände gegangen, habe durch ein Fingerschnipsen eine Flamme entzündet und mit der Hand durch die Windschutzscheibe eines Autos gefasst. Er konnte sogar einen Unterarm in den anderen schieben oder Körperteile wie Nase und Zunge verlängern, indem er sachte daran zog.

Der britische Künstler Dave Green zeichnet Porträts von Menschen, denen er in seinen luziden Träumen begegnet. Er fertigt diese Porträts gleich nach dem Erwachen an. Obwohl Green ein erfahrener luzider Träumer ist, findet er, dass es gar nicht so leicht ist, in der Traumlandschaft Kunst zu machen: Alles im Traum ist fließend und kann sich in jedem Augenblick in etwas ganz anderes verwandeln. Er beschreibt diesen Prozess so: «Mein bewusster und mein unbewusster Geist arbeiten zusammen, und das Ergebnis zeigt sich in Echtzeit auf dem Papier.»[13]

Auch Worsley meinte, dass der luzide Zustand flüchtig sei, selbst wenn der Träumende es gewohnt ist, darin einzutauchen. Er gab an, dass der Grad seiner Luzidität von einem Augenblick auf den anderen wechselt. Bei Worsley konnte ein Traum, der nur ein paar Minuten dauerte, sowohl luzide als auch nicht luzide Momente enthalten.

Neue Herausforderungen im luziden Träumen

Wenn man von den Augenbewegungen einmal absieht, die zeigen, wenn der luzide Traum beginnt, gibt es kein objektives Signal dafür, was im luziden Traum passiert. Und bislang ist es nicht möglich anzuzeigen, wann der luzide Traum endet. Die Flüchtigkeit luzider Träume hat wohl damit zu tun, dass sie ihrer Natur nach ein hybrider und kurzlebiger Bewusstseinszustand sind.

Doch trotz der vergänglichen Natur luzider Träume haben Forscher für das luzide Träumen neue Anwendungsgebiete gefunden. Sie konnten selbst Probanden ohne jegliche Erfahrung in dieser Art zu träumen – häufig Studierende – dazu bringen, mit der Links-Rechts-Links-Rechts-Augenbewegung im Schlaf auf Blinklichter in der Außenwelt zu reagieren. Manche Versuchspersonen zeigten sich in der Lage, mittels besagter Augenbewegung zu signalisieren, wann sie mit einer vorher vereinbarten Aufgabe begannen oder sie beendeten: sozusagen als «Zeitstempel». Das ist an sich schon bemerkenswert.

Noch erstaunlicher ist, dass Wissenschaftler und Träumende miteinander kommunizieren können, wobei die Forscher das Stichwort geben und von den Träumenden eine Reaktion erhalten. Das wäre vor wenigen Jahren noch undenkbar gewesen. Die Träumenden können Wörter oder Signale aus der wachen Welt verarbeiten, während sie nachweislich im REM-Schlaf liegen.

Der Körper der Träumenden ist im REM-Schlaf gelähmt, und doch können die Schläfer auf Fragen der Forscher mit Ja oder Nein antworten. In einer Studie verwendete der Träumende Augenbewegungen, um auf die Frage zu reagieren:

«Sprechen Sie Spanisch?» Der Proband gab später an, er hätte geträumt, auf einer Party zu sein, und die Frage schien irgendwie von außen zu kommen, wie die Erzählerstimme aus dem Off im Film.

Wir wissen heute noch nicht, wie das möglich ist, aber in der wissenschaftlichen Literatur gibt es erste Hinweise auf mögliche neurobiologische Grundlagen dieses Verhaltens. In einer Fallstudie wurden eine 26-jährige Frau und ein 37-jähriger Mann untersucht, die beide Schlaganfälle im Thalamus hatten. Unmittelbar danach stellten sich bei beiden luzide Träume ein. Dieser Zustand dauerte etwa einen Monat. Danach verblasste diese Fähigkeit zunehmend, vermutlich weil sich das Gehirn der zwei langsam erholte. Hingen die luziden Träume der beiden vielleicht damit zusammen, dass der im Gehirn eingebaute Arousalmechanismus nicht funktionierte?

Wenn wir schlafen, sind wir von unserer Umgebung nicht vollständig abgeschottet. Ein Prozess, den man «thalamisches Gating» nennt, sorgt dafür, dass unser Körper die umgebende Geräuschkulisse auf alarmierende oder unübliche Signale scannt, um vor Gefahren zu warnen. Wenn Geräusche oder andere sensorische Informationen als Zeichen einer Gefahr eingeschätzt werden, gibt der Thalamus die Information an die Frontallappen weiter, die Aufmerksamkeit und Erwachen steuern.

Vielleicht geschieht ja etwas Ähnliches im Thalamus gesunder Menschen, die luzid Träumende sind. Vielleicht können sie Lichter, Geräusche und Stimmen, die üblicherweise im Traum ausgeblendet werden, sehen beziehungsweise hören, obwohl sie noch im Traum versunken sind. Vermutlich hören Menschen im luziden Traum deshalb die Fragen von Forschern, als kämen sie durch eine Wand oder manifestierten sich auf anderweitig unrealistische Weise.

In einem Experiment im Rahmen des Cognitive Neuroscience Program brachte die Doktorandin Karen Konkoly luzid Träumenden eine absolut verblüffende Fähigkeit bei: Sie konnten im Traum einfache mathematische Aufgaben lösen.[14] Vor der eigentlichen Übung sagte man den Träumenden, was sie erwartete, und übte mit ihnen, wie sie ihre Antworten signalisieren sollten. Die Augen einmal nach links und dann nach rechts zu bewegen, stand für die Zahl 1. Geschah dies zweimal, war die Antwort 2. Und so weiter.

Man stellte einer luzid Träumenden die Aufgabe: «Wie viel ist 2 plus 1?» Sie gab an, sie sähe im Traum ein Haus. Die gestellte Frage baute sie folgendermaßen in ihren Traum ein: Die Zahlen erschienen als Hausnummer über der Vordertür. Dann signalisierte die Frau die Zahl 3, indem sie die Augenbewegung dreimal ausführte.

Da Träume ja nicht unserer Logik im Wachzustand gehorchen, fragen sich luzid Träumende auch nicht, woher die Stimme kommt, die ihnen eine Frage stellt. Sie hören sie als von der Decke oder aus dem Autoradio kommend. Eine der Testpersonen träumte passenderweise, sie sitze in der Schule im Matheunterricht.

Doch die Kommunikation zwischen dem Forscher und dem luzid Träumenden verläuft keineswegs reibungslos. Auf einunddreißig gestellte Matheaufgaben erhielt Konkolys Team nur sechs korrekte Antworten. Es gab auch eine falsche Antwort und fünf zweideutige. Meistens allerdings reagierten die luzid Träumenden überhaupt nicht. Trotzdem ist diese Form der Kommunikation etwas, was noch nie zuvor versucht wurde und was man bis vor Kurzem auch nicht für möglich gehalten hat.

Jetzt fragen Sie sich vermutlich, wie die luzid Träumenden im Experiment die Rechenaufgaben lösten. Denn Sie erinnern sich vermutlich, dass Rechnen etwas ist, was der träumende Geist nicht kann. Dass die Probanden in diesem Experiment es trotzdem hinbekamen, ist ein klarer Beleg dafür, dass das Exekutivnetzwerk im luziden Traum so weit aktiviert ist, dass die Lösung einfacher Rechenaufgaben gelingt. Was vermutlich auch der Grund dafür ist, dass der Träumende genug Eigenwahrnehmung und kritisches Denken aufbringt, um zu erkennen, dass er träumt. Diese Erkenntnisse sind mehr als erstaunlich, lassen aber nur einen möglichen Schluss zu: Luzides Träumen ist eine spezielle Art von Kognition, eine echte Hybridform aus wachem und träumendem Geist.

Wenn Menschen in luziden Träumen erfolgreich Rechenaufgaben lösen, was bringen sie dann wohl sonst noch zuwege? Werden wir eines Tages hören können, was Menschen in ihren luziden Träumen sagen? Im Augenblick hört sich das noch unwahrscheinlich an, aber wer weiß: Vielleicht wird diese Zukunftsmusik ja demnächst hörbar.

Ein Forscherteam widmete sich der Frage, ob luzid Träumende in einem solchen Traum «Ich liebe dich» so sagen konnten, dass sich dies objektiv messen ließe.[15] Aufgrund bis dato erfolgter Forschungsarbeiten sollte das eigentlich unmöglich sein. Selbst wenn jemand in einem luziden Traum diese Worte sagen konnte, wie sollte er es fertigbringen, mehr zu tun als nur mit der klassischen L-R-L-R-Augenbewegung zu signalisieren, dass er die Aufgabe erledigt hatte? Wie sollte man die Worte selbst erfassen können?

Um festzustellen, was geschah, wenn die luzid Träumenden schliefen, zeichneten die Wissenschaftler zuerst bei jedem Probanden die subtilen Muskelbewegungen rund um die Augen auf, die auftraten, wenn er oder sie im Wachzustand sagte: «Ich liebe dich.» Diese Muskeln gehören zu den wenigen, die im Traum nicht gelähmt sind. Die Werte im Wachzustand dienten sozusagen als physiologische Signatur. Danach zeichnete man die Muskelbewegungen um die Augen der Träumenden auf, wenn sie schliefen. Alle vier freiwilligen Versuchspersonen schafften es, im luziden Traum «Ich liebe dich» zu sagen. Die Worte, die sie im Traum äußerten, wurden als subtile Muskelbewegungen rund um die Augen erfasst.

Die Versuche mit diesen Träumenden zeigten, dass luzid Träumende nicht nur auf Stichworte von außen reagieren. Sie konnten ihre Kommunikation selbst initiieren. Das war das erste Mal, dass mittels gesprochener Sprache Signale aus der Traumwelt in die wache Welt gelangten. Vielleicht ist ja auch das eine neue Herausforderung für die Neurowissenschaft.

In puncto luzides Träumen hat die Wissenschaft in kurzer Zeit gewaltige Fortschritte gemacht. Obwohl es von Wissenschaftlern lange Zeit als Domäne von Mystikern und Spinnern betrachtet wurde, hat man mittlerweile erkannt, dass luzides Träumen eine neue Form der Bewusstheit darstellt, die ernsthafter Erforschung würdig ist. Die Skepsis ist der Begeisterung gewichen, und man ersinnt immer mehr kluge Experimente, um mit dem träumenden Geist zu interagieren – was ganz neue Aspekte von Traum und Träumen offenbart. Das Interessante ist, dass luzides Träumen ja nicht nur im Schlaflabor möglich ist. Es steht allen Menschen offen.

7

Wie Sie luzides Träumen lernen können

Léon d'Hervey de Saint-Denys begann mit dreizehn Jahren, seine luziden Träume aufzuzeichnen, und er fuhr damit fort, bis er zweiundzwanzig Bände mit ausführlichen Berichten über Träume gefüllt hatte, die er in insgesamt 1946 Nächten geträumt hatte. Anfangs erinnerte er sich nur sporadisch an seine Träume. Doch je öfter er sie aufschrieb, desto häufiger erinnerte er sich an sie. Von der 179. Nacht an konnte er sich jeden Morgen an seinen Traum erinnern. Bald darauf hatte Saint-Denys seinen ersten luziden Traum.

Zu jener Zeit – Mitte des 19. Jahrhunderts – hielt man luzide Träume für unmöglich. Selbst der Begriff sollte erst ein halbes Jahrhundert später geprägt werden. Aber nach nur sechs Monaten waren Saint-Denys' Träume in zwei von fünf Fällen luzide. Wieder ein Jahr später hatte er in drei von vier Nächten luzide Träume.

Doch Saint-Denys hatte nicht nur häufig luzide Träume, er lernte auch, sie zu kontrollieren. Diese Erfahrungen nutzte er, um seine Theorie zu überprüfen, dass Träume keineswegs Produkt einer übernatürlichen oder äußeren Kraft sind, sondern den Erinnerungen des Träumenden entspringen. In seinen luziden Träumen hielt er inne, um sich die Umgebung einzuprägen, die er später mit seinem alltäglichen

Umfeld verglich. Darüber hinaus wollte er wissen, ob er in einem luziden Traum etwas tun könne, was er im Wachzustand nie würde machen können. Zu diesem Zweck sprang er im Traum aus einem Fenster. Oder er schwang ein Zauberschwert, um maskierte Angreifer abzuwehren. Und er schnitt sich die Kehle mit einem Rasiermesser durch.

1867 beschloss Saint-Denys all das, was er in seinen Studien von Schlaf und Traum entdeckt hatte, anonym zu veröffentlichen. Er schrieb sogar eine Einführung ins luzide Träumen: *Les Rêves et les Moyens de les Diriger: Observations Pratiques* (Neuauflage 1995. Dt.: *Träume und wie man sie steuert: Beobachtungen aus der Praxis*).

Vor gut einem Jahrhundert trat dann eine Frau namens Mary Arnold-Forster in Saint-Denys' Fußstapfen. In ihrem Buch *Studies in Dreams* beschreibt sie, wie sie mithilfe von Autosuggestion das luzide Träumen erlernte. Wenn sie abends zu Bett ging, sagte sie sich, dass sie sich an ihre Träume erinnern würde. Sie wurde eine sehr versierte luzid Träumende. Am meisten genoss sie es zu fliegen, wozu sie anhob, indem sie sich leicht mit den Füßen abstieß oder in die Luft sprang.

Nur einer von fünf Erwachsenen gibt an, wenigstens einmal im Monat einen luziden Traum zu haben. Der Prozentsatz der Menschen, die häufig luzid träumen und mehrere luzide Träume pro Woche haben, ist sehr gering und hält sich vermutlich im einstelligen Prozentbereich. Und doch scheinen sich luzide Träume anstoßen zu lassen, was hieße, dass es sich dabei um eine kognitive Fähigkeit handelt, die man lernen und bewusst verbessern kann.

Anscheinend wirken sich unser Lebensstil beziehungsweise unsere Hobbys auf die Häufigkeit von natürlich eintretenden luziden Träumen aus. So haben Menschen, die häufig Videospiele machen, eher luzide Träume als jene, die das nicht tun. Vielleicht treten luzide Träume bei den Gamern häufiger auf, weil man es sowohl im luziden Traum als auch im Videospiel mit einer kontrollierten, simulierten Realität zu tun hat. Außerdem ist das räumliche Gewahrsein bei den Gamern eventuell höher entwickelt, was ebenfalls zum luziden Träumen beitragen kann. Bei Sportlern jedenfalls ist das räumliche Gewahrsein massiv entwickelt, und die Wahrscheinlichkeit luziden Träumens ist in dieser Bevölkerungsgruppe ebenfalls erhöht. So ergab eine in Deutschland durchgeführte Studie, dass Sportler mit doppelt so hoher Wahrscheinlichkeit wie der Normalbürger luzide Träume erleben.[1] Noch beeindruckender ist die Tatsache, dass der Großteil der befragten Sportler sich nicht um luzide Träume bemüht hatte. Sie geschahen einfach.

Aus meiner Praxis kann ich berichten, dass bei Patienten, die unter einem Abbau ihrer kognitiven Fähigkeiten litten, eine Gehirnverletzung erfahren hatten oder sich nach einer Gehirnoperation in der Rehabilitation befanden, durch bestimmte Medikamente sowohl das Träumen an sich als auch das luzide Träumen verstärkt wurde – vor allem wenn die entsprechenden Medikamente Auswirkungen auf die Ausschüttung des Neurotransmitters Acetylcholin hatten. Wir werden uns später mit der neurochemischen Seite des luziden Träumens beschäftigen. Für den Moment aber wollen wir uns ansehen, wie man luzides Träumen ohne Drogen lernen kann.

Wie Sie merken, dass Sie in einem luziden Traum sind

Wie Saint-Denys haben sich moderne Wissenschaftler, die sich für luzide Träume interessieren, gefragt, wie sie die Chancen ihrer Probanden verbessern können, jede Nacht luzid zu träumen. Dahinter steht ein handfestes professionelles Interesse: Jede Nacht, die ein Proband im Schlaflabor verbringt, ohne einen luziden Traum zu haben, ist eine Verschwendung von Zeit und Ressourcen. Dadurch motiviert haben sie verschiedene Methoden entwickelt, luzide Träume auszulösen. Methoden, für die Sie nichts weiter benötigen als Ihren Geist und vielleicht noch einen Wecker.

Sie konzentrieren sich auf zwei grundlegende Aspekte dieses seltenen hybriden Zustands. Erstens darauf, dass der Schläfer sich im REM-Schlaf befindet, denn luzide Träume stellen sich meistens in der REM-Phase ein. Daher gibt es Techniken zur Einleitung von luziden Träumen, die versuchen, REM-Phasen hervorzurufen, die so nah wie möglich am Zeitpunkt des Aufwachens liegen.

Der zweite wesentliche Aspekt des luziden Traumtrainings ist die Einsicht, dass das Erleben ein Traum ist.

Sehen wir uns also einige der Methoden an, mit denen die Forscher die Häufigkeit luziden Träumens erhöhen wollen. Die einfachste ist das *Reality Testing*, das sich auf den fundamentalsten Aspekt luziden Träumens konzentriert, nämlich die Fähigkeit, zwischen Wachen und Träumen zu unterscheiden. Die Erkenntnis, dass wir träumen, ruft den luziden Zustand hervor. Luzid Träumende sagen zum Beispiel, sie hätten gewusst, dass sie sich in einem Traum befinden, weil sie einen Verwandten sahen, der schon lange tot ist. Oder weil sie sich in einem Haus aufhielten, das es nicht mehr gibt, oder eine andere in der Realität unmögliche Szene erlebten.

Bei der Methode des Reality Testing versucht man, das Gewahrsein von Schlaf- oder Wachzustand zu steigern, indem man sich tagsüber immer wieder fragt: «Bin ich wach oder träume ich?»

Aber wenn Sie sich fragen, ob Sie träumen, und die Antwort lautet Ja: Wie können Sie sich dessen sicher sein? Vielleicht erleben Sie ja nur einen Traum im Traum? Oder Sie sind eigentlich schon wach, befinden sich aber immer noch in diesem verschwommenen mentalen Raum zwischen Schlafen und Wachen. In dem Hollywoodfilm *Inception* werden «Totem» genannte Objekte benutzt, um zwischen Realität und Traum unterscheiden zu können. In unserer Wirklichkeit haben wir keine Totems wie im Film, aber luzid Träumende haben sich eigene Totems gesucht, die ihnen verraten, ob sie sich in einem Traum befinden oder nicht. Denn die Art, wie wir in unseren Träumen die Realität nachbauen, hat einige häufig auftretende und verräterische Fehler.

Wenn Sie glauben, einen luziden Traum zu haben, konzentrieren Sie sich auf Ihre Hände. Aus einem unerfindlichen Grund wirken Hände in Träumen immer merkwürdig. Zählen Sie Ihre Finger – es sind vielleicht zu viele oder zu wenige oder die Anzahl der Finger ändert sich. Luzid Träumende berichten, dass sie ihre Finger immer wieder nachzählen und jedes Mal auf eine unterschiedliche Anzahl kommen. Manchmal wirken die Finger auch elastisch, als hätten sie keine Knochen. Oder man sieht Finger aus den Fingern herauswachsen. Dieses eigenartige Phänomen wird von luzid Träumenden aus allen Kulturen weltweit berichtet.

Kann es sein, dass die Hände einfach zu viel mentale Rechenleistung erfordern? Hände sind nämlich anatomisch extrem komplex. Die Finger können sich unabhängig voneinander bewegen, und der Griff jedes Menschen ist anders. Außerdem spiegeln Hände sich gegenseitig. Dieses Links-Rechts-Spiegeln ist in der Natur recht verbreitet, aber ein Paar Hände visuell genau wiederzugeben ist nicht einfach. (Fragen Sie nur mal die Teilnehmer eines Zeichenkurses.)

Träume reproduzieren unsere Wirklichkeit, ohne ein Modell vor Augen zu haben. Träume sind Simulationen. Da sie so lebensecht erscheinen, vergessen wir, dass Träume eher Spezialeffekten ähneln, die in den audiovisuellen Zentren unseres Gehirns produziert werden. Hände sind dafür ein treffendes Beispiel, aber beileibe nicht das einzige Objekt, das wir in Träumen nicht problemlos nachbilden können.

Wenn die Nachbildung der Realität fehlschlägt, ist das ein klares Indiz, dass Sie in einem luziden Traum stecken. Experten für luzides Träumen empfehlen zu prüfen, ob Sie mit der Hand in ein festes Objekt hineinfassen können. Oder Sie überprüfen Ihr Spiegelbild, um festzustellen, ob Sie aussehen wie immer.

Einen weiteren Hinweis können Uhren geben. Auch diese haben im Traum so ihre Zicken. Digitaluhren haben vielleicht keine Ziffern, oder die Ziffern lassen sich nicht erkennen oder verändern sich auf seltsame Weise. Und auch klassische analoge Armband- oder Turmuhren können sich verbiegen oder anderweitig abwandeln.

Im Wachzustand eingeleitetes luzides Träumen

Eine zweite Technik, um ins luzide Träumen hineinzufinden, nennt sich *Wake Initiated Lucid Dreaming* (WILD). Die WILD-Methode zielt darauf ab, die Klarheit des Wachbewusstseins direkt in den luziden Traum mitzunehmen. Sie gehört zu den am schwierigsten zu erlernenden Techniken. Wissenschaftler empfehlen, sie anzuwenden, wenn Sie sich für ein Nickerchen hinlegen, abends zu Bett gehen oder nach einem kurzen Aufwachen wieder in den Schlaf fallen.

Bei der WILD-Methode legen Sie sich hin und entspannen sich. Während Sie ruhig daliegen, atmen Sie tief und langsam, bis Sie den Punkt erreichen, an dem sich der Schlaf meldet. Wie wir im Kapitel über Träume und Kreativität erfahren haben, ist dies der hypnagoge Zustand unmittelbar vor dem Einschlafen. Wenn Sie dann die klassischen hypnagogen Bilder sehen, lassen Sie den Körper in den Schlaf sinken, achten aber darauf, dass Ihr Geist wach bleibt. Um diese Wachsamkeit aufrechtzuerhalten, während Sie gleichzeitig in den Schlaf gleiten, können Sie Sätze wiederholen wie: «Ich werde einen luziden Traum haben.» Oder: «Ich werde luzid.»

Bei einer anderen Variante der WILD-Methode zählen Sie sich in den Schlaf: «Eins, ich träume. Zwei, ich träume.» Und so weiter. Verfechter dieses Ansatzes sagen, dass Sie sich auch auf das langsame Ein- und Ausströmen Ihres Atems konzentrieren können, auf die halluzinatorischen Bilder oder auf Ihre körperlichen Empfindungen beim Einschlafen. Lassen Sie Ihre Aufmerksamkeit systematisch von einem Körperteil zum anderen wandern.

Die tantrische Technik des Yoga Nidra nutzt die WILD-Methode seit Jahrhunderten. Die Praktizierenden nehmen die aus dem Yoga bekannte Shavasana-Stellung (Totenstellung) ein und gehen mit der Aufmerksamkeit den ganzen Körper durch, wobei sie jeden einzelnen Part entspannen. Beim Prozess des Einschlafens visualisieren sie ihren Atem in der Absicht, ihr mentales Gewahrsein aufrechtzuerhalten, um den Zustand der Luzidität zu erreichen. Ist dieser eingetreten, führen sie die Meditation mit dem Ziel fort, das Göttliche zu erleben.

Die WILD-Methode ist letztlich das Gegenteil eines typischen, spontan auftretenden luziden Traums. In einem solchen Fall träumen Sie und stellen anschließend fest, dass Sie sich in einem Traum befinden. Anders gesagt: Der Traum kommt zuerst, dann stellt sich die Luzidität ein. Bei der WILD-Methode versuchen Sie, Ihre geistige Klarheit zu bewahren, während Sie in den Traum hinübergleiten.

Ein Experiment ergab, dass die WILD-Methode vor allem funktioniert, wenn der Träumende zwei Stunden zu früh erwacht und dann entweder zur normalen Aufwachzeit zwei Stunden Schlaf nachholt oder zwei Stunden nach der üblichen Aufwachzeit ein Nickerchen macht. In beiden Fällen ließen sich mit dieser Technik luzide Träume erzielen.

Das Timing bei dieser und anderen Techniken zur Erzielung eines luziden Traums basiert auf dem normalen Schlafzyklus, der 90 Minuten dauert. Ziel ist, den Schlaf kurz vor der REM-Phase zu unterbrechen. Die REM-Phase ist zu Beginn der Nacht kürzer – etwa 10 Minuten – und wird länger, je länger Sie schlafen. Die letzte REM-Phase vor dem Aufstehen kann bis zu einer Stunde dauern. Daher stehen hier die Chancen auf luzide Träume am besten.

Sie wissen ja noch aus Kapitel 1, dass Menschen, die am REM-Schlaf gehindert werden, sofort in den REM-Zustand verfallen, wenn sie sich schlafen legen. Es ist also durchaus sinnvoll, dass man bei der WILD-Methode das Ende der Nacht abwartet und die Probanden kurz vor der finalen und längsten REM-Phase weckt. Wenn wir die längste REM-Schlafphase der Nacht ausfallen lassen, tritt der Geist bei einem anschließenden Nickerchen sofort in die REM-Phase ein. Man nennt dieses Phänomen «REM-Rebound». Da luzide Träume sich üblicherweise in der REM-Phase einstellen, erhöht diese Strategie die Wahrscheinlichkeit, mit der WILD-Methode luzide Träume zu erzielen.

Luzide Träume mit der Macht der Suggestion

Die dritte Methode zur Einleitung luzider Träume nennt sich *Mnemonic Induction of Lucid Dreams* (MILD). Dabei wird zum einen der Schlaf unterbrochen, zum anderen nimmt sich der Praktizierende fest vor, einen luziden Traum zu haben. Sie wachen also nach fünf Stunden Schlaf auf, und bevor Sie wieder einschlafen, wiederholen Sie den Satz: «Beim nächsten Traum werde ich wissen, dass ich träume.» Sie können auch einen anderen Satz wählen, der Ihre Absicht verdeutlicht. Oder Sie visualisieren sich selbst in einem luziden Traum.

Mit der MILD-Methode lässt sich ein luzider Traum am besten dann erreichen, wenn Sie gleich wieder einschlafen, nachdem Sie Ihren Vorsatz wiederholt haben. Eine Studie ergab, dass fast die Hälfte der Versuchspersonen einen luziden Traum hatte, wenn sie innerhalb von fünf Minuten einschliefen. Warum das so wichtig ist, ist nicht ganz klar. Möglich wäre, dass die Schläfer dann unmittelbar in die REM-Phase eintreten.

Wenn es Ihnen unwahrscheinlich vorkommt, dass Ihre Absichten Ihre Träume beeinflussen, dürfen Sie nicht vergessen, dass ja schließlich Sie es sind, der träumt. Warum sollten Sie Ihre Träume nicht beeinflussen können? Diese Technik ähnelt dem Priming, bei dem Sie vor dem Schlafengehen Ihre Absicht laut aussprechen oder aufschreiben, um die Lösung für ein bestimmtes Problem zu finden.

Der bereits erwähnte britische Künstler Dave Green vollzieht vor dem Schlafengehen ausgeklügelte Rituale, um seinen Geist darauf einzustellen, im luziden Traum ein Bild zu schaffen. Entweder er meditiert zwanzig bis dreißig Minuten lang oder geht im Zimmer auf und ab und probt die Aktion, die er im luziden Traum durchführen möchte. In einem Video, in dem er seine Technik beschreibt, erzählt Green, dass er immer Stift und Papier auf dem Nachttisch liegen hat, um darauf festzuhalten, was der folgende luzide Traum leisten soll. Aber er sagt auch, dass diese Rituale ihm helfen, sich auf das zu konzentrieren, was er im Traum erreichen möchte.

Häufig wird mit dem Gedächtnispriming eine verwandte Technik kombiniert: *Wake Back to Bed* (WBTB). Sie schlafen ein, wachen nach fünf Stunden auf, bleiben dreißig bis einhundertzwanzig Minuten lang wach und schlafen dann wieder ein. Die Schlafunterbrechung erhöht die Wahrscheinlichkeit, dass Sie im nächsten Schlafzyklus gleich in die REM-Phase gleiten.

Über die Sinne zum luziden Träumen: «eine höchst geheimnisvolle Technik»

Diese Methode ist vermutlich die erste, die auf einer Internetplattform veröffentlicht wurde. Gepostet wurde sie in einem chinesischen Forum von einem Blogger, der sich *Cosmic Iron* nannte. In der wissenschaftlichen Literatur trat er als Gary Zhang auf.[2] Er nannte die Methode ursprünglich: 太玄功. Wörtlich heißt dies: «eine höchst geheimnisvolle Technik». Später benannte er sie um in *Senses Initiated Lucid Dream* (SSILD), was besser zur Terminologie der Schlafforscher passte. (Das zweite S im Akronym ist bewusst gesetzt.)

Zhangs Ziel war es, eine «idiotensichere» Technik zu finden, bei der keinerlei Visualisierung oder Kreativität erforderlich war.

Und sie funktioniert so: Erstens stellen Sie sich den Wecker so, dass Sie nach vier oder fünf Stunden Schlaf aufgeweckt werden. Wenn Sie wach sind, stehen Sie für fünf oder zehn Minuten auf. Während dieser Zeit gehen Sie ins Badezimmer oder spazieren ein wenig herum. Sie tun nichts, was Sie zu sehr wach macht. Wieder im Bett nehmen Sie eine bequeme Position ein. Dann gehen Sie der Reihe nach alle Sinne durch.

Zuerst der Gesichtssinn. Richten Sie Ihre Aufmerksamkeit auf die Dunkelheit hinter Ihren geschlossenen Lidern. Dann kommt das Gehör, auch wenn es nicht viel zu hören gibt. Praktizierende, die diese Technik erfolgreich einsetzen, sagen, dass sie nicht aktiv auf etwas horchen, sondern passiv auf Geräusche achten wie in der Meditation. Dann gehen Sie weiter zu Ihrer Körperwahrnehmung: Wie liegen Sie im Bett? Die Auflage auf der Matratze. Das Leintuch, die Bettdecke. Bleiben Sie stets passiv Beobachtender. Der entscheidende Punkt bei dieser Technik ist, dass Sie sich nicht zu sehr anstrengen.

Durchlaufen Sie diesen Zyklus drei- oder viermal schnell, sozusagen als Aufwärmübung. Dann wiederholen Sie ihn drei- bis viermal langsam. Nehmen Sie sich Zeit: wenigstens dreißig Sekunden für jeden Schritt. Wenn Ihr Geist anfängt, abzuschweifen, unterdrücken Sie Ihre Gedanken nicht. Sind Sie abgelenkt, kehren Sie einfach zum Anfang des Zyklus zurück. Am Ende nehmen Sie Ihre übliche Schlafposition ein, damit Sie so schnell wie möglich in den Schlaf sinken.

Studien, die diese Methode bewerten, ergaben, dass SSILD durchaus mithalten kann. Wie sich ferner herausstellte, funktioniert SSILD auch im Schlaflabor. Eine Studie zeigte, dass schon innerhalb der ersten Woche der SSILD-Übung einer von sechs Träumenden einen luziden Traum hatte. Die Forscher hielten dies für einen vielversprechenden Anfang. Interessanterweise kommt es bei dieser Methode häufig zu einem «falschen Erwachen». Die Träumenden glauben, wach zu sein, träumen aber immer noch.

Wie aber kommt es bei SSILD zu diesen Resultaten? Wieso kann die Achtsamkeit auf visuelle, auditive und körperliche Wahrnehmung luzide Träume auslösen? Wie das beim Thema luzides Träumen so häufig ist, ist die Antwort auch hier nicht ganz klar. Vielleicht verstärkt das Durchgehen der Sinnesempfindungen die Aktivierung des Exekutivnetzwerks beim Einschlafen. Wir wissen ja, dass es beim luziden Träumen aktiver ist als bei üblichen Träumen, wo es normalerweise ausgeschaltet bleibt. Und das Exekutivnetzwerk ist möglicherweise verantwortlich für das Selbstgewahrsein, das beim luziden Träumen nötig ist.

Eine andere mögliche Erklärung ist, dass die Achtsamkeit auf Sinnesempfindungen wie visuelle Wahrnehmungen, Geräusche und körperliche Eindrücke eine Art Reality Testing darstellt, die dem Träumenden bewusst macht, dass er sich in einem Traum befindet.

Kombinierte Einleitungstechniken

In einem in der Zeitschrift *Consciousness and Cognition* veröffentlichten Experiment brachte ein deutsches Forscherteam unter der Leitung des Kognitionswissenschaftlers Kristoffer Appel in zwei Nächten im Schlaflabor Neulinge zum luziden Träumen.[3] Dabei waren es nicht die Probanden, die das von sich aussagten. Der luzide Traum wurde vielmehr durch Messung der klassischen L-R-L-R-Augenbewegung nachgewiesen. Das ist eine sehr hohe Erfolgsrate für luzide Träume, die während des Traums vom Träumenden selbst signalisiert wurden.

Das Ganze funktionierte wie folgt: Nach fünfeinhalb bis sechs Stunden Schlaf weckten die Forscher die Testpersonen 15 Minuten nach Einsetzen der nächsten REM-Phase. Damit sollte erstens die Wahrscheinlichkeit erhöht werden, dass die Geweckten sich an ihren Traum erinnerten. Und zweitens stieg so auch die Wahrscheinlichkeit, dass sie nach dem Wiedereinschlafen sofort in den REM-Schlaf fanden.

Nach dem Wecken blieben die Probanden 60 Minuten lang wach. In dieser Zeit blieben sie im Bett und hielten den Traum, den sie gerade gehabt hatten, schriftlich fest. Dann sollten sie aufstehen, sich auf ein Sofa setzen und die «Traumsignale» ihres Traumes aufschreiben. Damit waren jene Aspekte des Traums gemeint, die im Wachzustand unwahrscheinlich oder unmöglich erscheinen.

Darauf ordneten die Probanden diese Signale bestimmten Kategorien zu. War die Handlung unwahrscheinlich oder unmöglich? Die Form? Der Kontext? Das nahm dreißig bis fünfundvierzig Minuten in Anspruch. Die Zielsetzung war, die Teilnehmer auf jene Elemente in ihren Träumen aufmerksam zu machen, die eindeutig besagten: «Traum». Diese Erkenntnis würde dann möglicherweise zu luziden Träumen führen. Letztendlich aber war das Ziel, das Bewusstsein für Traum beziehungsweise Wirklichkeit in die nächste Schlafphase mitzunehmen.

Bevor die Probanden wieder zu Bett gingen, bat man sie, sich ihren letzten Traum noch einmal zu vergegenwärtigen. Dabei sollten sie sich, wann immer ein Traumsignal auftauchte, bewusst machen, dass dies ein Traum war. Und schließlich sollten sie den Satz wiederholen: «Wenn ich das nächste Mal träume, werde ich mich daran erinnern zu erkennen, dass ich träume.» Die Versuchspersonen gingen zu Bett, das Licht wurde exakt sechzig Minuten nach dem letzten Aufwachen gelöscht. Den Satz aber sagten sie sich vor, bis sie einschliefen.

In der ersten Nacht erlebten fünf von zwanzig Versuchspersonen einen luziden Traum, den sie mit der L-R-L-R-Augenbewegung signalisierten. In der nächsten Nacht hatten von den fünfzehn verbleibenden Teilnehmern noch einmal fünf einen luziden Traum, wobei man nicht vergessen darf, dass luzides Träumen für sämtliche Teilnehmer Neuland war. Obwohl hier eine ausgefeilte Technik eingesetzt wurde, lässt sich dieses Experiment größtenteils zu Hause nachmachen.

Doch muss der Prozess, mit dem man luzide Träume einleitet, tatsächlich so kompliziert sein? Saint-Denys musste keine schwierigen Prozeduren durchführen, um in den meisten Nächten einen luziden Traum zu haben. Aber wenn man seine Methodik kennt, erinnert sie unwillkürlich an die Techniken, mit denen die Forscher im Schlaflabor arbeiten. Zum einen schrieb er seine Träume immer auf. Dann überlegte er, welche Elemente seines Traums realistisch waren und welche nur so im Traum vorkommen konnten. Auf diese Weise stimmte er sein Gehirn darauf ein, auf Traumsignale zu achten, die das Bewusstsein dafür schärften, sich in einem Traum zu befinden.

Doch wie der eingestimmte Geist das träumende Gehirn informiert, wenn er ein Traumsignal erkennt, ist bis heute ungeklärt. Daher gilt auch heute noch, was Saint-Denys vor zwei Jahrhunderten schrieb: «Wir wissen zu wenig über die geheimnisvollen Bande, die den Geist an den Körper knüpfen.»

Etwa ein Drittel der Menschen, die luzide Träume erleben, können diese kontrollieren. Die echten Experten aber lernen, den Gang der Handlung im luziden Traum zu beeinflussen. Zu den liebsten Beschäftigungen der luzid Träumenden gehören das Fliegen, die Unterhaltung mit Traumgestalten und der Sex. Andere beliebte Beschäftigungen sind: die Begegnung mit bestimmten Charakteren, Sport und das Verändern der Szenerie oder Landschaft. Als luzid Träumender, der die Handlung kontrolliert, sind Sie sozusagen in Personalunion Produzent, Regisseur und Star Ihres speziellen Films.

Wie die Chemie zu luziden Träumen verhilft

Gibt es tatsächlich eine Pille, die man nur einwerfen muss, um luzide Träume zu haben? Psychedelische Drogen wie Mushrooms, Ayahuasca oder LSD produzieren häufig ein traumartiges, surreales Erleben, aber dabei handelt es sich nicht wirklich um Träume. Das kann ich mit hinreichender Sicherheit sagen, weil im jeweiligen Fall unterschiedliche Gehirnnetzwerke aktiv sind. Im Vergleich zum Traum ist das Imaginationsnetzwerk bei psychedelischen Drogenerfahrungen weniger aktiv. Das heißt nicht, dass diese nicht kreativ oder fantasievoll sein können. Aber hier zeigen sich eher Ähnlichkeiten zu dissoziativen Zuständen, bei denen Menschen beispielsweise das Gefühl haben, außerhalb ihres Körpers zu schweben, als zu Träumen. Tatsächlich kann der Konsum solcher Drogen eine Ich-Auflösung nach sich ziehen. Im besten Fall kann das Krebspatienten helfen, mit ihrer Diagnose fertigzuwerden. Auch lassen sich andere Anwendungen im Bereich der geistigen Gesundheit finden, aber mit Träumen sollte man diese Zustände nicht verwechseln.

Einen Stoff allerdings gibt es, der luzides Träumen verstärkt: Galantamin. Galantamin erhöht den Acetylcholinspiegel im Gehirn. Acetylcholin ist ein Neurotransmitter. Wir brauchen ihn zum Erinnern und Denken. Bei Demenzpatienten kann Galantamin das Denkvermögen stärken und den Verlust kognitiver Funktionen verlangsamen.

Aber Galantamin wirkt sich auch auf unsere Träume aus. Es verkürzt die Zeitspanne zwischen Schlafeintritt und erster REM-Phase. Man spricht hier auch von REM-Schlaf-Latenz. Außerdem verstärkt es die REM-Dichte, die Intensität der Augenbewegungen während des REM-Schlafes. Eine höhere REM-Dichte führt gewöhnlich zu intensiveren Träumen. Dementsprechend erlebt man unter Galantamin mehr bizarre Träume.

Um zu überprüfen, ob das Medikament tatsächlich luzide Träume hervorruft, untersuchte Stephen LaBerge vom Lucidity Institute in Hawaii in einer Doppelblindstudie, welche Auswirkungen drei unterschiedlich hohe Dosen Galantamin im Vergleich zu einer Placebogruppe zeigten.[4] Weder die Forscher noch die Versuchspersonen wussten, wer Galantamin bekam und wer die wirkstofflose Pille. In drei aufeinanderfolgenden Nächten wurden die Probanden nach viereinhalb Stunden geweckt, bekamen ihre Pille und blieben dann noch weitere dreißig Minuten lang wach. Danach legten sie sich schlafen und prägten sich mittels MILD-Technik ihre Absicht ein.

Die Resultate waren umwerfend. Eine Dosis von 4 Milligramm Galantamin verdoppelte das Auftreten von luziden Träumen im Vergleich zur Placebogruppe, eine Dosis von 8 Milligramm verdreifachte sie. Fast die Hälfte der Testpersonen, die die Höchstdosis einnahmen, erlebten luzide Träume. Wenn eine höhere Dosis noch deutlichere Resultate erzielt, nennt man das eine «dosisabhängige Reaktion». Diese wiederum ist ein klarer Beleg dafür, dass eine Ursache-Wirkungs-Beziehung besteht. Und unabhängig davon, ob die Probanden luzide Träume hatten oder nicht, konnten sich Galantamingruppen besser an ihre Träume erinnern. Zudem waren Lebhaftigkeit und Komplexität dieser Träume und die damit verbundenen positiven Emotionen stärker.

Doch noch ausgeprägter war die Wirkung des Galantamins beim luziden Träumen. Wir wissen immer noch nicht, wie das Galantamin das Auftreten luzider Träume steigert, aber es ist möglich, dass das zusätzliche Acetylcholin die Aktivierung in jenem Gehirnareal erhöht, das zum Exekutivnetzwerk gehört. Letzteres wird während des luziden Träumens wieder aktiver.

Indigene Kulturen gebrauchen ja seit Generationen Mineralstoffe und Kräuter, um das Traumleben zu intensivieren. In Mexiko und Zentralamerika wird *Calea zacatechichi*, das Traumkraut, bei einer großen Bandbreite von Leiden eingesetzt, vom verdorbenen Magen bis hin zu Diabetes und Hautkrankheiten. Darüber hinaus findet es auch Anwendung bei Traumritualen. Im mexikanischen Oaxaca rauchen die Chontal-Schamanen getrocknete Blätter der Pflanze, um ihre «Traumreisen» einzuleiten, auf denen sie die Hilfe der Geister suchen. Dafür nehmen sie sogar die möglichen Nebenwirkungen in Kauf wie Gleichgewichtsstörungen, Würgereiz und Erbrechen. In Afrika suchen die Wahrsager der Xhosa eine medizinisch verwendete Wurzel namens *ubulawu*, die lebhafte Träume schenken soll. Eine dieser Wurzeln stammt von *Silene capensis*. Das ist eine duftende weiße Blume, die sich in den Abendstunden von Frühling und Herbst öffnet. Dabei hofft man auf intensive Träume, in denen die Wahrsager Botschaften der Ahnengeister empfangen können.

Luzides Träumen mit technischer Unterstützung

Mittlerweile gibt es einige Technikspielereien, die das luzide Träumen fördern sollen, von speziellen Headbändern und Augenmasken bis hin zur Smartwatch. Gut ein halbes Dutzend dieser Gadgets wird im Internet zu kommerziellen Zwecken verkauft. Diese Helferlein für den Hausgebrauch sollen den Schlafenden signalisieren, wann sie die REM-Phase erreichen. Manche Techniken messen hierzu die Augenbewegungen, andere hingegen setzen auf die Messung von Herzfrequenz und Körperbewegungen. Da wir im REM-Schlaf der Schlaflähmung unterliegen, zeigt die Überprüfung der Körperbewegung nichts an. Da wir im Traum aber unsere Erfahrungen als real erleben, steigt unsere Herzfrequenz. Beides zusammen ist also ein klarer Hinweis auf den REM-Schlaf.

Sobald diese Geräte «merken», dass Sie in den REM-Schlaf eingetreten sind, geben sie Signale von sich, Traumsignale, die Ihnen zeigen, dass Sie träumen. Das können haptische Signale sein wie eine Vibration, aber auch Töne oder visuelle Signale wie Blinklichter. Eines der Headbänder erlaubt sogar das Abspielen der eigenen Stimme: «Ich träume jetzt.» Ein funktionierendes Signal überwindet die Gating-Funktion des Thalamus (der im Schlaf die meisten äußeren Reize ausblendet). Diese Signale triggern die Luzidität – und werden vermutlich nahtlos in den Traum eingebaut, sobald Sie in diesen Zustand hinübergleiten.

Bevor man solche Geräte kaufen konnte, wurden ähnliche Technologien im Schlaflabor getestet. Man überprüfte beispielsweise, wie gut Lichtsignale funktionierten. Zu diesem Zweck setzte man die Probanden – ohne ihr Wissen – jede zweite Nacht Lichtsignalen aus, um einen eventuellen Placebo-Effekt auszuschließen. Von den angegebenen luziden Träumen fanden zwei Drittel in Nächten statt, in denen die Teilnehmer Licht ausgesetzt waren.[5]

Damit solche Signale funktionieren, sollten die Träumenden sich allerdings mental darauf vorbereiten können. Im Schlaflabor werden die Probanden gewöhnlich mit den verwendeten Signalen, zum Beispiel einem schwachen, blinkenden Licht oder ein paar Tönen einer Geige, vertraut gemacht. Wann immer sie ein solches Signal bemerken, sollen sie sich die Frage stellen: Wache oder träume ich? Des Weiteren werden sie angewiesen, darauf zu achten, ob ihr Erleben sich von der normalen Erfahrung im Wachzustand unterscheidet.

Arousal im Schlafzustand hat seinen Ausgangspunkt normalerweise im Hirnstamm. Wenn wir schlafen, signalisiert der Thalamus dem Exekutivnetzwerk, ob wir aufwachen müssen. Dieser innere Bottom-up-Signalweg soll mit Lichtblitzen umgangen werden, die Ihnen die Rückmeldung geben, dass Sie jetzt im REM-Schlaf sind. Das Signal wird dann vom thalamischen Gating-Mechanismus übersehen, sodass wir eben nicht aufwachen.

Was aber, wenn Sie den Arousal-Mechanismus umkehren könnten? Was, wenn Sie eben nicht von unten nach oben vorgehen, sondern umgekehrt?

Genau das versuchen Wissenschaftler, indem sie auf nicht invasive Gehirnstimulation setzen. Transkranielle Reize, die wir bereits kennengelernt haben (siehe Seite 172), können das Selbstgewahrsein im Traum erhöhen. Es gibt allerdings nur wenige Belege dafür, dass sie auch luzide Träume hervorrufen können – zumindest bis jetzt. Da unser Verständnis für die Neurophysiologie luziden Träumens ständig wächst, dürfen wir annehmen, dass die Forscher irgendwann die richtige Frequenz und den richtigen Punkt im Gehirn finden, um luzide Träume einzuleiten.

Dass bislang noch keine Resultate erzielt wurden, hält die Wissenschaft jedenfalls nicht davon ab, nach Wegen zu suchen, wie sich luzide Träume mit nicht invasiver Technik hervorrufen lassen. Momentan werden weltweit entsprechende Anstrengungen unternommen. Sérgio A. Mota-Rolim, der an der Staatlichen Universität von Rio Grande do Norte in Brasilien arbeitet, und seine Kollegen gehen davon aus, dass es mehr als einen Punkt gibt, der die Tür zum luziden Träumen öffnen könnte. Und jede dieser Türen würde zu einer jeweils unterschiedlichen Erfahrung führen: der Kontrolle des Traum-Ichs, der Wahrnehmung des Körpers aus einer anderen als der «Ego-Shooter»-Perspektive oder der Erzeugung lebhafter Bildwelten.[6] Doch zur Zeit der Abfassung dieses Buches ist noch offen, wo der vermutliche Schlüssel zu finden ist und ob es davon mehrere gibt.

Im Großen und Ganzen gilt das luzide Träumen als positive Erfahrung, die einzigartige Möglichkeiten bietet, ob es nun um Kreativität, Problemlösungsstrategien oder die Einübung von Fähigkeiten geht, die unser Leben verbessern. Betroffene geben an, dass das luzide Träumen ihre Stimmung im Wachzustand verbessert und dass sie sich am Morgen nach einem solchen Traum erfrischt fühlen. Trotzdem sollte man im Hinterkopf behalten, dass ein Großteil der Techniken zur Einleitung luzider Träume auf erzwungenem Aufwachen und Schlafunterbrechung beruhen. Die Wake-Back-to-Bed-

Technik oder ähnliche Methoden sprengen die Schlafarchitektur. Wenn die luzid Träumenden nicht aufpassen, bekommen sie vielleicht zu wenig Schlaf ab. Andererseits entführen luzide Träume Sie in einen einzigartigen Bewusstseinszustand, in dem sich Traum und Selbstgewahrsein auf magische Weise überschneiden.

8

Die Zukunft des Träumens

Im Laufe von über zwei Jahrzehnten kam der japanische Forscher Yukiyasu Kamitani der Darstellung eines Traums auf Video immer näher.[1] Er begann mit einem Algorithmus, der Daten von Gehirnscans entschlüsseln konnte. Dieser sollte Aufschluss geben, ob jemand ein Streifenmuster vertikal, horizontal oder diagonal nach rechts beziehungsweise links geneigt wahrnahm. Heute können Kamitani und sein Team Ihnen mit einiger Sicherheit sagen, wovon Sie kurz vor dem Aufwachen geträumt haben. Von einer Person? Einem Baum? Einem Tier? Der Algorithmus, der dafür entwickelt wurde, ist mittlerweile hinreichend genau, um darüber Auskunft zu geben.

Aber der Weg dorthin war alles andere als leicht. Um Bilder aus dem Echtzeit-Blutfluss im Gehirn und der elektrischen Aktivität an dessen Oberfläche abzuleiten, registrieren Kamitani und seine Kollegen an der Universität von Kyoto die Gehirnaktivität, wozu sie sie in Voxel, dreidimensionale Pixel, einteilen. Die so gewonnenen «Ortsangaben» werden dann mithilfe eines tiefen neuronalen Netzwerks (Deep Neural Network, DNN) verarbeitet, einer Form des maschinellen Lernens, die unglaublich komplexe Aufgaben erledigen kann. Die Verwendung eines DNN, das solche Unmengen von Informationen verarbeiten kann, liefert mit der Zeit immer genauere Resultate, weil der Computer auch in großen Datenmengen Muster erkennen kann. Verfügt er über genügend Rechenleistung, kann der Computer anschließend mithilfe eines Rekonstruktionsalgorithmus diese Informationen zu einem Bild zusammensetzen.

Um an die Traumdaten zu kommen, mussten Kamitanis Probanden sich einer funktionellen Magnettomografie (fMRT) unterziehen, um die Stoffwechselaktivität im Gehirn in Echtzeit zu erfassen. Gleichzeitig zeichnete ein EEG die elektrische Aktivität des Gehirns auf. Während dieser Messungen weckte man die Versuchspersonen immer wieder auf, wenn sie gerade dabei waren einzuschlafen, um etwas über die facettenreiche Bilderwelt zu erfahren, die wir in diesem hypnagogen Zustand erleben. Bei jedem Wecken fragte der Techniker im Labor die Versuchsperson, was sie kurz vor dem Aufwachen gesehen hatte: zum Beispiel ein Flugzeug, ein Mädchen oder eine schwarze Kiste. Diese Bilder wurden dann zu der zu diesem Zeitpunkt aufgezeichneten Gehirnaktivität in Beziehung gesetzt. Wenn man das oft genug wiederholt, erkennen die Algorithmen die Korrelation zwischen der Gehirnaktivität und den berichteten Bildern.

Die Forschung setzt dabei auf die enormen Fortschritte der künstlichen Intelligenz, und so haben sich auch andere Wissenschaftler in allen Teilen der Welt den Bemühungen angeschlossen, Gehirnaktivität in Bilder zu übersetzen. Mit der Zeit wurde die Übersetzung neuronaler Signale immer genauer. Es ist absolut möglich, dass wir in den nächsten zehn Jahren in der Lage sein werden, aus der Gehirnaktivität eines Träumenden die visuelle Reproduktion des Traumes abzuleiten.

Jack Gallant, Psychologe am Neuroscience Lab der University of California in Berkeley, und seinem Team ist es in den letzten zehn Jahren gelungen, die Gehirnaktivität von Menschen zu entschlüsseln, die Filmtrailer sehen.[2] Und tatsächlich können er und sein Team aufgrund der Gehirnaktivität des Zuschauers mit erstaunlicher Genauigkeit sagen, was dieser sieht. Die Gehirnaktivität einer Testperson, die den Trailer zu *Bride Wars – Beste Feindinnen* sah, wurde ganz korrekt bezeichnet als «sprechende Frauen».

Gallant allerdings erstellt keine dreidimensionale Voxel-Landkarte des Gehirns, sondern reduziert es vielmehr auf zwei Dimensionen. Die beiden Hemisphären sehen dann ungefähr so aus wie spiegelbildliche Versionen einer Landkarte Australiens. Auf der so gewonnenen Karte des Cortex trägt der Forscher gut 100 000 Punkte ein und sucht nach Verbindungen zwischen dem, was das Gehirn gerade macht, und dem, was die Person gerade betrachtet. Im Besonderen konzentriert er sich dabei auf den visuellen Cortex, der auf dieser zweidimensionalen Karte ziemlich in der Mitte liegt. Wenn ein Gehirnbereich aktiver ist als üblich, leuchtet er rot auf. Wird ein Part weniger gebraucht, erscheint er blau.

Gallants Labor hat begonnen, den Geist zu dekodieren, indem man den Probanden Geschichten vorlas oder ihnen die Transkripte dieser Geschichten zum Lesen gab. Mithilfe von fMRT-Aufnahmen fand man Korrelationen zwischen Konzepten in den Geschichten und einer bestimmten Form der Gehirnaktivität. Es steckt allerdings ein wenig mehr dahinter, als nur die Gehirnlandkarte mit Pinnadeln zu versehen. Jedes Konzept aktiviert nämlich Dutzende Bereiche im Gehirn. Trotz dieses enormen Schwierigkeitsgrades können die Wissenschaftler aufgrund der Gehirnaktivität entschlüsseln, ob jemand etwas liest oder etwas hört, das mit Zeit, Orten, Personen, Körperteilen oder familiären Beziehungen zu tun hat.

Sie erkennen, ob die Geschichte von taktilen Reizen handelt oder von Gewalt oder visuellen Informationen wie Texturen und Farben.

Faszinierend an diesen Kartierungen ist vor allem, dass es hier um semantische Zusammenhänge geht, denen auch der träumende Geist folgt.[3] Wenn Sie über einen Gegenstand wie ein Auto nachdenken, können Sie an Ihr eigenes Auto denken, daran, was Sie über die Geschichte des Autos wissen, oder daran, wie man Autos fährt. Vielleicht denken Sie auch an das Auto, in dem Sie fahren gelernt haben. Oder Ihnen kommen andere Möglichkeiten der Fortbewegung in den Sinn. Oder Sie erinnern sich an die Autofahrten, die Sie als Kind mit Papa und Mama unternommen haben. Je nachdem, woran Sie denken, wird eine andere Gehirnregion aktiv, die mit Ihrem prozeduralen oder episodischen Gedächtnis, mit Ihrem semantischen oder affektiven Gedächtnis zu tun hat.

Nichtsdestotrotz ist der Weg bis zur exakten Abbildung unserer Träume noch weit. Eine der Herausforderungen dabei ist die Tatsache, dass jedes Gehirn ein klein bisschen anders ist. Ich sehe das jeden Tag im OP. Die Feinstrukturen des Gehirns sitzen zwar in etwa der gleichen Region, doch es gibt immer leichte Abweichungen. Um die Gehirnaktivität zu entschlüsseln oder zu steuern, bräuchte man ein Standardmodell, mit dem man das individuelle Gehirn vergleichen kann.

Doch selbst mit den neuesten bildgebenden Verfahren bleiben noch viele Fragen offen. Da die fMRT pro Sekunde viel weniger erfasst als die 24 Einzelbilder, die es für eine Sekunde Film braucht, mangelt es den dekodierten Bildern an zeitlicher Auflösung (d. h. an Kontinuität). Das wird sich zwar mit Sicherheit im Laufe der Zeit noch ändern, aber für den Augenblick können fMRT-Geräte nur 2,5 Bilder pro Sekunde aufzeichnen.

Und es fehlt die räumliche Auflösung. Ein typisches Klinik-fMRT hat ein Tesla, die Einheit, mit der man die Stärke des Magnetfelds misst. Den Forschern in Berkeley stehen immerhin drei Tesla Feldstärke zur Verfügung. Aber selbst ein MRT mit drei Tesla kann Gehirngewebe nur in Würfel von zwei Millimeter Kantenlänge auflösen. Auf dieser Grundlage entstehen Gallants Bilder. Wenn es aber um die Darstellung der Gehirnfunktion geht, ist dies ausgesprochen unpräzise. Das ist ein bisschen so, als würde man uns eine Satellitenaufnahme von unserem Viertel vorlegen statt von unserer Straße. Die nächste Generation von fMRT-Geräten soll eine Genauigkeit von 0,4 Millimeter oder 400 Mikron erzielen, was das Erstellen sehr viel präziserer Gehirnlandkarten ermöglichen würde.

Können wir Träume eines Tages tatsächlich aus der Gehirnaktivität ablesen, stellen sich neue Fragen: Werden wir irgendwann auch das Gegenteil zuwege bringen? Werden wir fähig sein, Träume aus dem Nichts zu erschaffen? Werden wir uns Träume aussuchen können, so wie wir bei einem Streamingdienst einen Film aussuchen? Das hört sich heute vielleicht nach Science-Fiction an, aber eines Tages – und vielleicht schneller, als wir glauben – könnte dies möglich sein.

Dream Engineering

In der ersten Hälfte des 20. Jahrhunderts erlebten die meisten Menschen ihre Träume in Schwarz-Weiß. Zu jener Zeit waren Zeitungen, Fotos, Fernsehen und die meisten Filme schwarz und weiß. Farbige Träume waren die Ausnahme, weshalb man sie «Technicolor-Träume» nannte, nach dem Prozess der Farbfilmproduktion, die in den 1930ern begann.

In den 1960ern änderte sich das alles schlagartig. Plötzlich berichteten immer mehr Menschen von Farbträumen. Der Auslöser? In den vorausgegangenen zehn Jahren ist die schwarz-weiße Medienlandschaft bunt geworden. Es gab erste Farbfernseher zu kaufen. Auch Zeitschriften erschienen plötzlich in Farbe, und Filme wurden natürlich sowieso in Farbe gedreht. Dieser Wandel in den Traumberichten scheint auf die genannten Veränderungen in der Alltagskultur im letzten Jahrhundert zurückzugehen.

Was wäre, wenn Sie sich bemühen würden, Ihren Träumen eine andere visuelle Anmutung zu geben? Lässt sich die Traumlandschaft manipulieren? Forscher haben dies mehrfach versucht, allerdings mit geringem Erfolg, wie wir aus den Experimenten wissen, bei denen die Testpersonen Farbbrillen trugen oder immersive Videospiele machten. Die Traumlandschaft veränderte sich zwar, aber nicht durchgängig und schon gar nicht auf vorhersagbare Weise. Der träumende Geist ist offensichtlich zu ungebärdig, um sich auf diese Weise in kontrollierte Bahnen lenken zu lassen.

Die «Videoqualität» des Traums zu verändern ist also schwierig. Wie sieht es aber mit der «Tonqualität» aus? Können wir beeinflussen, was ein Mensch in seinem Traum hört? Tatsächlich scheint die Sprache, die wir tagsüber hören, sich auf unsere Träume auszuwirken. Bei zweisprachigen Menschen beeinflusste die Sprache, in der sie vor dem Schlaf befragt wurden, in welcher Sprache sie träumten. Englischsprachige Kanadier zum Beispiel, die einen sechswöchigen Intensivkurs Französisch belegt hatten, fingen an, auf Französisch zu träumen. Diese Studien zeigen, dass nicht nur die visuellen Aspekte eines Traums, sondern auch das, was wir tagsüber hören, unsere Träume beeinflusst. Ob sich unsere Träume mit auditiven Methoden auf vorhersagbare Weise manipulieren lassen, ist noch Gegenstand der Forschung.

Interessanterweise sind es weder visuelle noch auditive Eindrücke, sondern Gerüche, die kurzfristig das höchste Potenzial für ein mögliches Dream Engineering zeigen.

Wie Sie mit sensorischen Wahrnehmungen Träume beeinflussen

Wie wir mittlerweile wissen, sind wir im Traum von der äußeren Welt abgeschottet – allerdings nicht vollständig. Ein Weg zu unseren Gedanken und Träumen führt über den am wenigsten reglementierten unserer Sinne, den Geruchssinn. Der Geruchssinn steht direkt mit Gehirnarealen in Verbindung, die für Gedächtnis und Emotionen verantwortlich sind, nämlich dem Hippocampus und der Amygdala.

Gerüche besitzen ein weiteres Merkmal, das sie für das Dream Engineering ideal erscheinen lässt: Sie umgehen das thalamische Gating, das im Traum die meisten sensorischen Wahrnehmungen blockiert. Das mag früher entwicklungsgeschichtliche Vorteile gehabt haben. Wenn Sie im Schlaf Rauch riechen konnten oder ein Tier in der Nähe, hat Ihnen das in prähistorischer Zeit vermutlich das Leben gerettet.

Dass das thalamische Gating bei Gerüchen nicht so gut funktioniert, hat noch einen Vorteil: Gerüche können Träume beeinflussen, ohne den Träumenden zu wecken – und ohne dass dieser es merkt. So kann der Geruch nach faulen Eiern Träume zu einer unangenehmen Erfahrung machen. Umgekehrt haben Träumende angenehme Erlebnisse, wenn sie Rosenduft riechen. Natürlich gibt es auch hier Grenzen. Wenn der Geruch zu stark wird, durchtrennt er den Schleier des Schlafes und weckt den Träumenden.

Düfte helfen uns auch, im Schlaf zu lernen. Wenn Sie eine neue Sprache lernen und nebenher Tannenduft riechen, verfestigt sich das Gelernte im Schlaf offensichtlich besser, wenn der Schläfer von Tannenduft umgeben ist. Laura Shanahan von der Northwestern University führte eine Studie durch, bei der sich die Testpersonen die Anordnung verschiedener Bilder auf einem Raster merken sollten.[4] Die Bilder zeigten Tiere, Gebäude, Gesichter und Werkzeuge. Jedem Bild ordnete man einen bestimmten Duft zu. Zum Beispiel gehörte der Duft nach Zeder zu einem Tier, der nach Rosen zu Gebäuden. Wenn die Probanden schliefen, setzte man sie aber nicht allen Düften aus. Absolvierten sie nach dem Aufwachen den Gedächtnistest, stellte sich heraus, dass sie sich besser an die Bilder erinnerten, zu denen man ihnen nachts den entsprechenden Duft vorgesetzt hatte. Die Probanden konnten sich allerdings nicht erklären wieso.

Einige Studien ergaben, dass ein Geruchserlebnis im Schlaf beziehungsweise Traum sogar bei der Überwindung von Suchtkrankheiten helfen kann. So setzte man die schlafenden Versuchspersonen bei einer Studie einem Geruchsmix aus Zigarettenrauch und faulen Eiern aus.[5] In der Folgewoche rauchten diese Personen um 30 Prozent weniger. Aber dieses olfaktorische Beeinflussen funktioniert in beide Richtungen. Setzt man Schlafende dem Geruch nach Zigaretten aus, rauchen sie am nächsten Tag mehr. Interessanterweise funktioniert die Beeinflussung von Verhaltensweisen durch Gerüche nur im Schlaf. Wenn man wache Personen mit dem Geruch nach Zigarettenrauch und faulen Eiern konfrontierte, passierte schlicht gar nichts.

Da Smartwatches mittlerweile feststellen können, in welcher Schlafphase wir uns befinden, kann ich mir durchaus vorstellen, dass es irgendwann Geräte geben wird, die Gerüche von sich geben, um uns beim Lernen zu helfen oder bei der Erreichung therapeutischer Ziele. Die Technologie scheint sich dafür zu eignen. Und natürlich könnte man dann Gerüche auch dafür nutzen, den Inhalt unserer Träume zu ändern, was vor mehr als einem Jahrhundert in Frankreich erstmals geschah.

Léon d'Hervey de Saint-Denys, den wir im letzten Kapitel kennengelernt haben, wollte wissen, ob er mithilfe von Düften bestimmte Erinnerungen im Traum auferstehen lassen konnte. Um diese Hypothese zu überprüfen, kaufte der Pariser aus dem 19. Jahrhundert jedes Mal, wenn er auf Reisen war, einen anderen Duft. Er besprühte ein Taschentuch damit und roch daran, wenn er an einem bestimmten Ort ankam. Nach seiner Rückkehr nach Hause wartete er einige Monate, dann ließ er sein Kopfkissen von einem Diener mit einigen Tropfen des entsprechenden Duftes besprengen. Und tatsächlich träumte er anschließend von dem Ort, an dem er dieses Parfüm regelmäßig geschnuppert hatte. Dann ging Saint-Denys noch einen Schritt weiter. Er ließ seinen Diener zwei verschiedene Düfte auf das Kopfkissen auftragen. Und erstaunlicherweise berichtete Saint-Denys daraufhin von Träumen, in denen sich Elemente beider Reisen vermischten.

Saint-Denys gab an, mit diesem vergleichsweise formlosen Experiment seine Träume manipulieren zu können. Die Düfte, die er tagsüber bewusst mit bestimmten Erinnerungen verbunden hatte, reaktivierten diese im Schlaf. Seine Bemühungen, seine Träume in eine bestimmte Richtung zu lenken, waren zwar wissenschaftlicher, unterschieden sich ansonsten aber kaum von jahrtausendealten Formen der Trauminkubation.

Der Lernprozess jedenfalls wird nicht nur durch Düfte verbessert. Auch Musik vermag das zu leisten. So spielte man bei einer Studie den Versuchspersonen ein musikalisches Thema immer wieder vor, während sie gleichzeitig ein Rätsel lösen sollten. Jene Probanden, denen man die Musik auch im Schlaf vorspielte, fanden mit höherer Wahrscheinlichkeit die Lösung im Schlaf als Schläfer ohne musikalische Berieselung.

Und schließlich können auch taktile Fingerzeige den Trauminhalt verändern. Wenn Sie bei einem Schlafenden den Kniereflex auslösen, träumt er, dass er stürzt. Wenn Sie seine Hand in Wasser tauchen, wird das Wasser vielleicht in die Traumlandschaft aufgenommen. Besprühen Sie träumende Versuchspersonen mit Wasser, träumt gut die Hälfte von ihnen von Wasser: Vielleicht geraten sie in einen Regenschauer oder gehen im Traum schwimmen.

Es gibt noch andere Möglichkeiten, den Inhalt der eigenen Träume zu beeinflussen, allerdings würde ich diese nicht unbedingt empfehlen. Wenn Sie längere Zeit nichts trinken, träumen Sie vermutlich von Durst oder Wasser. Wenn Sie unmittelbar vor dem Schlafengehen einen belastenden Film sehen, haben Sie vermutlich eher einen negativen Traum als einen positiven. Aber natürlich gilt auch das Gegenteil. Wie wir ja mittlerweile wissen, können Sie das Auftreten von Albträumen reduzieren, indem Sie ein beruhigendes Ritual zum Schlafengehen durchführen.

Heimtückisch: Werbung im Traum

Werbung, die wir im Wachzustand sehen, ist ein unverhüllter Versuch, unser Denken zu beeinflussen. Mittlerweile aber haben die Marketingleute auch unsere Träume ins Visier genommen. Was Traumwerbung so heimtückisch macht, ist die Tatsache, dass sie unterhalb unserer Bewusstseinsschwelle geschieht. Wie wir mittlerweile wissen, ist der rationale Teil unseres Gehirns im Traum offline, was heißt, dass wir gegenüber gezielt platzierten Botschaften weniger skeptisch und daher viel beeinflussbarer sind. Eine Studie zeigt beispielsweise, dass wir ein Produkt eher kaufen, wenn im Traum Werbung dafür auftaucht.[6]

Auch wenn das Dream Engineering im Moment schnell an Grenzen stößt, arbeiten Unternehmen bereits an gezielter Trauminkubation. In ihren Augen sind Träume offensichtlich das letzte große, noch unkartierte Reich, in dem sie ihre Produkte vermarkten können.

2021 versuchte die Molson Coors Beverage Company mithilfe der Trauminkubation die Träume der Konsumenten vor dem Superbowl, dem großen Endspiel im American Football, zu beeinflussen. Das Unternehmen konnte für sein Bier keine klassische Stadionwerbung betreiben, weil der Veranstalter einen Exklusivvertrag mit einer anderen Brauerei abgeschlossen hatte. Der Vize der Marketingabteilung aber hatte eine Idee, wie sich dieses Verbot vielleicht umgehen ließe: Wenn das Unternehmen nicht während des Spiels werben durfte, wie wäre es, wenn man die Werbung in den Träumen der Leute verankerte?

Molson Coors trat an Deirdre Barrett heran, die Traumspezialistin an der Universität Harvard. Man wollte von ihr wissen, ob es möglich wäre, einen Werbefilm zu produzieren, der in die Träume der Leute einsickerte, um die Werbung dem Unbewussten der Zuschauer fix einzuprägen, sodass sie in deren Traumgeschehen als bestimmendes Element wieder auftauchte. Barrett meinte, es sei durchaus möglich, Trauminhalte zu beeinflussen, die Versuchspersonen müssten dem aber vorher zustimmen.

Unter Barretts Anleitung produzierte Molson Coors einen bizarren, visuell ansprechenden 90-Sekunden-Spot mit dem Titel «The Big Game Commercial of Your Dreams». Man veröffentlichte auch einen begleitenden achtstündigen Soundtrack dazu. In diesem Film fliegt ein durchscheinender Avatar zu verträumter Musik über Berge und Ströme. In diese Naturaufnahmen wurden immer wieder Bilder der Molson-Coors-Produkte eingestreut. In dieser wunderbaren Kulisse wimmelt es nur so von Zeichentrickfiguren und faszinierenden Formen und Mustern. Das farbsatte Video springt schnell von Ort zu Ort, von surrealen Bildern zu abstrakten Mustern und weiter zu bizarren Gegenständen – wie es ein Traum eben auch tut.

Der fertige Film wurde im Schlaflabor getestet. Nachdem die Versuchspersonen sich den Film mehrmals angeschaut hatten, sollten sie sich vor dem Schlafen entsprechend primen, indem sie sich vorsagten, dass sie von diesem Film träumen wollten. Wenn man sie dann im REM-Schlaf weckte, träumten sie tatsächlich von Wasserfällen oder tiefem Schnee – beides Motive aus dem Video. Eine Träumende, die reichlich müde klang, weil sie ja gerade erst geweckt wurde, meinte, der Berg in ihren Träumen hätte etwas mit Coors-Bier zu tun. Fünf von achtzehn Testpersonen hatten Träume, in denen einzelne Elemente des Videos auftauchten.

Molson Coors stellte das Video online und lud die Konsumenten ein, es anzusehen und am «potenziell größten Schlafexperiment aller Zeiten» teilzunehmen, wie das Unternehmen dies nannte. Die Leute sollten sich das Video mehrmals ansehen und während des Schlafes den dazugehörigen Soundtrack abspielen. Die Teilnehmer erhielten Rabatt auf Coors-Produkte, wenn sie ihre Traumberichte unter dem Hashtag «Coors Light» beziehungsweise «Coors Light Seltzer» in den sozialen Medien veröffentlichten. Das Unternehmen meldete, dass die Werbekampagne ein voller Erfolg war: 1,4 Milliarden Aufrufe, 3000 Prozent mehr Interesse am Auftritt der Firma in den sozialen Medien und – vermutlich das Wichtigste für Coors – 8 Prozent mehr verkaufte Produkte.

Träume, das einst heilige und sakrosankte Reich der Träumer, werden mittlerweile zur Zielscheibe gieriger Marketingleute. Molson Coors ist nämlich keineswegs das einzige interessierte Unternehmen. 2021 führte die American Marketing Association eine Umfrage durch: 77 Prozent von 400 befragten Unternehmen gaben an, dass sie bis zum Jahr 2025 Experimente mit Traumwerbung durchführen wollten. Offensichtlich ist angesichts der fruchtbaren Ländereien unserer Traumlandschaften ein Goldrausch ausgebrochen.

Burger King beschritt einen anderen Weg, um Traumlandschaften urbar zu machen. Zu Halloween brachte man den Nightmare King Burger mit folgendem Slogan auf den Markt: «Gib deinen Albträumen etwas zu futtern.» Der Burger bestand aus einem üblichen Beef-Burger, einem Chicken Patty, Speck, Käse und einem leuchtend grünen Brötchen. Von der Kalorienzahl einmal abgesehen, ist das einzig wirklich Ungewöhnliche das grüne Brötchen, doch das Unternehmen behauptete, der Nightmare King könne tatsächlich Albträume auslösen.

Zu diesem Zweck ging Burger King eine Zusammenarbeit

mit einem Schlaflabor ein. Zehn Nächte lang wurden die Träume von 100 Versuchspersonen aufgezeichnet. Burger King ließ verlauten, dass der Nightmare King das Auftreten von Albträumen verdreifacht habe. Aber natürlich kann es an sich schon Albträume auslösen, wenn man gesagt bekommt, dass ein bestimmtes Lebensmittel genau das tut.

Interessanterweise war der Nightmare King ein Cheeseburger, und Käse steht (fälschlicherweise) ohnehin in dem Ruf, Albträume zu verursachen. In Charles Dickens' *Eine Weihnachtsgeschichte* führt Ebenezer Scrooge das geisterhafte Erscheinen seines früheren Partners Jacob Marley zunächst auch auf «einen alten Käse»[7] zurück. Es gibt nicht den geringsten Beleg dafür, dass Käse Albträume verursacht, aber der Glaube reicht schon, um diesen Mythos am Leben zu erhalten. Solche, in diesem Fall negative, selbsterfüllende Prophezeiungen funktionieren so ähnlich wie der Nocebo-Effekt, der finstere Doppelgänger des Placebo-Effektes. Wenn Sie glauben, dass ein Medikament Nebenwirkungen hat, steigt die Wahrscheinlichkeit, dass es diese tatsächlich auslöst.

Diese aufkeimenden Bemühungen, Bier und Burger in Ihre Träume zu schmuggeln, ist vermutlich nur der Anfang. Die Nacht wird kommen, wenn Werbefachleute sich in Ihrem Schlaf und Ihren Träumen breitmachen möchten, um Ihr Verhalten im Wachzustand zu beeinflussen, solange Ihre Wachsamkeit ausgeschaltet ist. Diese Leute bedrohen etwas, was für unser Wohlbefinden zentral ist. Das heilige Refugium des Schlafes und der Träume wird vermutlich bald belagert.

Doch die Gemeinschaft der Wissenschaftler ist mehr als nur ein bisschen besorgt. In einem offenen Brief, der Bezug auf die Molson-Coors-Kampagne nimmt, wenden sich achtunddreißig Forscher aus aller Welt dagegen, dass Träume zum Tummelplatz von Marketingfachleuten werden. Und sie treten ein für Gesetze, die verbieten, dass Werbefachleute Menschen im Schlaf manipulieren. Was Molson Coors angeht, heißt es in dem erwähnten Brief: «Was werden wir verlieren, wenn wir uns als Kollektiv daran gewöhnen, dass man zur Steigerung von Verkaufszahlen in unser Privatleben einbricht, bis wir willens sind, für einen Zwölferpack Bier Werbung in unseren Träumen zu sehen?»

Technologie und Träume

Wir wissen mittlerweile, dass man durch Lichtimpulse, Vibrationen und Erhitzen beziehungsweise Abkühlen der Luft unmittelbar über der Haut der träumenden Person bestimmte Erinnerungen abrufen kann. Dasselbe gilt für akustische Signale. In einem früheren Versuch wurde festgestellt, dass Wörter, die mit Flüssigkeiten zu tun hatten, bei den Schlafenden Träume mit entsprechenden Motiven auslösten. Ja, solche Stichworte können sogar das Verhalten der Schläfer im Wachzustand beeinflussen.

So ließ sich mittels Schlafsuggestion beeinflussen, welche Marke jemand im Wachzustand kaufte. Die chinesischen Forscher Sizhi Ai und Yunlu Yin spielten ihren Probanden im Schlaf immer wieder einen von zwei Markennamen vor. Im Wachzustand griffen die Personen dann tatsächlich eher zu der Marke, deren Namen sie im Schlaf gehört hatten. Sizhi Ai schloss daraus: «Neurokognitive Verarbeitung im Schlaf trägt auf flexible und selektive Weise zum Finetuning subjektiver Vorlieben bei.»[8] Eine Kontrollgruppe bekam im Wachzustand die gleiche wiederholte Botschaft vorgespielt, doch dies zeigte keinerlei Wirkung. Wieso das funktioniert, weiß noch niemand. Andererseits zeigte sich eine Veränderung in den Gehirnwellen der Versuchspersonen, wenn man sie solchen Suggestionen ausgesetzt hatte.

Besagen also die Ergebnisse dieser und ähnlicher Studien, dass ein smarter Lautsprecher, eine Smartwatch oder ein ähnliches Gerät Ihnen im Schlaf Kaufentscheidungen suggerieren können? Es sieht beinahe danach aus. Immerhin haben es intelligente Lautsprecher längst in unsere Schlafzimmer geschafft und Smartwatches zeichnen unsere Schlafzyklen auf. Aus Körperbewegung, Herzfrequenz und anderen Signalen können diese Geräte ableiten, in welcher Schlafphase Sie sich befinden. Die Apple Watch kann sogar Ihren REM-Schlaf aufzeichnen.

Da wir im Schlaf also durchaus anfällig für akustische Stichworte sind, wird EULA, der Endbenutzer-Lizenzvertrag zu unserem intelligenten Lautsprecher oder unseren Wearables, eines Tages den Unternehmen das Recht geben, uns im Schlaf leise Marketingbotschaften zu schicken? Müssen wir dann für marketingfreies Träumen einen Aufpreis zahlen? Und wenn es Unternehmen schon gelingt, in unsere Träume einzudringen, wer hindert dann Regierungen, den schlafenden Geist ihrer Bürger mit Propaganda zu fluten, um sie noch besser kontrollieren zu können? Diese düsteren Gedanken erinnern an George Orwells *1984* und an Philip K. Dicks Science-Fiction-Roman *Träumen Androiden von elektrischen Schafen?*

In Zukunft könnte es auch ein direktes Brain-Machine-Interface (MBI) geben. Schon heute können sich Epileptiker ein Gerät ins Gehirn implantieren lassen, das die Gehirnwellen analysiert. Das Ziel ist, exakt jenes Muster zu finden, das einem Anfall vorausgeht, um ihm rechtzeitig entgegenzuwirken. Das ist ein geschlossener Kreislauf, in dem Geist und Maschine nahtlos ineinandergreifen. Werden wir uns eines Tages dafür entscheiden können, uns eine Schnittstelle einpflanzen zu lassen, die unsere Träume ganz nach Wunsch ändert? Das hört sich radikal an, aber was wäre, wenn eine derartige Schnittstelle wiederkehrende Albträume abstellen könnte? Wäre das dann den selbstgewählten chirurgischen Eingriff wert? Oder wie wäre es, wenn diese Schnittstelle Ihnen kreativere Träume verschaffen würde? Oder wenn Sie jederzeit einen erotischen Traum bestellen könnten?

Im Film *Inception* werden Ideen in die Träume der Menschen geschmuggelt. Tatsächlich können Neurowissenschaftler schon heute mithilfe von Implantaten bestimmte Erinnerungen triggern. Das können persönliche Erinnerungen ebenso sein wie solche an ein bestimmtes Produkt. Tatsächlich ist längst eine Generation nicht invasiver Gehirn-Mensch-Interfaces auf dem Markt. Wer also sollte Unternehmen daran hindern, ihre Geräte mit einer Marketingfunktion für die eigenen Produkte auszustatten oder die neuronalen Daten zu missbrauchen, die diese Schnittstellen gewöhnlich erheben?

Das Problem hat mittlerweile auch die Aufmerksamkeit der UNESCO erregt, der Organisation für Bildung, Wissenschaft und Kultur der Vereinten Nationen. Im Juli 2023 versammelten sich Neurowissenschaftler, Ethiker und Regierungsbeamte unter ihrer Schirmherrschaft, um mögliche Regularien für ein neuronales Recht zu entwerfen. Ein Bericht der UNESCO, der zur selben Zeit erschien, wies darauf hin, dass die Neurotechnologien ermöglichen, Zugang zu unserem Geist zu finden, individuelle Persönlichkeit und Verhaltensweisen zu verändern, ja sogar die Erinnerung an frühere Ereignisse zu manipulieren: «Davon sind grundlegende

Rechte betroffen wie Privatsphäre, die Freiheit des Denkens, der freie Wille und die menschliche Würde.»[9]

Andere Organisationen sind schon damit beschäftigt, die Menschen vor einer missbräuchlichen Anwendung der Neurotechnologien zu schützen. Die 2017 gegründete Neurorights Foundation setzt sich dafür ein, dass Regierungen Gesetze erlassen, damit alle Daten, die durch Neurotechnologien wie Smartwatches, Earbuds und Headsets gesammelt werden, geschützt und nicht zu kommerziellen Zwecken eingesetzt werden, damit die Nutzer unter anderem vor Manipulation von außen geschützt sind. Darunter fiele auch die Manipulation von Träumen. Rafael Yuste, Neurowissenschaftler an der Columbia University in New York und Mitbegründer der genannten Organisation, sagt, dass Unternehmen in diesem schnell wachsenden Geschäftsfeld geradezu Raubritterallüren entwickeln, was Gehirndaten angeht.[10] Tatsächlich hat die Neurorights Foundation bereits achtzehn Fälle aufgedeckt, in denen Neurotechnologie-Unternehmen von den Nutzern ihrer Endgeräte verlangen, ihre neuronalen Daten preiszugeben.

Doch allmählich werden auch die Regierungen hellhörig. 2021 änderte Chile als erstes Land seine Verfassung, um die Gehirnaktivitäten und -informationen ihrer Bürger zu schützen. Andere Länder arbeiten noch an ähnlichen Gesetzesvorhaben, doch solange diese Regeln nicht weltweit gelten, wird es schwierig sein, den einzelnen Nutzer vor dem missbräuchlichen Einsatz von Neurotechnologien zu schützen. Oder wie Yuste neulich in einem Interview sagte: «Mit Science-Fiction hat das nichts zu tun. Wir müssen handeln, bevor es zu spät ist.»

Natürlich können wir den heiligen Raum unserer Träume selbst schützen. Wir können dafür sorgen, dass wir in unseren Schlafräumen keine heimlichen Botschaften erhalten, sei es nun von unseren Telefonen oder durch intelligente Lautsprecher oder ähnliche Geräte. Außerdem sollten wir uns jenen Neurotechnologien verweigern, die per Nutzervereinbarung den Unternehmen freien Zugriff auf unsere neuronalen Informationen geben. Träume bescheren uns vielfältige Einsichten, die uns so einiges über unsere Emotionen verraten – meiner Ansicht nach ist es wichtig, dass sie von kommerziellen Interessen unberührt bleiben.

9

Die Interpretation von Träumen

Die Forschung, die diesem Buch zugrunde liegt, und seine Abfassung haben mir nicht nur einen neuen Blick auf Träume vermittelt, sondern auf die Neurowissenschaft im Allgemeinen. In medizinischer und chirurgischer Praxis wiederum wurde ich immer wieder Zeuge, dass die Fähigkeit zu träumen selbst bei schlimmen Verletzungen nicht verloren geht. Ich habe Kinder gesehen, denen man wegen anders nicht therapierbarer Krampfanfälle das halbe Gehirn herausnehmen musste. Und doch haben sie immer noch Träume. Träume wissen, sich Gehör zu verschaffen.

Und mehr noch: Träume sind vor allem deshalb so wichtig, weil sie uns eine Form des Denkens und Fühlens erschließen, die nur durch deren einzigartige neurochemische und physiologische Signatur ermöglicht wird. Nur durch den Traum gelangen wir in diesen mentalen Raum. Tatsächlich könnten wir im Wachzustand niemals so denken.

Daher sollten wir auf unsere Träume achten. Sie vermitteln uns Einsichten, die wir anders nie erzielen könnten. Sie stellen Assoziationen zwischen Menschen her, die wir zu verschiedenen Zeiten gekannt haben, zwischen scheinbar unzusammenhängenden Ereignissen, zwischen dem, was in der Vergangenheit geschah, und dem, was in der Zukunft vielleicht auf uns wartet. Die all dem zugrunde liegende Neurobiologie des Träumens hat mich überzeugt, dass Träume eine Bedeutung, einen Sinn haben. Das macht das Nachdenken über Träume zu einem wichtigen Aspekt eines voll gelebten, eines bewusst geführten Lebens. Zumindest ist das bei mir der Fall.

Vielleicht denken Sie, dass ein Mensch, der sein Leben der Beschäftigung mit dem menschlichen Gehirn gewidmet hat, die Trauminterpretation als eine Art Populärpsychologie ablehnt, ähnlich der Horoskopdeutung. Als ich mit der Arbeit an diesem Buch anfing, war das vielleicht sogar zutreffend. Doch da sich unser Verständnis dessen, was im Traum im Gehirn passiert, auf exakte wissenschaftliche Erkenntnisse stützen kann, bin ich mittlerweile davon überzeugt, dass man Träume interpretieren kann. Nur wie?

Im Internet stoßen wir auf eine Fülle von Online-Traumlexika, die uns sagen: Wenn du von X träumst, heißt das Y. Auch in Büchern finden sich solche Patentrezepte, die alle Bedeutungen aller Träume erklären. In der Beziehung hat sich nicht viel gegenüber jenem Traumbuch geändert, das vor gut 3000 Jahren im alten Ägypten entstand: Darin finden sich einhundertacht Träume mit ihren Interpretationen. Wenn man vom Mond träumte, war das gut, weil es hieß, dass die Götter einem vergeben hatten. Auch im Traum Krokodilfleisch zu essen, galt als gutes Vorzeichen, weil man dann bestimmt bald Beamter würde. Sich selbst aber im Traum im Spiegel zu sehen, war ein böses Omen. Es deutete darauf hin, dass man sich wohl bald einen neuen Partner suchen musste.

Die alten Zivilisationen in Mesopotamien, Griechenland und Rom sahen in der Trauminterpretation eine Kunst, die Intelligenz erforderte und manchmal auch göttliche Inspiration. Kein Wunder also, dass sie ihren Träumen enorme

Bedeutung zuschrieben, galten sie doch als Botschaften der Götter oder der Toten. Träumen war die Macht der Prophezeiung eigen, und wer sie interpretieren konnte, stand in hohem Ansehen. Der Glaube an die prophetischen Eigenschaften von Träumen ist ungebrochen. Umfragen zeigen, dass zwei von drei Menschen glauben, Träume würden die Zukunft vorhersagen.

Sigmund Freud war ein moderner Vertreter dieser Traumdeuter. In seinen Augen jedoch waren Träume keine Botschaften, die von den Göttern oder aus dem Jenseits stammten, sondern aus dem Unbewussten. Entsprechend ihrer Herkunft sollten sie unsere unterdrückten Wünsche offenbaren. Die Glanzzeit freudianischer Psychoanalyse kam und ging, doch der Glaube an die Macht der Träume, uns wichtige Informationen zu liefern, ist heute so lebendig wie einst. Und er wird durch die ausgeklügelten Gerätschaften der modernen Neurowissenschaft bestätigt.

Ich bin mit meinem Glauben, dass Träume eine wichtige Quelle der Selbsterkenntnis sind, keineswegs ein Außenseiter. Neurowissenschaftler und Psychologen sind immer mehr der Überzeugung, dass wir von unseren Träumen so einiges erfahren können. Studien belegen, dass die Interpretation unserer Träume unser waches Leben prägen kann, wenn auch nicht immer in der erwarteten Weise.

Warum Traumlexika nicht funktionieren

Gehen Sie ins Internet, und Sie werden unweigerlich die angebliche Bedeutung von nahezu jedem Traum finden. Dort stolpern Sie ständig über Webseiten, auf denen man sich seine Träume interpretieren lassen kann. Was bedeutet es, wenn man von einem Blatt träumt? Auf einer Webseite steht, das sei ein Symbol für einen bevorstehenden Wandel. So wie die Blätter sich von Jahreszeit zu Jahreszeit verändern, so wird auch in Ihrem Leben etwas enden und etwas Neues beginnen. Auf einer anderen Seite heißt es, das Blatt stünde für Erneuerung. Und eine dritte meint, es symbolisiere Wachstum und Offenheit. In gewisser Weise hört sich das alles sinnvoll an, aber was stimmt denn nun?

Online-Traumlexika arbeiten mit einer Mischung aus Unschärfe und Bestimmtheit, die garantiert, dass die angebotene Deutung auf fast alle persönlichen Umstände passt. Beginnt im Leben nicht ständig etwas Neues und endet etwas Altes? Wollen wir nicht alle Erneuerung, Wachstum oder Offenheit? Es liegt in der menschlichen Natur, dass wir solche wenig genauen Beschreibungen nehmen und sie auf unsere persönliche Situation hin präzisieren. Mit Horoskopen ist das ganz genauso. Wir lesen eine vage Beschreibung und trimmen sie für unsere Verhältnisse zurecht.

In Wahrheit aber kann ein und dasselbe Traumbild die unterschiedlichsten Dinge meinen. Und es unterscheidet sich nicht nur von Person zu Person, sondern auch im Hinblick auf frühere Versionen unser selbst, die wir in verschiedenen Lebensstadien verkörpert haben. Ich habe kürzlich von einer Brücke geträumt. Sucht man jetzt diesen Begriff im Traumlexikon, stößt man auf die gleichen Begriffe wie beim Blatt. Auf einer Webseite heißt es, die Brücke stehe für «den Übergang von einem Zustand in einen anderen, wie eine Wiedergeburt». In einem anderen Traumlexikon steht, es handle sich um eine spirituelle Botschaft, dass es an der Zeit sei, das eigene Leben einer Prüfung zu unterziehen. Oder ein Zeichen, dass sich die meisten Schwierigkeiten überwinden lassen. Auf einer dritten Webseite sagt man mir, dass in meinem Leben bald eine Wandlung eintreten würde. Als Metapher kann die Brücke vieles bedeuten: eine Ehe; zwei Seiten, die zusammenkommen; für Menschen mit einem nicht behandelbaren Tumor kann sie der Weg zum Ende des Leidens sein.

Ihr wacher Geist ist das einzigartige Produkt Ihrer Erinnerungen, Ihrer Alltagserfahrungen und Ihres emotionalen Zustandes, und dasselbe gilt auch für Ihren träumenden Geist. Obwohl es Träume gibt, die von vielen Menschen erlebt werden, wie zum Beispiel, dass man fällt, zu spät kommt oder gejagt wird, sind Träume doch etwas Höchstpersönliches. Ihre Träume sind das Produkt Ihres Gehirns in diesem speziellen Moment Ihres Lebens, und sie ändern sich mit den wechselnden Phasen Ihres Lebens. Zu erwarten, dass Ihre Träume Ähnliches bedeuten wie die anderer Menschen, nur weil sie dasselbe zentrale Narrativ enthalten oder dasselbe visuelle Element, ist einfach nicht realistisch.

Aber es gibt auch einen neurologischen Grund dafür, warum dasselbe Traummotiv individuell ganz unterschiedliche Bedeutungen haben kann. Wie wir mittlerweile wissen, versieht der mediale präfrontale Cortex oder mPFC unsere Erfahrungen mit Bedeutung. Jeder mPFC erfüllt eine ähnliche Funktion, aber nur mit dem Material, das wir schon im Kopf haben. Wenn wir träumen, nehmen wir Bilder, Geräusche, Erinnerungen und Emotionen und bauen sie zu etwas um, das für uns persönlich bedeutsam ist. Das Gehirn liefert die Inhalte, der Geist die Bedeutung.

Diese Bedeutung wurde also von Ihnen geschaffen und passt daher auch nur für Sie. Träume, die Stimme Ihres Geistes, lassen sich deuten. Aber nur von einer einzigen Person – und die sind Sie.

Die fünf Traumnarrative

Traumgeschichten können unzählige Wendungen und Pfade einschlagen, überschattet vom ganzen Spektrum der menschlichen Emotionspalette. Meiner Ansicht nach lassen sich Traumgeschichten in fünf sinnvolle Kategorien einteilen. Wenn ich einen Traum interpretiere, ist es mein erster Schritt zu entscheiden, in welche dieser Kategorien er gehört, denn jede dieser Kategorien macht einen anderen Ansatz erforderlich. Sehen wir uns das Ganze also einmal an.

1. Offenkundige Träume

Da sind zum ersten die Träume, deren Bedeutung auf der Hand liegt. Wenn wir am nächsten Tag eine Prüfung schreiben und wir träumen, dass der Wecker nicht schrillt, ist die Bedeutung ziemlich klar. Die Interpretation fällt leicht: Der Prüfungsstress hat diesen Traum ausgelöst. Das gilt auch für Träume, in denen wir einen Vortrag halten müssen und nackt sind oder einen wichtigen Flug verpassen, wenn etwas davon tatsächlich Teil unseres Wachlebens ist.

2. Genreträume

Hier haben Forscher eine eigene Kategorie definiert. Hierzu gehören Träume in Lebensphasen, welche uns tiefgreifend verändern. Genreträume sind in ihrer Bedeutung so klar, dass sie nicht wirklich interpretiert werden müssen. Zwei klassische Untergruppen dieser Kategorie sind zum Beispiel Schwangerschaftsträume und Träume vom Ende des Lebens.

Träume von Schwangeren drehen sich häufig um Dinge, die mit der Schwangerschaft zu tun haben, um die Geburt, um die Anatomie des Körpers und um das Muttersein. In den letzten Monaten der Schwangerschaft träumen werdende Mütter häufig vom Baby und seinem Geschlecht. Sind diese Träume aber auch zutreffend? Die wissenschaftliche Literatur hat keine klare Antwort auf diese Frage. In einer Studie lagen alle acht Frauen, die vom Geschlecht ihres Babys träumten, richtig. In einer anderen sagten die Träume nicht mehr als ein Münzwurf.

Schwangere Frauen berichten auch, dass sie im Traum mit ihrem Baby sprechen, wobei das Kind ihnen häufig seinen Wunschnamen ankündigt. Diese «Verkündigungsträume» sind in traditionellen Kulturen wohlbekannt. Unter den Ese Eja im peruanischen Amazonasgebiet ist es beispielsweise Tradition, dass Frauen die Namen ihrer Kinder träumen. In diesen Träumen sind es häufig Tiere, die der werdenden Mutter den «wahren Namen» des Kindes offenbaren.

Nach der Geburt kommt es aufgrund der Ängste und Belastungen sowie des Schlafmangels zu Beginn der Mutterschaft häufig zu negativen Träumen oder gar Albträumen. Ein bekanntes Traummotiv ist das «Baby im Bett». Die jungen Mütter träumen, dass das Kind sich irgendwo in der Bettdecke verfangen hat und erstickt. Die Mutter sucht panisch in den Decken nach dem Kind. Sobald sie dann ganz erwacht und merkt, dass das Kind nicht unter der Bettdecke liegt, steht sie meist trotzdem auf, um sich zu vergewissern.

Ein anderer Typus von Genretraum betrifft Menschen am Ende ihres Lebens, die vom Tod träumen. Die Träumenden erzählen von lebhaften Traumerlebnissen mit toten Angehörigen oder Haustieren. Diese Träume schenken den Betroffenen häufig ein Gefühl der Hoffnung und des Trostes, der Freude und Gelassenheit. Sie erfüllen sie mit Frieden, sodass sie den Tod akzeptieren und ihre Belange ordnen können. Oft versöhnen sie sich danach mit der Familie.

In einem New Yorker Zentrum für Hospizarbeit und Palliativmedizin hat man Traumberichte gesammelt und festgestellt, dass es auch hier häufig auftretende Motive gibt. Einer Frau träumte, ihre verstorbene Schwester sitze an ihrem Bett. Ein dem Tode naher Mann begegnete im Traum seiner Mutter, die zu ihm sagte: «Ich liebe dich.» Der Traum war so lebensnah, dass er sogar ihr Parfüm riechen konnte. Andere Sterbende berichten, dass im Traum jemand über ihre letzten Tage wache. Eine Frau erzählte, dass ihr Mann und ihre Schwester sich ihr im Traum zum Frühstück angeschlossen hätten. Eine andere träumte, dass ihr toter Vater und zwei bereits verstorbene Brüder sie schweigend umarmten und willkommen hießen, da sie sich jetzt wiedersehen würden.

An ihren letzten Tagen träumten andere Hospizbewohner häufig, dass sie irgendwohin aufbrechen wollten oder dass verstorbene Verwandte und Freunde auf sie warteten. Eine Frau träumte drei Tage vor ihrem Ableben, dass sie oben an einer Treppe stand. Am Fuße der Treppe wartete ihr verstorbener Mann. Die meisten dieser Träume wirkten tröstlich, auch wenn manche Patienten meinten, sie seien noch nicht zum Sterben bereit.

Auch Trauernde träumen häufig, dass ein toter Verwandter sie im Traum besucht. Üblicherweise zeigen sich diese Menschen friedlich und gesund, frei von Schmerz und Krankheit. Diese Träume werden als zutiefst bedeutsame spirituelle Erfahrung erlebt, die den Überlebenden hilft, den Verlust zu akzeptieren, Trost zu finden und mit der Trauer fertigzuwerden.

3. Universelle Träume

Die dritte Traumkategorie ist universell: Albträume und erotische Träume. Wie wir in Kapitel 2 sehen konnten, haben Kinder, die nie ein Trauma erlebt haben, trotzdem Albträume. Nicht weil sie etwa krank wären, sondern weil der Geist auf diese Weise heranreift. Da Albträume meist unseren mentalen Zustand widerspiegeln, haben Menschen, die unter Angstzuständen oder Depressionen leiden, öfter Albträume. Wenn sich Albträume unvermittelt einstellen, können wir sie als psychologisches Fieberthermometer für unser Wohlbefinden betrachten. Sie sagen uns viel über unseren momentanen Geisteszustand. Albträume, die auf Traumata zurückgehen, zeigen, wie gut wir das Erlebte verarbeiten können. Traumabasierte Albträume spielen häufig das traumatische Geschehen wieder und wieder durch – oder etwas, was diesem nahekommt. Je symbolischer die Träume nach einem erlebten Trauma ausfallen, desto besser – so heißt es – kann der Träumende seine emotionalen Erfahrungen verarbeiten.

Wie jeder von uns Albträume hat, so kann auch jeder Mensch an irgendeinem Punkt seines Lebens erotische Träume haben. Wie wir in Kapitel 3 gesehen haben, sind viele erotische Träume einfach nur Produkt unserer unbegrenzten Vorstellungskraft, auf das wir nicht mit Werturteilen reagieren sollten. Träume vom Fremdgehen sind kein Signal dafür, dass wir in unserer Beziehung unglücklich sind, ja noch nicht einmal, dass wir uns von der Figur in unseren erotischen Träumen tatsächlich angezogen fühlen. Aufschlussreicher ist da schon Ihre Reaktion, falls Ihr Partner oder Sie solche Träume haben: Träume vom Fremdgehen hören sich vielleicht schlimm an, aber das hat tatsächlich weniger mit dem Traum zu tun als mit der Stärke Ihrer gemeinsamen Bindung.

4. Träume ohne Emotionen

Die vierte Traumkategorie umfasst nicht emotionale Träume. Wenn Sie im Traum keine Emotionen empfinden, ist der Traum schwer zu interpretieren. Mit Emotionen meine ich hier solche, die der Träumende erlebt, und nicht solche, die vielleicht irgendwo im Traum explizit erwähnt werden. Tatsächlich spricht man im Traum nämlich nur selten von Gefühlen.

Wenn Sie sich an einen Traum erinnern, dieser aber eher neutral erscheint oder nur schwache Gefühle wachruft, ist die Innenschau in meinen Augen nicht der Mühe wert. Sie würden sich ja auch im Wachleben nicht mit den öden Momenten Ihres Lebens beschäftigen, daher hat es auch wenig Sinn, sich mit den langweiligen Traumgeschichten zu befassen. Erforschen Sie lieber jene, die Sie bewegen.

In diesem Sinne lässt sich auch sagen, dass manche Träume einfach nur ein Potpourri aus Bildern, Ereignissen oder Charakteren sind, das meist einen emotional neutralen oder unklaren Charakter hat. Diese Träume sind das Gegenstück zum mentalen Rauschen. Sie unterscheiden sich kein bisschen von den unzähligen und zufälligen Gedanken, die wir tagsüber hegen. Ich würde davon ausgehen, dass auch diese Träume Ihrer Interpretationsbemühungen nicht würdig sind.

5. Emotionale Träume

Damit sind wir bei der fünften und letzten Kategorie, die sicher die facettenreichste Quelle für unsere Einsichten ist. Hier geht es um emotionale Träume, die einen durchgehenden roten Faden aufweisen und häufig ein besonderes zentrales Bild. Hier lohnt sich die Mühe der Interpretation, weil diese Träume – anders als die erste Traumkategorie, in der die Traumgeschichte klar mit dem Wachleben verknüpft ist – ein Narrativ beinhalten, das mit Ihrer Realität auf den ersten Blick nichts zu tun hat.

Wenn Sie sich auf emotionale Träume konzentrieren, dann weil diese für Sie am wichtigsten sind. Träume können uns Emotionen in einer Intensität bescheren, die wir im Wachzustand nicht erreichen. Kein Wunder also, dass sie sich durch eine Art Dominoeffekt auch auf Ihre Stimmung im Wachzustand auswirken. Jeder von uns ist schon einmal traurig, ängstlich oder entzückt aufgewacht, nachdem er einen besonders bewegenden Traum erlebt hat. Vielleicht denken Sie ja gleich nach dem Aufwachen oder in einem ruhigeren Moment in Ihrem Tagesablauf über den Traum nach. Manchmal lassen sich solche Träume einfach nicht ignorieren. Das sind meiner Ansicht nach Träume, deren Bedeutung Sie unbedingt erkunden sollten, denn sie sind die Pforte zu den Tiefen Ihrer psychischen Welt.

Doch bevor wir nun zu den Tipps kommen, wie Träume sich entschlüsseln lassen, eine Einschränkung vorweg: Es gibt keine wie auch immer geartete Möglichkeit, um zu überprüfen, ob ein Traum richtig ausgelegt wurde. Wir können Sie nicht ins fMRT legen, um anhand der Bilder vom Gehirn zu sagen, ob Ihre Interpretation zu Ihrer objektiven Realität passt. Weder ein Blutbild noch ein EEG können hier verlässlich Aufschluss liefern.

Um einen Traum zu interpretieren, müssen Sie sich natürlich erst einmal daran erinnern. Das entsprechende Verfahren haben wir bereits kennengelernt: Bevor Sie sich schlafen legen, suggerieren Sie sich, dass Sie träumen werden, sich an Ihren Traum erinnern und ihn dann aufschreiben werden. Nach dem Aufwachen denken Sie nicht erst über den neuen Tag und seine Pflichten nach. Vielmehr halten Sie sofort alles schriftlich fest, was Ihnen von Ihrem Traum in Erinnerung ist. Oder Sie sprechen es auf Ihr Handy. Auf jeden Fall sollte dies das Erste sein, was Sie an diesem Tag tun. Checken Sie nicht zuerst Ihre E-Mails oder Ihren Social-Media-Account. Viele Menschen kennen das nur zu gut: Sie würden sich ja liebend gerne an ihren Traum erinnern, doch kaum sind sie wach, ist er entschwunden. Vielleicht erinnern Sie sich anfangs nur an ein paar Traumschnipsel. Wenn Sie aber Ihre Träume täglich aufschreiben, werden Sie sich allmählich immer leichter an immer mehr erinnern.

Da Sie Ihre Träume am Morgen festhalten, stammen diese vermutlich aus der letzten REM-Phase der Nacht. Im Laufe der Nacht verändern sich unsere Träume. In den ersten Nachtstunden haben sie noch mehr Bezug zu unserem Wachleben. Gegen Morgen werden sie dann aber stark emotional und assoziativ. Die britische Forscherin Josie Malinowski konnte zeigen, dass der letzte REM-Traumzyklus vor dem Aufwachen die höchste emotionale Intensität und den stärksten Symbolgehalt aufweist. Somit hat er für uns auch die stärkste persönliche Bedeutung.[1]

Wie Sie Ihre Träume interpretieren können

Damit Sie Ihre Träume sinnvoll interpretieren können, ist vor allem eines nötig: Sie müssen im Hinterkopf behalten, wie Träume entstehen. Wie wir gesehen haben, sind Träume nächtliche Veränderungen in der Gehirnaktivierung und den zugehörigen neurochemischen Botenstoffen, die ein höchst emotionales und visuelles Denken fördern. Was hier an Emotionen entsteht und sich visuell damit verknüpft, stammt somit aus Eigenproduktion. Kurz: Wir können diese Träume entschlüsseln, weil wir sie heraufbeschworen haben.

Ich habe ein Zwei-Stufen-Modell entwickelt, das sich auf diesen zentralen Aspekt des Traums, also seine emotionalen und visuellen Elemente, konzentriert. Ich verwende diese beiden Elemente des Emotionalen und Visuellen, weil sie im Traum eine unglaubliche Intensität schaffen, die wir in anderen Bereichen unseres Lebens nicht kennen. Dieser Ansatz geht im Übrigen auf den verstorbenen Ernest Hartmann zurück.[2] Jüngere neurowissenschaftliche Forschungsarbeiten bestätigen in meinen Augen dieses Modell, für das auf Basis Tausender von Träumen die Gehirnaktivierung während des Träumens sowie die entsprechenden Muster analysiert wurden.

Dieses Modell wendet den Blick zuerst dem dominanten Gefühl und der emotionalen Intensität zu: War es Wut, Angst, Schuldgefühl, Trauer, Hilflosigkeit, Verzweiflung, Abscheu, Ehrfurcht, Hoffnung, Erleichterung, Freude oder Liebe? Wie stark war dieses Gefühl? Manchmal werden in Träumen nicht nur ein Gefühl, sondern mehrere thematisiert. Je stärker die Emotion, desto bedeutsamer der Traum.

Diese fundamentalen Gefühle und emotionalen Interessen prägen den Traumprozess im Gehirn und treiben ihn an. Angesichts des hyperaktiven Zustands des limbischen Systems während lebhafter Träume können wir meiner Ansicht nach davon ausgehen, dass das dominante Gefühl im Traum die weit hergeholten und häufig irrationalen Assoziationen speist, die wir in unseren Träumen herstellen. Wenn Sie gestresst oder ängstlich sind, werden Ihre Träume diesen emotionalen Zustand widerspiegeln. Dann haben Sie vermutlich eher verstörende Träume. Das Traumgeschehen und seine Bildwelt können zum Gefühl von Stress bzw. Angst passen, haben aber oft nur wenig mit deren Ursache zu tun. Angst vor dem Neustart an einem neuen Arbeitsplatz kann so zu einem Traum führen, in dem Sie am Rande eines Abgrunds wandeln. Wertpapierhändler träumen inmitten eines Börsencrashs nicht von Geld oder Aktien, sondern davon, von einer Bergspitze herunterzustürzen oder Opfer einer wilden Verfolgungsjagd zu werden.

Im zweiten Schritt dieser Traumanalyse geht es um das zentrale Bild in Ihrem Traum. Wie die emotionalen Zentren des Gehirns sind auch seine visuellen Areale im Traum hochgradig aktiviert. Träume verbinden Bilder mit Gefühlen, um sie so in einen Kontext zu stellen. Wenn Sie sich also fragen, was das zentrale Bild in Ihrem Traum ist, dann suchen Sie eine Metapher, ein Symbol, das für etwas anderes steht. Vergessen Sie nicht: Träume sind eine andere Form der Kognition. Sie mögen bizarr sein, können Ihrer Einsicht jedoch auf eine Weise auf die Sprünge helfen, wie es auf anderen Wegen nicht möglich wäre. So könnte eine Person, die Opfer einer sexuellen Gewalttat wurde, von einem Wirbelwind träumen, der sie mitreißt. Dieses Bild stünde dann für die Angst und Hilflosigkeit, die sie während der Gewalttat erlebt hat. In einer Fallstudie, die das sehr schön zeigt, träumt ein Mann, dem eine größere Operation am Herzen bevorsteht, dass man ihm ein gevierteltes Rind (also tatsächlich ein Viertel von einem ganzen Rind) geliefert hat, und er, seine Tochter und sein früherer Chef entscheiden mussten, wie man es am besten zerteilt, damit es möglichst lange hält. Kaum anzunehmen, dass es in diesem Traum um etwas anderes geht als um die bevorstehende Operation.[3]

Oft scheint unser träumender Geist nach vergangenen Zeiten zu suchen, in denen er die gleichen Emotionen erlebte. Dann beschwört er Bilder aus dieser Erfahrung herauf.

So träumten Vietnamveteranen, die lange Jahre nach dem Krieg Eheprobleme hatten, häufig auf einmal wieder vom Krieg. Für diese Veteranen war das entscheidende Gefühl der Schlüssel für das Verständnis des Traumes. Der Krieg war Symbol für den aktuellen Zustand ihrer Ehe.

Andere wichtige Lebensereignisse können ebenfalls starke Gefühle hervorrufen und entsprechend kontextualisierte Bilder. Die Träume nach den Terroranschlägen vom 11. September beispielsweise handelten nicht von Flugzeugen oder dem World Trade Center. Trotzdem ging es auf die ein oder andere Weise um eine Bedrohung. Die Lockdowns in der Covid-19-Pandemie führten nicht zu Träumen von Viren oder Pandemien. Die Träumenden fühlten sich vielmehr eingesperrt, in einem Beispiel im Supermarkt, der sich in ein Labyrinth verwandelte.

In der wissenschaftlichen Literatur findet sich auch ein Bericht zweier Frauen über einen Traum eine Woche nach dem Tod der Mutter.[4] Eine der Frauen träumte von einem leeren Haus ohne Möbel, in dem Türen und Fenster offen standen und der Wind hereinblies. Die zweite Frau träumte von einem großen Baum, der auf das Haus stürzte. Sowohl das leere Haus wie der Baum waren Bilder für den Verlust, den die zwei Frauen erlebt hatten. Aber wenn Sie online nach Interpretationen für ein leeres Haus beziehungsweise einen umstürzenden Baum in Träumen suchen, werden Sie unzählige Erklärungen finden. Kennen Sie jedoch den Kontext, gibt es wohl kaum einen Zweifel, dass beide Frauen ihre Trauer und ihren Verlust so in ihren Träumen verarbeiteten.

Nelson Mandela, politischer Gefangener und später Präsident Südafrikas, hatte einen ganz ähnlichen Traum, als seine Mutter und sein ältester Sohn starben, während er auf Robben Island im Gefängnis saß. Er träumte, er würde aus einem

Gefängnis in Johannesburg entlassen und ginge durch die menschenleere Stadt. Als er einige Stunden später in seinem Haus in Soweto ankam, fand er «ein Geisterhaus. Alle Türen und Fenster standen offen, aber niemand war da.»[5]

Und was die weitverbreiteten Träume von schulischen Prüfungen angeht: Vielleicht haben Sie im Traum verschlafen, die Prüfung verpasst, sind zu spät gekommen, waren im falschen Klassenzimmer oder hatten für das falsche Fach gelernt. Vielleicht sind Sie nackt zu der Prüfung erschienen, oder die Angaben waren in einer Sprache verfasst, die Sie nicht verstanden. Wenn Sie solch einen Traum einen Tag vor der Prüfung haben, ist er wohl einfach ein Produkt der Angst, die sie Ihnen einjagt. Aber diese Art von Träumen tritt bei manchen Menschen bis weit in die mittleren Jahre hinein auf. Warum träumen wir immer noch so etwas, selbst wenn wir die Schule längst hinter uns haben? Und warum bringen uns solche Träume nicht nur durcheinander, sondern haben uns auch viel zu sagen?

Kehren wir zurück zu den beiden grundlegenden Elementen des Traums. Erstens zur dominanten Emotion und ihrer Intensität. Solche Träume rufen gewöhnlich starke Ängste und Anspannung hervor. Zweitens geht es um das zentrale Bild: eine schulische Prüfung. Wenn Sie symbolisch denken und kein Schüler mehr sind, ist es doch unwahrscheinlich, dass es hier wirklich um ein Examen geht. So wie die Veteranen wieder vom Krieg träumen, wenn sie Eheprobleme haben, so bedient sich Ihre aktuelle Angst eines Bildes aus einer anderen Zeit in Ihrem Leben, in der Sie Ängste ausgestanden haben.

Deirdre Barrett, die Traumpsychologin an der Universität Harvard, sagt, eine Prüfung sei ein Moment, in dem wir von einer Autoritätsfigur bewertet werden, die entscheidet, ob wir den Test bestehen oder durchfallen. Das Prüfungsmotiv steht für etwas, das sich gerade in unserem Leben abspielt: Wir fühlen uns auf dem Prüfstand oder beurteilt. Wenn Sie einen derartigen Traum haben, ist es nur sinnvoll, sich zu fragen, ob Sie vielleicht Bedenken haben, Sie könnten die Erwartungen einer anderen Person nicht erfüllen.

Barrett zufolge ist die Schule ein Ort, an dem wir erstmals auch andere Emotionen wie Scham, Stress und Ungenügen erleben. Kein Wunder, dass schulische Prüfungen ein wichtiges Symbol bleiben, ganz egal, wie alt wir sein mögen. Eine der Funktionen unserer Träume ist es ja, Erinnerungen zu verarbeiten und abzuschätzen, wie unsere neuen Erfahrungen sich mit unseren früheren vertragen. Angstauslösende Träume über eine Abschlussprüfung sind vermutlich ein Weg, um die aktuelle Angst mit einer früheren zu vergleichen, die eine ähnliche Anspannung hervorrief.

Wenn Sie die Bedeutung Ihrer Träume erkunden wollen, brauchen Sie die Fähigkeit der Introspektion und des Selbstgewahrseins. Träume laden uns ein, ein wenig tiefer in unser Inneres zu blicken und zu untersuchen, was sie uns sagen wollen. Zeit auf die Suche nach der Bedeutung Ihrer Träume zu verwenden, kann sowohl dieses Gewahrsein steigern als auch die Akzeptanz unserer Gefühle. Es kann Ihnen wichtige Einsichten in Ihr Leben bescheren und am Ende sogar größeres Wohlbefinden.

SCHLUSSWORT

Die transzendente Macht der Träume

2016 brachte man einen 87-jährigen Mann nach einem Sturz ins Vancouver General Hospital. Dort entwickelte er plötzlich Krampfanfälle. Man machte ein EEG von ihm, da die Ärzte hofften, aus den Gehirnwellen mehr über den Ursprung der Krämpfe zu erfahren. Am Ende aber machten sie eine viel bedeutendere Entdeckung.

Während er am EEG hing, fing das Herz des Mannes an, unregelmäßig zu schlagen, und setzte dann ganz aus. Der Mann hatte klare Anweisungen hinterlassen: auf keinen Fall wiederbeleben. Das stand ganz oben auf seiner Krankenakte. Also unternahm man nichts, um das Herz wieder zum Schlagen zu bringen und den Patienten wiederzubeleben. Doch während sein Herz stumm blieb und langsam alle Farbe aus seinem Körper wich, zeichnete das EEG weiterhin seine Gehirnaktivität auf. Und die Gehirnwellen des sterbenden Mannes zeigten etwas ganz Unglaubliches.

Ärzte und Wissenschaftler hatten lange Zeit angenommen, dass das sterbende Gehirn nur wenig Aktivität zeigt oder dass seine Aktivität sehr schnell auf null zurückginge. Das passiert zumindest mit unseren anderen Organen. Sie verabschieden sich auf ganz charakteristische Weise ins Nichts.

Doch bei diesem Mann schlugen die Gehirnwellen, 30 Sekunden *nachdem* sein Herz keine Aktivität mehr zeigte, massiv aus, so stark, wie man das im Normalfall nur von Erinnerungen und Träumen kennt. Andere Berichte zeigen ähnliche Ergebnisse. Und das wirft eine spannende Frage auf: Schenkt uns vielleicht der Tod selbst einen letzten Traum? Wir verschwinden also nicht ausdruckslos in der Nacht.

In der Geschichte der Menschheit wurden Träume häufig als Produkt übernatürlicher Kräfte betrachtet, Visionen, die Götter oder Gespenster dem schlafenden Geist schicken und ihm etwas Wesentliches über uns und die Welt offenbaren. Die alten Kulturen lagen somit nicht falsch mit der Annahme, dass Träumen etwas Übernatürliches eigen ist. Tatsächlich sind sie eine Superkraft, die wir alle teilen, eine einzigartige Welt, die jeder von uns zu seinem höchstpersönlichen Nutzen betreten kann.

Das ist für uns Heutige kein bisschen anders. Auch wir spüren die Kraft der Träume. Träume eröffnen uns die Möglichkeit, zu wachsen und uns zu entwickeln. Sie können unserem Leben Reichtum und Bedeutung verleihen, uns Einsichten über uns und andere vermitteln, offenbaren, was wir im Wachzustand nicht begreifen, und uns auf neue Wege der Kreativität und der Erkenntnis führen. Träume offenbaren in den wesentlichen Phasen unseres Lebens und den emotionalen Momenten, die sie begleiten, deren besondere Bedeutung, statt sie zu verheimlichen.

Träume regen die emotionalen Zentren in unserem Gehirn zu einer Intensität an, die uns im Wachzustand nicht offensteht. Das Imaginationsnetzwerk ist nie aktiver und freier als während unserer nächtlichen Reisen. Im Alltag denken wir oft, dass unser emotionales Gehirn uns im Weg steht, uns an effektiven Entscheidungen, an Produktivität hindert. In Wirklichkeit beruhen optimale Entscheidungen auf Emotionen. Ohne sie würde es uns an sozialem und situationsbedingtem Bewusstsein fehlen. Patienten, bei denen das emotionale, das limbische System beschädigt ist, können keine Entscheidungen treffen. Was wiederum heißt, dass die extrem emotionale Erfahrung in unseren Träumen uns eine einzigartige Pforte zu Selbstreflexion und -verständnis eröffnet.

Jede Nacht ermöglicht uns das Gehirn, aus dem unser Bewusstsein und unser Selbstbild hervorgeht, einen Prozess, der frei ist von den Begrenzungen durch Gewohnheiten und den existenziellen Anforderungen des Alltags. Dieses Buch hatte nicht nur zum Ziel zu erklären, was wir über das Träumen wissen. Vor allem ging es darum aufzuzeigen, wie eng unser Leben im Schlaf mit unserem Leben im Wachzustand verknüpft ist. Unser träumendes und unser waches Selbst sind keineswegs getrennt. Wenn wir verstehen, wie sie verflochten sind, können wir beginnen, die Macht der Träume anzuerkennen.

Träumen stattet uns mit der mentalen Fähigkeit aus, die Vielseitigkeit unserer Gedanken, Gefühle und Instinkte zu steigern. Unser lebenslanges Träumen schiebt die Grenzen des Möglichen für uns immer weiter hinaus. In ihrer Wildheit ermöglichen unsere Träume uns einen enormen entwicklungsgeschichtlichen Vorteil, einen anpassungsfähigen Geist. Dieser persönliche Genius ist ins System integriert.

Die Neurowissenschaft hat massive Fortschritte gemacht, was die Instrumente angeht, mit denen wir das Gehirn in Echtzeit beobachten können. Wir können mittlerweile sogar die Aktivität eines einzelnen Neurons verfolgen. Und doch hat das taghelle Licht der Forschung die geheime Welt unserer Träume nicht etwa platt oder farblos werden lassen. Ganz im Gegenteil. Die Möglichkeit, Träume auf ganz neue, bisher ungekannte Weise zu verstehen, hat sie nur noch erstaunlicher, noch wunderbarer gemacht – ein Funken Magie in unserer ansonsten so durchkalkulierten Welt.

In diesem Buch habe ich versucht zu erklären, warum und wie wir träumen, die unglaubliche Komplexität, die uns beherrscht, aufzuzeigen. Doch selbst mit den ausgefeiltesten und exotischsten Vermessungen unseres Gehirns haben wir meiner Ansicht nach gerade mal den Hauch einer Ahnung bekommen.

In meinem eigenen Leben versuche ich Tag für Tag nicht nur, die Außenwelt zu verstehen, sondern auch die Welt in meinem Inneren. Die Wildheit unserer Traumlandschaften ist kein Störfaktor, den wir etwa zähmen oder ignorieren müssten. Sie erst offenbart uns die tiefere Komplexität des Bewusstseins, der Kognition und der Emotionen, die zusammen den ganzen Menschen ausmachen. Die Bedeutung des Träumens und der Träume zu erkunden, heißt meiner Ansicht nach, das Leben selbst zu erforschen. Die erstaunliche Bandbreite unserer Traumlandschaften, von der albtraumhaften Geschichte bis zur transzendenten Offenbarung, ist die eigentliche Gabe des menschlichen Geistes.

Dank

An Venetia Butterfield für ihre Inspiration und die gemeinsame Vision. An Nina Rodríguez-Marty für ihr meisterliches editorisches Skalpell und den Glauben daran, dass dieses Buch wichtig ist. An Anna Argenio, die diese Idee vom Konzept bis zum Druck begleitet hat, durch die unzähligen Schritte, die so häufig unbeachtet bleiben. An Vanessa Phan, die den Staffelstab trug und aus dem Manuskript mehr gemacht hat. An Laurie Ip Fung Chun für ihre wichtige Rolle als leitende Redakteurin. An Alice Dewing und Ania Gordon, die das Material in Großbritannien von seiner besten Seite präsentiert haben. An Julia Falkner, die das Buch den US-Medien vorgestellt hat und das so erfolgreich, dass sie dessen Reichweite enorm steigern konnte. An Raven Ross, die für das Marketing in den USA verantwortlich zeichnete. An Amelia Evans, Monique Corless und den Rest des Teams für internationale Rechte von Penguin, weil sie dessen Wert weltweit erfolgreich dargestellt haben. An Richard Kilgariff, der für Bewegung sorgte. An David Steen Martin für die gemeinsame Konstruktion.

Wenn wir dem Was und Wie unserer Träume bis in die Tiefe nachgehen wollen, müssen wir anerkennen, dass die Berichte, Veröffentlichungen und wissenschaftlichen Arbeiten, die unser Wissen bis zum heutigen Tag umfassen, nicht die ganze Bandbreite unserer Menschenfamilie abbilden. Es gibt wichtige Geschichten, die noch zu hören sind. Ich freue mich darauf, dass die Wissenschaftlergemeinde die wertvollen Einsichten erkennt, die diverse Stimmen uns zu geben haben – weil sie uns ein nuancierteres Verständnis davon vermitteln, warum wir träumen. Wie meine Träume so ist auch dieses Buch hundertprozentig von Menschenhand gemacht.

Weiterführende Literatur

Ahmadi, Fereshteh, Hussin, Nur Atikah Mohamed, «Cancer Patients' Meaning Making Regarding Their Dreams: A Study among Cancer Patients in Malaysia», in: *Dreaming,* 2020.

Akkaoui, Marine Ambar et al., «Nightmares in Patients with Major Depressive Disorder, Bipolar Disorder, and Psychotic Disorders: A Systematic Review», in: *Journal of Clinical Medicine*, 2020.

Alcaro, Antonio, Carta, Stefano, «The ‹Instinct› of Imagination. A Neuro-Ethological Approach to the Evolution of the Reflective Mind and Its Application to Psychotherapy», in: *Frontiers in Human Neuroscience*, 23. Januar 2019.

Alessandria, Maria et al, «Normal body scheme and absent phantom limb experience in amputees while dreaming», in: *Consciousness and Cognition*, 13. Juli 2011.

Alexander, Marcalee Sipski, Marson, Lesley, «The neurologic control of arousal and orgasm with specific attention to spinal cord lesions: Integrating preclinical and clinical sciences», in: *Autonomic Neuroscience: Basic and Clinical*, 2018.

Andersen, Monica L. et al., «Sexsomnia: Abnormal sexual behavior during sleep», in: *Brain Research Reviews*, 2007.

Andrews-Hanna, Jessica R., «The Brain's Default Network and its Adaptive Role in Internal Mentation», in: *Neuroscientist*, Juni 2012.

Andrews-Hanna, Jessica R., Grilli, Matthew D., «Mapping the imaginative mind: Charting new paths forward», in: *Current Directions in Psychological Science*, Februar 2021.

Appel, K. et al., «Inducing signal-verified lucid dreams in 40 % of untrained novice lucid dreamers within two nights in a sleep laboratory setting», in: *Consciousness and Cognition*, 2020.

Arehart-Treichel, Joan, «Amazon People's Dreams Hold Lessons for Psychotherapy», in: *Psychiatric News*, 4. März 2011.

Aspy, Denholm J., «Findings from the International Dream Induction Study», in: *Frontiers in Psychology*, 17. Juli 2020.

Aspy, Denholm J. et al., «Reality Testing and the Mnemonic Induction of Lucid Dreams: Findings From the National Australian Lucid Dream Induction Study», in: *Dreaming*, 2017.

BaHammam, Ahmed S., Almeneessier, Aljohara S., «Dreams and Nightmares in Patients With Obstructive Sleep Apnea: A Review», in: *Frontiers in Neurology*, 22. Oktober 2019.

Bainbridge, Wilma A. et al., «Quantifying aphantasia through drawing: Those without visual imagery show deficits in object but not spatial memory», in: *Cortex*, 2021.

Baird, Benjamin et al., «Frequent lucid dreaming associated with increased functional connectivity between frontopolar cortex and temporoparietal association areas», in: *Scientific Reports*, 12. Dezember 2018.

Baird, Benjamin et al., «Inspired by distraction: mind wandering facilitates creative incubation», in: *Psychological Science*, 1. Oktober 2012.

Baird, Benjamin, LaBerge, Stephen, Tononi, Giulio, «Two-Way Communication in Lucid REM Sleep Dreaming», in: *Trends in Cognitive Sciences*, Juni 2021.

Baird, Benjamin, Mota-Rolim, Sergio, Dresler, Martin, «The cognitive neuroscience of lucid dreaming», in: *Neuroscience Biobehavioral Review*, 1. Mai 2020.

Baird, Benjamin, Tononi, Giulio, LaBerge, Stephen, «Lucid dreaming occurs in activated rapid eye movement sleep, not a mixture of sleep and wakefulness», in: *Sleep*, 2022.

Balasubramaniam, B., Park, G. R., «Sexual hallucinations during and after sedation and anaesthesia», in: *Anaesthesia*, 2003.

Baldelli, Luca, Provini, Federica, «Differentiating Oneiric Stupor in Agrypnia Excitata From Dreaming Disorders», in: *Frontiers in Neurology*, 12. November 2020.

Ball, Tonio et al., «Signal quality of simultaneously recorded invasive and non-invasive EEG», in: *NeuroImage*, 2009.

Barnes, Christopher M., Watkins, Trevor, Klotz, Anthony, «An exploration of employee dreams: The dream-based overnight carryover of emotional experiences at work», in: *Sleep Health*, 2021.

Barrett, Deirdre, «Dreams about COVID-19 versus normative dreams: Trends by gender», in: *Dreaming*, 2020.

Barrett, Deirdre, «Dreams and creative problem-solving», in: *Annals of the New York Academy of Sciences*, 22. Juni 2017.

Barrett, Deirdre, «The ‹Committee of Sleep›: A Study of Dream Incubation for Problem Solving», in: *Dreaming*, 1993.

Barrett, Deirdre, «The Dream Character as Prototype for Multiple Personality Alter», in: *Dissociation*, März 1995.

Barry, Daniel N. et al., «The Neural Dynamics of Novel Scene Imagery», in: *The Journal of Neuroscience*, 29. Mai 2019.

Bashford, Luke et al., «The Neurophysiological Representation of Imagined Somatosensory Percepts in Human Cortex», in: *The Journal of Neuroscience*, 10. März 2021.

Bastin, Julien et al., «Direct Recordings from Human Anterior Insula Reveal its Leading Role within the Error-Monitoring Network», in: *Cerebral Cortex*, Februar 2017.

Baylor, George W., Cavallero, Corrado, «Memory Sources Associated with REM and NREM Dream Reports Throughout the Night: A New Look at the Data», in: *Sleep*, 2001.

Beaty, Roger E. et al., «Creative constraints: Brain activity and network dynamics underlying semantic interference during idea production», in: *NeuroImage*, 2017.

Beaty, Roger E. et al., «Creativity and the default network: A functional connectivity analysis of the creative brain at rest», in: *Neuropsychologia*, 2014.

Beaty, Roger E. et al., «Personality and Complex Brain Networks: The Role of Openness to Experience in Default Network Efficiency», in: *Human Brain Mapping*, 2016.

Beaty, Roger E. et al., «Brain networks of the imaginative mind: Dynamic functional connectivity of default and cognitive control networks relates to openness to experience», in: *Human Brain Mapping*, 2017.

Beaty, Roger E., Silvia, Paul J., Benedek, Mathias, «Brain networks underlying novel metaphor production», in: *Brain and Cognition*, 2017.

Beck, Jane C., «‹Dream Messages› from the Dead», in: *Journal of the Folklore Institute*, Dezember 1973.

Bekrater-Bodmann, Robin et al., «Post-Amputation Pain Is Associated with the Recall of an Impaired Body Representation in Dreams – Results from a Nation-Wide Survey on Limb Amputees», in: *PLOS One*, 5. März 2015.

Belinda, Casher D., Christian, Michael S., «A Spillover Model of Dreams and Work Behavior: How Dream Meaning Ascription Promotes Awe and Employee Resilience», in: *Academy of Management*, 27. Juni 2022.

Beversdorf, David Q., «Neuropsychopharmacological regulation of performance on creativity-related tasks», in: *Current Opinion in Behavioral Sciences*, 2019.

Bhat, Sushanth et al., «Dream-enacting behavior in non-rapid eye movement sleep», in: *Sleep Medicine*, 2012.

Blagrove, Mark, Farmer, Laura, Williams, Elvira, «The relationship of nightmare frequency and nightmare distress to well-being», in: *Journal of Sleep Research*, 2004.

Blagrove, Mark, Pace-Schott, Edward F., «Trait And Neurobiological Correlates Of Individual Differences In Dream Recall And Dream Content», in: *International Review of Neurobiology*, 2010.

Blanchette-Carrière, Cloé et al., «Attempted induction of signalled lucid dreaming by transcranial alternating current stimulation», in: *Consciousness and Cognition*, 2020.

Błaśkiewicz, Monika, «Healing dreams at Epidaurus. Analysis and interpretation of the Epidaurian iamata», in: *Miscellanea Anthropologica et Sociologica*, 2014.

Boehme, Rebecca, Olausson, Håkan, «Differentiating self-touch from social touch», in: *Current Opinion in Behavioral Sciences*, 2022.

Bogzaran, Fariba, «Experiencing the Divine in the Lucid Dream State», in: *Lucidity Letter*, 1991.

Bonamino, C., Watling, C., Polman, R., «The effectiveness of lucid dreaming practice on waking task performance: A scoping review of evidence and meta-analysis», in: *Dreaming*, 2022.

Borchers, Svenja et al., «Direct electrical stimulation of human cortex – The gold standard for mapping brain functions?», in: *Nature Reviews Neuroscience*, November 2011.

Borghi, Lidia et al., «Dreaming during lockdown: a quali-quantitative analysis of the Italian population dreams during the first COVID-19 pandemic wave», in: *Research in Psychotherapy: Psychopathology, Process and Outcome*, 2021.

Bradley, Claire et al., «State-dependent effects of neural stimulation on brain function and cognition», in: *Nature Reviews Neuroscience*, August 2022.

Braun, A.R. et al., «Regional cerebral blood flow throughout the sleep–wake cycle. An H2(15)O PET study», in: *Brain*, 1997.

Brecht, Michael, Lenschow, Constanze, Rao, Rajnish P., «Socio-sexual processing in cortical circuits», in: *Current Opinion in Neurobiology*, 2018.

Brink, Susan M., Allan, John A.B., Boldt, Walter, «Symbolic Representation of Psychological States in the Dreams of Women with Eating Disorders», in: *Canadian Journal of Counselling/Revue canadienne de counseling*, 1995.

Brock, Matthew S. et al., «Clinical and polysomnographic features of trauma-associated sleep disorder», in: *Journal of Clinical Sleep Medicine*, 2022.

Brosch, Renate, «What we ‹see› when we read: Visualization and vividness in reading fictional narratives», in: *Cortex*, 2018.

Brugger, Peter, «The phantom limb in dreams», in: *Consciousness and Cognition*, 2008.

Bugalho, Paulo et al., «Progression in Parkinson's Disease: Variation in Motor and Non-motor Symptoms Severity and Predictors of Decline in Cognition, Motor Function, Disability, and Health-Related Quality of Life as Assessed by Two Different Methods», in: *Movement Disorders Clinical Practise*, Juni 2021.

Bugalho, Paulo, Paiva, Teresa, «Dream features in the early stages of Parkinson's Disease», in: *Journal of Neural Transmission*, 2011.

Bulgarelli, Chiara et al., «The developmental trajectory of fronto-temporoparietal connectivity as a proxy of the default mode network: a longitudinal fNIRS investigation», in: *Human Brain Mapping*, 4. März 2020.

Bulkeley, Kelly, «Dreaming As Inspiration: Evidence From Religion, Philosophy, Literature, And Film», in: *International Review of Neurobiology*, 2010.

Bulkeley, Kelly, «The future of dream science», in: *Annals Of The New York Academy Of Sciences*, 2017.

Burk, Larry, «Warning Dreams Preceding The Diagnosis Of Breast Cancer: A Survey Of The Most Important Characteristics», in: *Explore*, Juni 2015.

Burnham, Melissa M., Conte, Christian, «Developmental Perspective: Dreaming across the Lifespan and What This Tells Us», in: *International Review of Neurobiology*, 2010.

Bushnell, Greta A. et al., «Association of Benzodiazepine Treatment for Sleep Disorders with Drug Overdose Risk among Young People», in: *JAMA Network Open*, 2022.

Calabrò, Rocco S. et al., «Neuroanatomy and function of human sexual behavior: A neglected or unknown issue?», in: *Brain and Behavior*, 2019.

Campbell, Ian G. et al., «Sex, puberty, and the timing of sleep EEG measured adolescent brain maturation», in: *Proceedings of the National Academy of Sciences*, 26. März 2012.

Cappadona, R. et al., «Sleep, dreams, nightmares, and sex-related differences: a narrative review», in: *European Review for Medical and Pharmacological Sciences*, 2021.

Carr, Michelle et al., «Dream engineering: Simulating worlds through sensory stimulation», in: *Consciousness and Cognition*, 2020.

Carr, Michelle et al., «Towards Engineering Dreams», in: *Consciousness and Cognition*, 2020.

Carton-Leclercq, Antoine et al., «Laminar Organization of Neocortical Activities During Systemic Anoxia», in: *Neurobiology of Disease*, November 2023.

Cartwright, Rosalind et al., «Effect of an Erotic Movie on the Sleep and Dreams of Young Men», in: *Archives of General Psychiatry*, März 1969.

Cartwright, Rosalind et al., «Relation of Dreams to Waking Concerns», in: *Psychiatry Research*, 2006.

Carvalho, Diana et al., «The mirror neuron system in post-stroke rehabilitation», in: *International Archives of Medicine*, 2013.

Carvalho, I. et al., «Cultural explanations of sleep paralysis: The spiritual phenomena», in: *European Psychiatry*, 23. März 2020.

Cavallero, Corrado, «The quest for dream sources», in: *Journal of Sleep Research*, 1993.

Cavallotti, Simone et al., «Aggressiveness in the dreams of drug-naïve and clonazepam-treated patients with isolated REM sleep behavior disorder», in: *Sleep Medicine*, 5. März 2022.

Chaieb, Leila et al., «New perspectives for the modulation of mind-wandering using transcranial electric brain stimulation», in: *Neuroscience*, 2019.

Chellappa, Sarah Laxhmi, Cajochen, Christian, «Ultradian and circadian modulation of dream recall: EEG correlates and age effects», in: *International Journal of Psychophysiology*, 2013.

Childress, Anna Rose et al., «Prelude to Passion: Limbic Activation by ‹Unseen› Drug and Sexual Cues», in: *PLOS One*, Januar 2008.

Choi, S.Y., «Dreams as a prognostic factor in alcoholism», in: *The American Journal of Psychiatry*, 1973.

Christo, George, Franey, Christine, «Addicts Drug-Related Dreams: Their Frequency and Relationship to Six-Month Outcomes», in: *Substance Use & Misuse*, 1996.

Christoff, Kalina et al., «Mind-wandering as spontaneous thought: a dynamic framework», in: *Nature Reviews Neuroscience*, November 2016.

Cicolin, Alessandro et al., «End-of-Life in Oncologic Patients' Dream Content», in: *brain sciences*, 1. August 2020.

Cinosi, E. et al., «Sleep disturbances in eating disorders: a review», in: *La Clinica Terapeutica*, November 2011.

Cipolli, Carlo et al., «Beyond the neuropsychology of dreaming: Insights into the neural basis of dreaming with new techniques of sleep recording and analysis», in: *Sleep Medicine Reviews*, 2017.

Clarke, Jessica, DeCicco, Teresa L., Navara, Geoff, «An investigation among dreams with sexual imagery, romantic jealousy and relationship satisfaction», in: *International Journal of Dream Research*, 2010.

Cochen, V. et al., «Vivid dreams, hallucinations, psychosis and REM sleep in Guillain-Barré syndrome», in: *Brain*, 2005.

Colace, Claudio, «Drug dreams in cocaine addiction», in: *Drug and Alcohol Review*, März 2006.

Collerton, Daniel, Perry, Elaine, «Dreaming and hallucinations – Continuity or discontinuity? Perspectives from dementia with Lewy bodies», in: *Consciousness and Cognition*, 2011.

Conte, Francesca et al., «Changes in dream features across the first and second waves of the Covid-19 pandemic», in: *Journal of Sleep Research*, 22. Juni 2021.

Coolidge, Frederick L. et al., «Do Nightmares and Generalized Anxiety Disorder in Childhood and Adolescence have a Common Genetic Origin?», in: *Behavior Genetics*, 10. November 2009.

Cooper, Shelly, «Lighting up the Brain with Songs and Stories», in: *General Music Today*, 2010.

Courtois, Frédérique, Alexander, Marcalee, McLain, Amie B. (Jackson), «Women's Sexual Health and Reproductive Function After SCI», in: *Topics in Spinal Cord Injury Rehabilitation*, Winter 2017.

Coutts, Richard, «Variation in the frequency of relationship characters in the dream reports of singles: A survey of 15 657 visitors to an online dating website», in: *Comprehensive Psychology*, 2015.

Cox, Ann, «Sleep paralysis and folklore», in: *Journal of the Royal Society of Medicine Open*, 2015.

Curot, Jonathan et al., «Déjà-rêvé: Prior dreams induced by direct electrical brain stimulation», in: *Brain Stimulation*, 2018.

Curot, Jonathan et al., «Memory scrutinized through electrical brain stimulation: A review of 80 years of experiential phenomena», in: *Neuroscience and Biobehavioral Reviews*, 2017.

Dagher, Alain, Misic, Bratislav, «Holding Onto Youth», in: *Cell Metabolism* 26, 1. August 2017.

Dahan, Lionel et al., «Prominent Burst Firing of Dopaminergic Neurons in the Ventral Tegmental Area during Paradoxical Sleep», in: *Neuropsychopharmacology*, 2007.

Dale, Allyson, Lafrenière, Alexandre, De Koninck, Joseph, «Dream content of Canadian males from adolescence to old age: An exploration of ontogenetic patterns», in: *Consciousness and Cognition*, März 2017.

Dale, Allyson, Lortie-Lussier, Monique, De Koninck, Joseph, «Ontogenetic patterns in the dreams of women across the lifespan», in: *Consciousness and Cognition*, 2015.

Dang-Vu, T. T. et al., «A role for sleep in brain plasticity», in: *Journal of Pediatric Rehabilitation Medicine*, 2006.

D'Argembeau, Arnaud, Van der Linden, Martial, «Individual differences in the phenomenology of mental time travel: The effect of vivid visual imagery and emotion regulation strategies», in: *Consciousness and Cognition*, 2006.

Davis, Joanne L., Wright, David C., «Case Series Utilizing Exposure, Relaxation, and Rescripting Therapy: Impact on Nightmares, Sleep Quality, and Psychogological Distress», in: *Behavorial Sleep Medicine*, 2005.

Dawes, Alexei J. et al., «A cognitive profle of multi-sensory imagery, memory and dreaming in aphantasia», in: *Scientific Reports*, 2020.

DeCicco, Teresa L. et al., «Exploring the dreams of women with breast cancer: Content and meaning of dreams», in: *International Journal of Dream Research*, November 2010.

DeCicco, Teresa L. et al., «A cultural comparison of dream content, mood and waking day anxiety between Italians and Canadians», in: *International Journal of Dream Research*, 2013.

De Gennaro, Luigi et al., «How we remember the stuff that dreams are made of: Neurobiological approaches to the brain mechanisms of dream recall», in: *Behavioural Brain Research*, 2012.

De Gennaro, Luigi et al., «Recovery sleep after sleep deprivation almost completely abolishes dream recall», in: *Behavioural Brain Research*, 2010.

De la Chapelle, Aurélien et al., «Relationship between Epilepsy and Dreaming: Current Knowledge, Hypotheses, and Perspectives», in: *Frontiers in Neuroscience*, 6. September 2021.

De Macêdo, Tainá Carla Freitas et al., «My Dream, My Rules: Can Lucid Dreaming Treat Nightmares?», in: *Frontiers in Psychology*, November 2019.

Dement, William C., «History of Sleep Medicine», in: *Neurologic Clinics*, 2005.

Dement, William C., «The Effect of Dream Deprivation: The need for a certain amount of dreaming each night is suggested by recent experiments», in: *Science*, 1960.

Denis, Dan, Poerio, Giulia L., «Terror and bliss? Commonalities and distinctions between sleep paralysis, lucid dreaming, and their associations with waking life experiences», in: *Journal of Sleep Research*, 2017.

Desseilles, Martin et al., «Cognitive and emotional processes during dreaming: A neuroimaging view», in: *Consciousness and Cognition*, 2011.

Devine, Rory T., Hughes, Claire, «Silent Films and Strange Stories: Theory of Mind, Gender, and Social Experiences in Middle Childhood», in: *Child Development*, 30. November 2012.

Dijkstra, Nadine, Bosch, Sander E., van Gerven, Marcel A. J., «Shared Neural Mechanisms of Visual Perception and Imagery», in: *Trends in Cognitive Sciences*, 2019.

Di Noto, Paula M. et al., «The Hermunculus: What Is Known about the Representation of the Female Body in the Brain?», in: *Cerebral Cortex*, Mai 2013.

Dodet, Pauline et al., «Lucid Dreaming in Narcolepsy», in: *Sleep*, 2015.

Domhoff, William G., Schneider, Adam, «From Adolescence to Young Adulthood in Two Dream Series: The Consistency and Continuity of Characters and Major Personal Interests», in: *Dreaming*, 2020.

Domhoff, William G., Schneider, Adam, «Similarities and differences in dream content at the cross-cultural, gender, and individual levels», in: *Consciousness and Cognition*, 2008.

Duffau, Hugues, «The ‹frontal syndrome› revisited: Lessons from electrostimulation mapping studies», in: *Cortex*, 2012.

Duffey, Thelma H. et al., «The Effects of Dream Sharing on Marital Intimacy and Satisfaction», in: *Journal of Couples & Relationship Therapy*, 2004.

Dumontheil, Iroise, Apperly, Ian A., Blakemore, Sarah-Jayne, «Online usage of theory of mind continues to develop in late adolescence», in: *Developmental Science*, 2010.

Dumser, Britta et al., «Symptom dynamics among nightmare sufferers: An intensive longitudinal study», in: *Journal of Sleep Research*, 17. Oktober 2022.

Durantin, Gautier, Dehais, Frederic, Delorme, Arnaud, «Characterization of mind wandering using fNIRS», in: *Frontiers in Systems Neuroscience*, 26. März 2015.

Edwards, Christopher L. et al., «Dreaming and insight», in: *Frontiers in Psychology*, 24. Dezember 2013.

Eichenbaum, Howard, «Time cells in the hippocampus: a new dimension for mapping memories», in: *Nature Reviews Neuroscience*, November 2014.

Eickhoff, Simon B. et al., «Anatomical and Functional Connectivity of Cytoarchitectonic Areas within the Human Parietal Operculum», in: *The Journal of Neuroscience*, 5. Mai 2010.

El Haj, Mohamad, Lenoble, Quentin, «Eying the future: Eye movement in past and future thinking», in: *Cortex*, 2018.

Engel, Andreas K. et al., «Invasive Recordings from the Human Brain: Clinical Insights and Beyond», in: *Nature Reviews Neuroscience*, Januar 2005.

Erlacher, Daniel, Chapin, Heather, «Lucid dreaming: Neural virtual reality as a mechanism for performance enhancement», in: *International Journal of Dream Research*, 2010.

Erlacher, Daniel, Ehrlenspiel, Felix, Schredl, Michael, «Frequency of Nightmares and Gender Significantly Predict Distressing Dreams of German Athletes Before Competitions or Games», in: *The Journal of Psychology*, 2011.

Erlacher, Daniel, Schredl, Michael, «Dreams reflecting waking sports activities: A comparison of sport and psychology students», in: *International Journal of Sport Psychology*, 2004.

Erlacher, Daniel, Schredl, Michael, «Do REM (lucid) dreamed and executed actions share the same neural substrate?», in: *International Journal of Dream Research*, 2008.

Erlacher, Daniel, Schredl, Michael, «Practicing a Motor Task in a Lucid Dream Enhances Subsequent Performance: A Pilot Study», in: *The Sport Psychologist*, 2010.

Erlacher, Daniel, Schredl, Michael, «Time Required for Motor Activity in Lucid Dreams», in: *Perceptual and Motor Skills*, 2004.

Erlacher, Daniel, Schredl, Michael, Stumbrys, Tadas, «Self-perceived effects of lucid dreaming on mental and physical health», in: *International Journal of Dream Research*, 2020.

Erlacher, Daniel et al., «Inducing lucid dreams by olfactory-cued reactivation of reality testing during early-morning sleep: A proof of concept», in: *Consciousness and Cognition*, 2020.

Erlacher, Daniel et al., «Ring, ring, ring ... Are you dreaming? Combining acoustic stimulation and reality testing for lucid dream induction: A sleep laboratory study», in: *International Journal of Dream Research*, 2020.

Erlacher, Daniel et al., «Time for actions in lucid dreams: effects of task modality, length, and complexity», in: *Frontiers in Psychology*, 2014.

Fagiani, Francesca et al., «The Circadian Molecular Machinery in CNS Cells: A Fine Tuner of Neuronal and Glial Activity with Space/Time Resolution», in: *Frontiers in Molecular Neuroscience*, 1. Juli 2022.

Fan, Fengmei et al., «Development of the default-mode network during childhood and adolescence: A longitudinal resting-state fMRI study», in: *NeuroImage*, 2021.

Fazekas, Peter, Nanay, Bence, Pearson, Joel, «Offline perception: An introduction», in: *Philosophical Transactions of the Royal Society*, 28. Oktober 2020.

Fell, Jürgen et al., «Human memory formation is accompanied by rhinal–hippocampal coupling and decoupling», in: *Nature Neuroscience*, Dezember 2001.

Fennig, S., Salganik, E., Chayat, M., «Psychotic Episodes and Nightmares: A Case Study», in: *The Journal of Nervous and Mental Disease*, Januar 1992.

Fenwick, Peter et al., «Lucid Dreaming: Correspondence between dreamed and actual events in one subject during REM sleep», in: *Biological Psychology*, 1984.

Fireman, G. D., Levin, R., Pope, A. W., «Narrative qualities of bad dreams and nightmares», in: *Dreaming*, 2014.

Fogel, Stuart M. et al., «A Novel Approach to Dream Content Analysis Reveals Links between Learning-Related Dream Incorporation and Cognitive Abilities», in: *Frontiers in Psychology*, 8. August 2018.

Fogli, Alessandro, Aiello, Luca Maria, Quercia, Daniele, «Our dreams, ourselves, automatic analysis of dream reports», in: *Royal Society Open Science*, 26. August 2020.

Foulkes, David, «Sleep and Dreams. Dream Research: 1953–1993», in: *Sleep*, 1996.

Foulkes, David et al., «REM Dreaming and Cognitive Skills at Age 5–8: A Cross-Sectional Study», in: *International Journal of Behavioral Development*, 1990.

Fox, Kieran C. R. et al., «Changes in subjective experience elicited by direct stimulation of the human orbitofrontal cortex», in: *Neurology*, 19. September 2018.

Fox, Kieran C. R. et al., «Dreaming as mind wandering: evidence from functional neuroimaging and first-person content reports», in: *Frontiers in Human Neuroscience*, 30. Juli 2013.

Fox, Kieran C. R. et al., «Intrinsic network architecture predicts the effects elicited by intracranial electrical stimulation of the human brain», in: *Nature Human Behaviour*, Oktober 2020.

Fox, Kieran C. R., Andrews-Hanna, Jessica R., Christoff, Kalina, «The Neurobiology Of Self-Generated Thought From Cells to Systems: Integrating Evidence from Lesion Studies, Human Intracranial Electrophysiology, Neurochemistry, and Neuroendocrinology», in: *Neuroscience*, 2016.

Fränkl, Eirin et al., «How our Dreams Changed During the COVID-19 Pandemic: Effects and Correlates of Dream Recall Frequency – A Multinational Study on 19 355 Adults», in: *Nature and Science of Sleep*, 2021.

Frick, Andrea, Hansen, Melissa, Newcombe, Nora S., «Development of mental rotation in 3-to 5-year-old children», in: *Cognitive Development*, 2013.

Fried, Itzhak et al., «Electric current stimulates laughter», in: *Nature*, 12. Februar 1998.

Fried, Itzhak, MacDonald, Katherine A., Wilson, Charles L., «Single Neuron Activity in Human Hippocampus and Amygdala during Recognition of Faces and Objects», in: *Neuron*, Mai 1997.

Fröhlich, Flavio, Sellers, Kristin K., Cordle, Asa L., «Targeting the neurophysiology of cognitive systems with transcranial alternating current stimulation», in: *Expert Review of Neurotherapeutics*, 30. Dezember 2014.

Fulford, Jon et al., «The neural correlates of visual imagery vividness – An fMRI study and literature review», in: *Cortex*, 2018.

Funkhouser, Arthur, «Dreams and dreaming among the elderly: An overview», in: *Aging and Mental Health*, Juni 2010.

Garcia, Odalis et al., «What goes around comes around: Nightmares and daily stress are bidirectionally associated in nurses», in: *Stress and Health*, 2021.

Gauchat, Aline et al., «The content of recurrent dreams in young adolescents», in: *Consciousness and Cognition*, Dezember 2015.

Georgiadis, J. R., Kringelbach, M. L., «The human sexual response cycle: Brain imaging evidence linking sex to other pleasures», in: *Progress in Neurobiology*, 2012.

Gerrans, Philip, «Dream experience and a revisionist account of delusions of misidentification», in: *Consciousness and Cognition*, 2012.

Gerrans, Philip, «Pathologies of hyperfamiliarity in dreams, delusions, and déjà vu», in: *Frontiers in Psychology*, 20. Februar 2014.

Gieselmann, Annika et al., «Aetiology and treatment of nightmare disorder: State of the art and future perspectives», in: *Journal of Sleep Research*, 22. November 2018.

Giordano, Alessandra et al., «Body Schema Self-Awareness and Related Dream Content Modifications in Amputees Due to Cancer», in: *Brain Sciences*, 9. Dezember 2021.

Giordano, Alessandra et al., «Dream Content Changes in Women After Mastectomy: An Initial Study of Body Imagery After Body-Disfiguring Surgery», in: *Dreaming*, 2012.

Glasser, Matthew F. et al., «A multi-modal parcellation of human cerebral cortex», in: *Nature*, 11. August 2016.

Gofton, Teneille E. et al., «Cerebral cortical activity after withdrawal of life-sustaining measures in critically ill patients», in: *American Journal of Transplantation*, 13. Juli 2022.

Golden, R. et al., «Representation of memories in an abstract synaptic space and its evolution with and without sleep», in: *PLOS Computational Biology*, 2022.

Golden, Ryan et al., «Sleep prevents catastrophic forgetting in spiking neural networks by forming a joint synaptic weight representation», in: *PLOS Computational Biology*, 2022.

Gomes, Marleide da Mota, Nardi, Antonio E., «Charles Dickens' Hypnagogia, Dreams, and Creativity», in: *Frontiers in Psychology*, 27. Juli 2021.

Gorgoni, Maurizio et al., «Pandemic dreams: quantitative and qualitative features of the oneiric activity during the lockdown due to COVID-19 in Italy», in: *Sleep Medicine*, Mai 2021.

Gott, Jarrod et al., «Sleep fragmentation and lucid dreaming», in: *Consciousness and Cognition*, 2020.

Gott, Jarrod et al., «Virtual reality training of lucid dreaming», in: *Philosophical Transactions of the Royal Society*, 13. Juli 2020.

Gottesmann, Claude, «The Development of the Science Of Dreaming», in: *International Review of Neurobiology*, 2010.

Gottesmann, Claude, «To What Extent Do Neurobiological Sleep-Waking Processes Support Psychoanalysis?», in: *International Review of Neurobiology*, 2010.

Goyal, S. et al., «Drugs and Dreams», in: *Indian Journal of Clinical Practice*, Mai 2011.

Greenberg, Daniel L., Knowlton, Barbara J., «The role of visual imagery in autobiographical memory», in: *Memory & Cognition*, 2014.

Gregor, Thomas, «A Content Analysis of Mehinaku Dreams», in: *Ethos*, 1981.

Griffith, Richard M., Miyagi, Otoya, Tago, Akira, «The Universality of Typical Dreams: Japanese vs. Americans», in: *American Anthropologist*, Dezember 1958.

Grover, Sandeep, Mehra, Aseem, «Incubus Syndrome: A Case Series and Review of Literature», in: *Indian Journal of Psychological Medicine*, 2018.

Guillory, Sean A., Bujarski, Krzysztof A., «Exploring emotions using invasive methods: Review of 60 years of human intracranial electrophysiology», in: *Scan*, 2014.

Gulyás, Erzsébet et al., «Visual imagery vividness declines across the lifespan», in: *Cortex*, 2022.

Hall, C. S., «Diagnosing personality by the analysis of dreams», in: *The Journal of Abnormal and Social Psychology*, 1947.

Hall, C. S., «What People Dream About», in: *Scientific American*, Mai 1951.

Hansen, Kathrin et al., «Efficacy of psychological interventions aiming to reduce chronic nightmares: A meta-analysis», in: *Clinical Psychology Review*, Februar 2013.

Harris, Kenneth D., Thiele, Alexander, «Cortical state and attention», in: *Nature Reviews Neuroscience*, September 2011.

Hartmann, Ernest, «Making connections in a safe place: Is dreaming psychotherapy?», in: *Dreaming*, 1995.

Hartmann, Ernest, «Nightmare after Trauma as Paradigm for All Dreams: A New Approach to the Nature and Functions of Dreaming», in: *Psychiatry*, 1998.

Hartmann, Ernest, «The Underlying Emotion and the Dream: Relating Dream Imagery to the Dreamer's Underlying Emotion Can Help Elucidate the Nature of Dreaming», in: *International Review of Neurobiology*, 2010.

Hartmann, Ernest et al., «Who Has Nightmares? The Personality of the Lifelong Nightmare Sufferer», in: *Archives of General Psychiatry*, 1987.

Hawkins, G. E. et al., «Toward A Model-Based Cognitive Neuroscience of Mind Wandering», in: *Neuroscience*, 2015.

Heather-Greener, Gail Q., Comstock, Dana, Joyce, Roby, «An Investigation of the Manifest Dream Content Associated with Migraine Headaches: A Study of the Dreams That Precede Nocturnal Migraines», in: *Psychotherapy and Psychosomatics*, 1996.

Hefez, Albert, Metz, Lily, Lavie, Peretz, «Long-term Effects of Extreme Situational Stress on Sleep and Dreaming», in: *American Journal of Psychiatry*, 1987.

Herlin, Bastien et al., «Evidence that non-dreamers do dream: A REM sleep behaviour disorder model», in: *Journal of Sleep Research*, 2015.

Hertenstein, Matthew J. et al., «Touch Communicates Distinct Emotions», *Emotion*, 2006.

Hirst, Manton, «Dreams and Medicines: The Perspective of Xhosa Diviners and Novices in the Eastern Cape, South Africa», in: *Indo-Pacific Journal of Phenomenology*, Dezember 2005.

Hobson, Allan, Kahn, David, «Dream content: Individual and generic aspects», in: *Consciousness and Cognition*, Dezember 2007.

Holzinger, Brigitte, Saletu, Bernd, Klösch, Gerhard, «Cognitions in Sleep: Lucid Dreaming as an Intervention for Nightmares in Patients With Posttraumatic Stress Disorder», in: *Frontiers in Psychology*, 2020.

Hong, Charles Chong-Hwa et al., «Rapid Eye Movements in Sleep Furnish a Unique Probe Into Consciousness», in: *Frontiers in Psychology*, 31. Oktober 2018.

Hong, Charles Chong-Hwa, Fallon, James H., Friston, Karl J., «fMRI Evidence for Default Mode Network Deactivation Associated with Rapid Eye Movements in Sleep», in: *Brain Sciences*, 2021.

Horikawa, T. et al., «Neural Decoding of Visual Imagery During Sleep», in: *Science*, 2013.

Hornung, Orla P., «The relationship between REM sleep and memory consolidation in old age and effects of cholinergic medication», in: *Biological Psychiatry*, 2007.

Horton, Caroline L., «Key Concepts in Dream Research: Cognition and Consciousness Are Inherently Linked, but Do No Not Control ‹Control›!», in: *Frontiers in Human Neuroscience*, 17. Juli 2020.

Horváth, Gyöngyvér, «Visual imagination and the narrative image: Parallelisms between art history and neuroscience», in: *Cortex*, 2018.

Hoss, Robert J., «Content analysis on the potential significance of color in dreams: A preliminary investigation», in: *International Journal of Dream Research*, 2010.

Hossain, Shyla R., Simner, Julia, Ipser, Alberta, «Personality predicts the vibrancy of colour imagery: The case of synaesthesia», in: *Cortex*, 2018.

Inman, Cory S. et al., «Human amygdala stimulation effects on emotion physiology and emotional experience», in: *Neuropsychologia*, 2020.

Iorio, Ilaria, Sommantico, Massimiliano, Parrello, Santa, «Dreaming in the Time of COVID-19: A Quali-Quantitative Italian Study», in: *Dreaming*, 2020.

Jacobs, Christianne, Schwarzkopf, Dietrich S., Silvanto, Juha, «Visual working memory performance in aphantasia», in: *Cortex*, 2018.

Jafari, Eisa et al., «Intensified electrical stimulation targeting lateral and medial prefrontal cortices for the treatment of social anxiety disorder: A randomized, double-blind, parallel-group, dose-comparison study», in: *Brain Stimulation*, 2021.

Jalal, Baland, «Cultural Explanations of Sleep Paralysis in Italy: The Pandafeche Attack and Associated Supernatural Beliefs», in: *Culture, Medicine and Psychiatry*, März 2015.

Jalal, Baland, «How to Make the Ghosts in my Bedroom Disappear? Focused-Attention Meditation Combined with Muscle Relaxation (MR Therapy) – A Direct Treatment Intervention for Sleep Paralysis», in: *Frontiers in Psychology*, 2016.

Jalal, Baland, «‹Men Fear Most What They Cannot See›. Sleep paralysis ‹Ghost Intruders› and faceless ‹Shadow People› – The role of the right hemisphere and economizing nature of vision», in: *Medical Hypotheses*, 2021.

Jalal, Baland, «The neuropharmacology of sleep paralysis hallucinations: serotonin 2A activation and a novel therapeutic drug», in: *Psychopharmacology*, 2018.

Jalal, Baland, Hinton, Devon E., «Rates and Characteristics of Sleep Paralysis in the General Population of Denmark and Egypt», in: *Culture, Medicine and Psychiatry*, 2013.

Jalal, Baland, Ramachandran, Vilayanur, «Sleep paralysis and ‹the bedroom intruder›: the role of the right superior parietal, phantom pain and body image projection», in: *Medical Hypotheses*, 2014.

James, Ella L. et al., «Computer Game Play Reduces Intrusive Memories of Experimental Trauma via Reconsolidation-Update Mechanisms», in: *Psychological Science*, 2015.

Janssen, Diederik F., «First Stirrings: Cultural Notes on Orgasm, Ejaculation, and Wet Dreams», in: *Journal of Sex Research*, 2007.

Janszky, J. et al., «Orgasmic aura – a report of seven cases», in: *Seizure*, 2004.

Jensen, Ole, Kaiser, Jochen, Lachaux, Jean-Philippe, «Human gamma-frequency oscillations associated with attention and memory», in: *Trends in Neurosciences*, 2007.

Jiang, Yi. et al., «A gender- and sexual orientation-dependent spatial attentional effect of invisible images», in: *Proceedings of the National Academy of Science USA*, 7. November 2006.

Johnson, E. L. et al., «Direct brain recordings reveal prefrontal cortex dynamics of memory development», in: *Scientific Advances*, 2018.

Jun, Jin-Sun et al., «Emotional and Environmental Factors Aggravating Dream Enactment Behaviors in Patients with Isolated REM Sleep Behavior Disorder», in: *Nature and Science of Sleep*, 24. September 2022.

Jus, A. et al., «Studies on Dream Recall in Chronic Schizophrenic Patients After Frontal Lobotomy», in: *Biological Psychiatry*, 1973.

Kahn David, «Brain basis of self: self-organization and lessons from dreaming», in: *Frontiers in Psychology*, 16. Juli 2013.

Kahn, David, «Reactions to Dream Content: Continuity and Non-continuity», in: *Frontiers in Psychology*, 3. Dezember 2019.

Kahn, David, Gover, Tzivia, «Consciousness In Dreams», in: *International Review of Neurobiology*, 2010.

Kahn, David, Hobson, Allan, «Theory of Mind in Dreaming: Awareness of Feelings and Thoughts of Others in Dreams», in: *Dreaming*, 2005.

Kam, Julia W. Y., Mittner, Matthias, Knight, Robert T., «Mind-wandering: mechanistic insights from lesion, tDCS, and iEEG», in: *Trends in Cognitive Sciences*, März 2022.

Kay, Kenneth, Frank, Loren, M., «Three brain states in the hippocampus and cortex», in: *Hippocampus*, 2019.

Kellermann, Natan P. F., «Epigenetic Transmission of Holocaust Trauma: Can Nightmares Be Inherited?», in: *Israel Journal of Psychiatry and Related Sciences*, 2013.

Keogh, Rebecca, Pearson, Joel, «The blind mind: No sensory visual imagery in aphantasia», in: *Cortex*, 2018.

Khambhati, Ankit N. et al., «Functional control of electrophysiological network architecture using direct neurostimulation in humans», in: *Network Neuroscience*, 14. April 2019.

King, David B., DeCicco, Teresa L., Humphreys, Terry P., «Investigating sexual dream imagery in relation to daytime sexual behaviours and fantasies among canadian university students», in: *The Canadian Journal of Human Sexuality*, 2009.

Kirmayer, Laurence J., «Nightmares, Neurophenomenology and the Cultural Logic of Trauma», in: *Culture, Medicine and Psychiatry*, 2016.

Kleitman, Nathaniel, «Patterns of Dreaming», in: *Scientific American*, 1960.

Komar, Sierra, «Insomniac Technologies: Sleep wearables ensure that you are never really at rest», in: *Real Life*, 21. April 2022.

König, Nina, Schredl, Michael, «Music in dreams: A diary study», in: *Psychology of Music*, 2021.

Köthe, Martina, Pietrowsky, Reinhard, «Behavioral Effects of Nightmares and Their Correlations to Personality Patterns», in: *Dreaming*, 2001.

Koutroumanidis, Michael et al., «Tooth Brushing – Induced Seizures: A Case Report», in: *Epilepsia*, 2001.

Krakow, Barry, Zadra, Antonio, «Clinical Management of Chronic Nightmares: Imagery Rehearsal Therapy», in: *Behavioral Sleep Medicine*, 2006.

Krakow, Barry et al., «Nightmare frequency in sexual assault survivors with PTSD», in: *Journal of Anxiety Disorders*, 2002.

Krishnan, Dolly, «Orchestration of dreams: a possible tool for enhancement of mental productivity and efficiency», in: *Sleep and Biological Rhythms*, Januar 2021.

Krone, Lukas et al., «Top-down control of arousal and sleep: Fundamentals and clinical Implications», in: *Sleep Medicine Reviews*, 2017.

Kroth, Jerry et al., «Dream Characteristics of Stock Brokers After a Major Market Downturn», in: *Psychological Reports*, 2002.

Kroth, Jerry et al., «Dream Reports and Marital Satisfaction», in: *Psychological Reports*, 2005.

Kruger, Tyler B. et al., «Using deliberate mind-wandering to escape negative mood states: Implications for gambling to escape», in: *Journal of Behavioral Addictions*, 2. Oktober 2020.

Ku, Jeonghun et al., «Brain mechanisms involved in processing unreal perceptions», in: *NeuroImage*, 2008.

Kumar, Santosh, Soren, Subhash, Chaudhury, Suprakash, «Hallucinations: Etiology and clinical implications», in: *Industrial Psychiatry Journal*, 2009.

Kunze, Anna E., Arntz, Arnoud, Kindt, Merel, «Fear conditioning with film clips: A complex associative learning paradigm», in: *Journal of Behavior Therapy and Experimental Psychiatry*, 2015.

Kunze, Anna E. et al., «Efficacy of imagery rescripting and imaginal exposure for nightmares: A randomized wait-list controlled trial», in: *Behaviour Research and Therapy*, 2017.

Kussé, Caroline et al., «Neuroimaging Of Dreaming: State Of The Art And Limitations», in: *International Review of Neurobiology*, 2010.

Kuzmičová, Anežka, «Presence in the reading of literary narrative: A case for motor enactment», in: *Semiotica*, 2011.

LaBerge, Stephen, Baird, Benjamin, Zimbardo, Philip G., «Smooth tracking of visual targets distinguishes lucid REM sleep dreaming and waking perception from imagination», in: *Nature Communications*, 2018.

Lai, George et al., «Acute Effects and the Dreamy State Evoked by Deep Brain Electrical Stimulation of the Amygdala: Associations of the Amygdala in Human Dreaming, Consciousness, Emotions, and Creativity», in: *Frontiers in Human Neuroscience*, 25. Februar 2020.

Lakoff, George, «How Metaphor Structures Dreams: The Theory of Conceptual Metaphor Applied to Dream Analysis», in: *Dreaming*, 1993.

Lamberg, Lynne, «Scientists Never Dreamed Finding Would Shape a Half-Century of Sleep Research», in: *Journal of the American Medical Association*, 2003.

Lancee, Jaap et al., «A Systematic Review of Cognitive-Behavioral Treatment for Nightmares: Toward a Well-Established Treatment», in: *Journal of Clinical Sleep Medicine*, 2008.

Lancee, Jaap, Spoormaker, Victor I., van den Bout, Jan, «Nightmare frequency is associated with subjective sleep quality but not with psychopathology», in: *Sleep and Biological Rhythms*, 2010.

Landin-Romero, Ramon et al., «How Does Eye Movement Desensitization and Reprocessing Therapy Work? A Systematic Review on Suggested Mechanisms of Action», in: *Frontiers in Psychology*, 13. August 2018.

Lansky, Melvin R., «Nightmares of a hospitalized rape victim», in: *Bulletin of the Menninger Clinic*, Winter 1995.

Lara-Carrasco, Jessica et al., «Overnight emotional adaptation to negative stimuli is altered by REM sleep deprivation and is correlated with intervening dream emotions», in: *Journal of Sleep Research*, 2009.

Lavie, P. et al., «Localized pontine lesion: Nearly total absence of REM sleep», in: *Neurology*, Januar 1984.

Leary, Eileen B. et al., «Association of Rapid Eye Movement Sleep With Mortality in Middle-aged and Older Adults», in: *Journal of the American Medical Association Neurology*, 6. Juli 2020.

Lee, Seung-Hee, Dan, Yang, «Neuromodulation of Brain States», in: *Neuron*, 4. Oktober 2012.

Lee, UnCheol et al., «Disruption of Frontal-Parietal Communication by Ketamine, Propofol, and Sevoflurane», in: *Anesthesiology*, 2013.

Leung, Alexander K.C., Robson, William Lane M., «Nightmares», in: *Journal of the American Medical Association*, 1993.

Levin, Ross, Nielsen, Tore, «Nightmares, Bad Dreams, and Emotion Dysregulation: A Review and New Neurocognitive Model of Dreaming», in: *Current Directions in Psychological Science*, 2009.

Levin, Ross, Nielsen, Tore, «Disturbed dreaming, posttraumatic stress disorder, and affect distress: A review and neurocognitive model», in: *Psychological Bulletin*, 2007.

Lewis, J. E., «Dream reports of animal rights activists», in: *Dreaming*, 2008.

Li, Yanyan et al., «Neural Substrates of External and Internal Visual Sensations Induced by Human Intracranial Electrical Stimulation», in: *Frontiers in Neuroscience*, Juli 2022.

Liddon, Sim C., «Sleep Paralysis and Hypnagogic Hallucinations: Their Relationship to the Nightmare», in: *Archives of General Psychiatry*, 1967.

Lima, Susana Q., «Genital Cortex: Development of the Genital Homunculus», in: *Current Biology*, 2019.

Litz, Brett T. et al., «Predictors of Emotional Numbing in Posttraumatic Stress Disorder», in: *Journal of Traumatic Stress*, 1997.

Liu, Siyuan et al., «Brain activity and connectivity during poetry composition: Toward a multidimensional model of the creative process», in: *Human Brain Mapping*, 26. Mai 2015.

Liu, Xianchen et al., «Nightmares Are Associated With Future Suicide Attempt and Non-Suicidal Self-Injury in Adolescents», in: *Journal of Clinical Psychiatry*, 2019.

Livezey, Jeffrey, Oliver, Thomas, Cantilena, Louis, «Prolonged Neuropsychiatric Symptoms in a Military Service Member Exposed to Mefloquine», in: *Drug Safety Case Reports*, 2016.

Llewellyn, Sue, «Crossing the invisible line: De-differentiation of wake, sleep and dreaming may engender both creative insight and psychopathology», in: *Consciousness and Cognition*, 2016.

Llewellyn, Sue, «Dream to predict? REM Dreaming as Prospective Coding», in: *Frontiers in Psychology*, 5. Januar 2016.

Llewellyn, Sue, Desseilles, Martin, «Do Both Psychopathology and Creativity Result from a Labile Wake-Sleep-Dream Cycle», Editorial in: *Frontiers in Psychology*, 20. Oktober 2017.

Lortie-Lussier, Monique, Schwab, Christine, De Koninck, Joseph, «Working mothers versus homemakers: Do dreams reflect the changing roles of women?», in: *Sex Roles*, Mai 1985.

Lusignan, Félix-Antoine et al., «Dream content in chronically-treated persons with schizophrenia», in: *Schizophrenia Research*, 2009.

MacKay, Cassidy, DeCicco, Teresa L., «Pandemic Dreaming: The Effect of COVID-19 on Dream Imagery, a Pilot Study», in: *Dreaming*, 2020.

MacKisack, Matthew, «Painter and scribe: From model of mind to cognitive strategy», in: *Cortex*, 2018.

Maggiolini, Alfio et al., «Typical dreams across the life cycle», in: *International Journal of Dream Research*, 2020.

Magidov, Efrat et al., «Near-total absence of REM sleep co-occurring with normal cognition: an update of the 1984 paper», in: *Sleep Medicine*, 2018.

Mahowald, Mark W., Schenck, Carlos H., «Insights from Studying Human Sleep Disorders», in: *Nature*, 27. Oktober 2005.

Mainieri, Greta et al., «Are sleep paralysis and false awakenings different from REM sleep and from lucid REM sleep? A spectral EEG analysis», in: *Journal of Clinical Sleep Medicine*, 1. April 2021.

Mallett, Remington, «Partial memory reinstatement while (lucid) dreaming to change the dream environment», in: *Consciousness and Cognition*, 2020.

Manni, Raffaele, Terzaghi, Michele, «Dreaming and enacting dreams in nonrapid eye movement and rapid eye movement parasomnia: a step toward a unifying view within distinct patterns?», Editorial in: *Sleep Medicine*, 2013.

Manni, Raffaele et al., «Hallucinations and REM sleep behaviour disorder in Parkinson's disease: Dream imagery intrusions and other hypotheses», in: *Consciousness and Cognition*, 2011.

Maquet, Pierre, «The role of sleep in learning and memory», in: *Science*, 2001.

Maquet, Pierre et al., «Functional neuroanatomy of human rapid-eye-movement sleep and dreaming», in: *Nature*, 12. September 1996.

Marinelli, Lydia, «Screening Wish Theories: Dream Psychologies and Early Cinema», in: *Science in Context*, 2006.

Mason, Malia F. et al., «Wandering Minds: The Default Network and Stimulus-Independent Thought», in: *Science*, 19. Januar 2007.

McCaig, R. Graeme et al., «Improved modulation of rostrolateral prefrontal cortex using real-time fMRI training and meta-cognitive awareness», in: *NeuroImage*, 2011.

McCormick, Cornelia et al., «Mind-Wandering in People with Hippocampal Damage», in: *The Journal of Neuroscience*, 14. März 2018.

McCormick, L. et al., «REM sleep dream mentation in right hemispherectomized patients», in: *Neuropsychologia*, 1997.

McKiernan, Kristen A. et al., «Interrupting the ‹stream of consciousness›: An fMRI investigation», in: *NeuroImage*, 2006.

McNally, Richard J., Clancy, Susan A., «Sleep Paralysis, Sexual Abuse, and Space Alien Abduction», in: *Transcultural Psychiatry*, März 2005.

McNamara, Patrick et al., «Impact of REM sleep on distortions of self-concept, mood and memory in depressed/anxious participants», in: *Journal of Affective Disorders*, 2010.

Melzack, Ronald, «Phantom Limbs, The Self And The Brain», in: *Canadian Psychology*, 1989.

Mevel, Katell et al., «The Default Mode Network in Healthy Aging and Alzheimer's Disease», in: *International Journal of Alzheimer's Disease*, 2011.

Michels, Lars et al., «The somatosensory representation of the human clitoris: An fMRI study», in: *NeuroImage*, 2010.

Mikulincer, Mario, Shaver, Phillip R., Avihou-Kanza, Neta, «Individual differences in adult attachment are systematically related to dream narratives», in: *Attachment & Human Development*, 2011.

Mills, Caitlin et al., «Is an off-task mind a freely-moving mind? Examining the relationship between different dimensions of thought», in: *Consciousness and Cognition*, 2018.

Molendijk, Marc L. et al., «Prevalence Rates of the Incubus Phenomenon: A Systematic Review and Meta-Analysis», in: *Frontiers in Psychiatry*, 24. November 2017.

Morewedge, Carey K., Norton, Michael I., «When Dreaming Is Believing: The (Motivated) Interpretation of Dreams», in: *Journal of Personality and Social Psychology*, 2009.

Mota, Natália B. et al., «Graph analysis of dream reports is especially informative about psychosis», in: *Scientific Reports*, 15. Januar 2014.

Mota, Natália B. et al., «Dreaming during the Covid-19 pandemic: Computational assessment of dream reports reveals mental suffering related to fear of contagion», in: *PLOS One*, 30. November 2020.

Mota-Rolim, Sérgio A., Araujo, John F., «Neurobiology and clinical implications of lucid dreaming», in: *Medical Hypotheses*, 2013.

Mota-Rolim, Sérgio A., de Almondes, Katie M., Kirov, Roumen, «‹Is this a Dream?› – Evolutionary, Neurobiological and Psychopathological Perspectives on Lucid Dreaming», Editorial in: *Frontiers in Psychology*, 9. Februar 2021.

Mota-Rolim, Sérgio A. et al., «Different kinds of subjective experience during lucid dreaming may have different neural substrates», in: *International Journal of Dream Research*, 2010.

Mota-Rolim, Sérgio A. et al., «Portable Devices to Induce Lucid Dreaming – Are they reliable?», in: *Frontiers in Neuroscience*, 8. Mai 2019.

Mota-Rolim, Sérgio A. et al., «The Dream of God: How Do Religion and Science See Lucid Dreaming and Other Conscious States During Sleep?», in: *Frontiers in Psychology*, 6. Oktober 2020.

Moulton, Samuel T., Kosslyn, Stephen M., «Imagining predictions: mental imagery as mental emulation», in: *Philosophical Transactions of the Royal Society*, 2008.

Moyne, Maëva et al., «Brain reactivity to emotion persists in NREM sleep and is associated with individual dream recall», in: *Cerebral Cortex Communications*, 2022.

Mukamel, Roy, Fried, Itzhak, «Human Intracranial Recordings and Cognitive Neuroscience», in: *Annual Review of Psychology*, 2012.

Mullally, Sinéad L., Maguire, Eleanor A., «Memory, Imagination, and Predicting the Future: A Common Brain Mechanism?», in: *The Neuroscientist*, 2014.

Muret, Dollyane et al., «Beyond body maps: Information content of specific body parts is distributed across the somatosensory homunculus», in: *Cell Reports*, 2022.

Murzyn, Eva, «Do we only dream in colour? A comparison of reported dream colour in younger and older adults with different experiences of black and white media», in: *Consciousness and Cognition*, 2008.

Musse, Fernanda Cristina Coelho et al., «Mental Violence: The COVID-19 Nightmare», in: *Frontiers in Psychiatry*, 30. Oktober 2020.

Nagy, Tamás et al., «Frequent nightmares are associated with blunted cortisol awakening response in women», in: *Physiology & Behavior*, 2015.

Naiman, Rubin, «Dreamless: the silent epidemic of REM sleep loss», in: *Annals of the New York Academy of Sciences*, 15. August 2017.

Najam, N. et al., «Dream content: Reflections of the emotional and psychological states of earthquake survivors», in: *Dreaming*, 2006.

Nanay, Bence, «Multimodal mental imagery», in: *Cortex*, 2018.

Nathan, R. J., Rose-Itkoff, C., Lord, G., «Dreams, first memories, and brain atrophy in the Elderly», in: *Hillside Journal of Clinical Psychiatry*, 1981.

Neimeyer, Robert A., Torres, Carlos, Smith, Douglas C., «The Virtual Dream: Rewriting Stories of Loss and Grief», in: *Death Studies*, 2011.

Nemeth, Georgina, «The route to recall a dream: Theoretical considerations and methodological implications», in: *Psychological Research*, 12. August 2022.

Nevin, Remington L., «A serious nightmare: Psychiatric and neurologic adverse reactions to mefloquine are serious adverse reactions», in: *Pharmacology Research & Perspectives*, 5. Juni 2017.

Nevin, Remington L., Ritchie, Elspeth Cameron, «FDA Black Box, VA Red Ink? A Successful Service-Connected Disability Claim for Chronic Neuropsychiatric Adverse Effects From Mefloquine», in: *Federal Practitioner*, 2016.

Nicolas, Alain, Ruby, Perrine M., «Dreams, Sleep and Psychotropic Drugs», in: *Frontiers in Neurology*, 5. November 2020.

Nielsen, Tore, «Nightmares Associated with the Eveningness Chronotype», in: *Journal of Biological Rhythms*, Februar 2010.

Nielsen, Tore, «The Stress Acceleration Hypothesis of Nightmares», in: *Frontiers in Neurology*, 1. Juni 2017.

Nielsen, Tore, Levin, Ross, «Nightmares: A new neurocognitive model», in: *Sleep Medicine Reviews*, 2007.

Nielsen, Tore, Paquette, Tyna, «Dream-associated Behaviors Affecting Pregnant and Postpartum Women», in: *Sleep*, 2007.

Nielsen, Tore, Powell, Russell A., «Dreams of the Rarebit Fiend: Food and diet as instigators of bizarre and disturbing dreams», in: *Frontiers in Psychology*, 17. Februar 2015.

Nielsen, Tore et al., «Immediate and delayed incorporations of events into dreams: further replication and implications for dream function», in: *Journal of Sleep Research*, 2004.

Nielsen, Tore et al., «REM sleep characteristics of nightmare sufferers before and after REM sleep deprivation», in: *Sleep Medicine*, 2010.

Nir, Yuval, Tononi, Giulio, «Dreaming and the brain: from phenomenology to neurophysiology», in: *Trends in Cognitive Sciences*, 2010.

Nummenmaa, Lauri et al., «Topography of Human Erogenous Zones», in: *Archives of Sexual Behavior*, 2016.

Nunn, Charles L., Samson, David R., «Sleep in a comparative context: Investigating how human sleep differs from sleep in other primates», in: *American Journal of Physical Anthropology*, 14. Februar 2018.

O'Callaghan, Claire, Walpola, Ishan C., Shine, James M., «Neuromodulation of the mind-wandering brain state: The interaction between neuromodulatory tone, sharp wave-ripples and spontaneous thought», in: *Philosophical Transactions of the Royal Society*, 14. Dezember 2020.

Occhionero, Miranda, Cicogna, Piera Carla, «Autoscopic phenomena and one's own body representation in dreams», in: *Consciousness and Cognition*, 2011.

O'Connor, Alison M., Evans, Angela D., «The role of theory of mind and social skills in predicting children's cheating», in: *Journal of Experimental Child Psychology*, 2019.

O'Donnell, Caitlin et al., «The role of mental imagery in mood amplification: An investigation across subclinical features of bipolar disorders», in: *Cortex*, 2018.

Olunu, Esther et al., «Sleep Paralysis, a Medical Condition with a Diverse Cultural Interpretation», in: *International Journal of Applied and Basic Medical Research*, 2018.

Onians, John, «Art, the visual imagination and neuroscience: The Chauvet Cave, Mona Lisa's smile and Michelangelo's terribilità», in: *Cortex*, 2018.

Osorio-Forero, Alejandro et al., «When the Locus Coeruleus Speaks Up in Sleep: Recent Insights, Emerging Perspectives», in: *International Journal of Molecular Sciences*, 2022.

Otaiku, Abidemi I., «Dream Content Predicts Motor and Cognitive Decline in Parkinson's Disease», in: *Movement Disorders Clinical Practice*, 2021.

Otaiku, Abidemi I., «Distressing dreams, cognitive decline, and risk of dementia: A prospective study of three population-based cohorts», in: *eClinicalMedicine*, 21. September 2022.

Otaiku, Abidemi I., «Distressing dreams and risk of Parkinson's disease: A population-based cohort study», in: *eClinical Medicine*, Juni 2022.

Oudiette, Delphine et al., «Evidence for the Re-Enactment of a Recently Learned Behavior during Sleepwalking», in: *PLOS One*, März 2011.

Owczarski, Wojciech, «Dreaming ‹the Unspeakable›? How the Auschwitz Concentration Camp Prisoners Experienced and Understood Their Dreams», in: *Anthropology of Consciousness*, 2020.

Pace-Schott, Edward F., «Dreaming as a storytelling instinct», in: *Frontiers in Psychology*, 2. April 2013.

Pace-Schott, Edward F. et al., «Effects of post-exposure naps on exposure therapy for social anxiety», in: *Psychiatry Research*, 9. Oktober 2018.

Pagel, James F., «Post-Freudian PTSD: Breath, the Protector of Dreams», in: *Journal of Clinical Sleep Medicine*, 15. Oktober 2017.

Pagel, James F., «What physicians need to know about dreams and dreaming», in: *Current Opinion in Pulmonary Medicine*, 2012.

Pagel, J. F., Kwiatkowski, C., Broyles, K. E., «Dream Use in Film Making», in: *Dreaming*, 1999.

Paiva, Teresa, Bugalho, Paulo, Bentes, Carla, «Dreaming and cognition in patients with frontotemporal dysfunction», in: *Consciousness and Cognition*, 2011.

Palermo, Liana et al., «Congenital lack and extraordinary ability in object and spatial imagery: An investigation on sub-types of aphantasia and hyperphantasia», in: *Consciousness and Cognition*, 2022.

Paller, Ken A., Creery, Jessica D., Schechtman, Eitan, «Memory and Sleep: How Sleep Cognition Can Change the Waking Mind for the Better», in: *Annual Review of Psychology*, 2021.

Parvizi, Josef, «Corticocentric myopia: Old bias in new cognitive sciences», in: *Trends in Cognitive Sciences*, 2009.

Pearson, Joel, «The human imagination: The cognitive neuroscience of visual mental imagery», in: *Nature Reviews Neuroscience*, Oktober 2019.

Pearson, Joel, Westbrook, Fred, «Phantom perception: Voluntary and involuntary nonretinal vision», in: *Trends in Cognitive Sciences*, Mai 2015.

Peng, Ke et al., «Brodmann Area 10: Collating, Integrating and High Level Processing of Nociception and Pain», in: *Progress in Neurobiology*, Dezember 2017.

Perogamvros, L. et al., «Sleep and dreaming are for important matters», in: *Frontiers in Psychology*, 25. Juli 2013.

Pesonen, Anu-Katriina et al., «Pandemic Dreams: Network Analysis of Dream Content During the COVID-19 Lockdown», in: *Frontiers in Psychology*, 1. Oktober 2020.

Picard-Deland, Claudia et al., «Flying dreams stimulated by an immersive virtual reality task», in: *Consciousness and Cognition*, 2020.

Picard-Deland, Claudia et al., «The memory sources of dreams: serial awakenings across sleep stages and time of night», in: *Sleep*, 3. Dezember 2022.

Picard-Deland, Claudia et al., «Whole-body procedural learning benefits from targeted memory reactivation in REM sleep and task-related dreaming», in: *Neurobiology of Learning and Memory*, 2021.

Picchioni, Dante et al., «Nightmares as a Coping Mechanism for Stress», in: *Dreaming*, 2002.

Plazzi, Giuseppe, «Dante's description of narcolepsy», in: *Sleep Medicine*, 2013.

Postuma, Ronald B. et al., «Antidepressants and REM Sleep Behavior Disorder: Isolated Side Effect or Neurodegenerative Signal?», in: *Sleep*, 2013.

Prince, Luke Y., Richards, Blake A., «The overfitted brain hypothesis», in: *Patterns*, 14. Mai 2021.

Puig, M. Victoria, Gulledge, Allan, «Serotonin and Prefrontal Cortex Function: Neurons, Networks, and Circuits», in: *Molecular Neurobiology*, 2011.

Pyasik, Maria et al., «Shared neurocognitive mechanisms of attenuating self-touch and illusory self-touch», in: *Social Cognitive and Affective Neuroscience*, 2019.

Radziun, Dominika, Ehrsson, H. Henrik, «Short-term visual deprivation boosts the fexibility of body representation», in: *Scientific Reports*, 19. April 2018.

Raichle, Marcus E. et al., «A default mode of brain function», in: *Proceedings of the National Academy of Sciences*, 16. Januar 2001.

Ramachandran, V.S., Rogers-Ramachandran, D., Stewart, M., «Perceptual Correlates of Massive Cortical Reorganization», in: *Science*, 13. November 1992.

Ramezani, Mahtab et al., «The impact of brain lesions on sexual dysfunction in patients with multiple sclerosis: A systematic review of magnetic resonance imaging studies», in: *Multiple Sclerosis and Related Disorders*, 31. Oktober 2021.

Reid, Sandra D., Simeon, Donald T., «Progression of Dreams of Crack Cocaine Abusers as a Predictor of Treatment Outcome: A Preliminary Report», in: *The Journal of Nervous and Mental Disease*, Dezember 2001.

Resnick, Jody et al., «Self- Representation and Bizarreness in Children's Dream Reports Collected in the Home Setting», in: *Consciousness and Cognition*, März 1994.

Revonsuo, Antti, «The reinterpretation of dreams: An evolutionary hypothesis of the function of dreaming», in: *Behavioral and Brain Sciences*, 2000.

Rigon, Arianna et al., «Traumatic brain injury and creative divergent thinking», in: *Brain Injury*, April 2020.

Rimsh, A., Pietrowsky, R., «Analysis of dream contents of patients with anxiety disorders and their comparison with dreams of healthy participants», in: *Dreaming*, 2021.

Riva, Michele Augusto et al., «The Neurologist in Dante's *Inferno*», in: *European Neurology*, 22. April 2015.

Rizzolatti, Giacomo, Arbib, Michael, «Language within our grasp», in: *Trends in Neuroscience*, 1998.

Rizzolatti, Giacomo, Fogassi, Leonardo, Gallese, Vittorio, «Neurophysiological mechanisms underlying the understanding and imitation of action», in: *Nature Reviews Neuroscience*, September 2001.

Rosen, Melanie G., «How bizarre? A pluralist approach to dream content», in: *Consciousness and Cognition*, 2018.

Ruby, Perrine et al., «Dynamics of hippocampus and orbitofrontal cortex activity during arousing reactions from sleep: An intracranial electroencephalographic study», in: *Human Brain Mapping*, 2021.

Russell, Kirsten et al., «Sleep problem, suicide and self-harm in university students: A systematic review», in: *Sleep Medicine Reviews*, 2019.

Sadavoy, Joel, «Survivors: A Review of the Late-Life Effects of Prior Psychological Trauma», in: *The American Journal Of Geriatric Psychiatry*, 1997.

Sagnier, S. et al., «Lucid dreams, an atypical sleep disturbance in anterior and mediodorsal thalamic strokes», in: *Revue Neurologique*, 2015.

Sanders, K. E. G. et al., «Corrigendum: Targeted Memory Reactivation During Sleep Improves Next-Day Problem Solving», in: *Psychological Science*, 2020.

Sato, João Ricardo et al., «Age effects on the default mode and control networks in typically developing children», in: *Journal of Psychiatric Research*, 18. Juli 2014.

Saunders, David T. et al., «Lucid dreaming incidence: A quality effects meta-analysis of 50 years of research», in: *Consciousness and Cognition*, 2016.

Sbarra, David A., Hasselmo, Karen, Bourassa, Kyle J., «Divorce and Health: Beyond Individual Differences», in: *Current Directions in Psychological Science*, 2015.

Scarpelli, Serena et al., «Dreams and Nightmares during the First and Second Wave of the COVID-19 Infection: A Longitudinal Study», in: *Brain Sciences*, 20. Oktober 2021.

Scarpelli, Serena et al., «Investigation on Neurobiological Mechanisms of Dreaming in the New Decade», in: *Brain Sciences*, 11. Februar 2021.

Scarpelli, Serena et al., «Predicting Dream Recall: EEG Activation During NREM Sleep or Shared Mechanisms with Wakefulness?», in: *Brain Topography*, 22. April 2017.

Scarpelli, Serena et al., «The impact of the end of COVID confinement on pandemic dreams, as assessed by a weekly sleep diary: A longitudinal investigation in Italy», in: *Journal of Sleep Research*, 20. Juli 2021.

Scarpelli, Serena et al., «Nightmares in People with COVID-19: Did Coronavirus Infect Our Dreams?», in: *Nature and Science of Sleep*, 24. Januar 2022.

Schädlich, Melanie, Erlacher, Daniel, «Practicing sports in lucid dreams – characteristics, effects, and practical implications», in: *Current Issues in Sport Science*, 2018.

Schierenbeck, Thomas et al., «Effect of illicit recreational drugs upon sleep: Cocaine, ecstasy and marijuana», in: *Sleep Medicine Reviews*, 2008.

Schott, G. D., «Penfield's homunculus: a note on cerebral cartography»,

Editorial in: *Journal of Neurology, Neurosurgery and Psychiatry*, April 1993.

Schredl, Michael, «Characteristics and Contents of Dreams», in: *International Review of Neurobiology*, 2010.

Schredl, Michael, «Dreams in patients with sleep disorders», in: *Sleep Medicine Reviews*, 2009.

Schredl, Michael, «Explaining the gender difference in nightmare frequency», in: *The American Journal of Psychology*, 2014.

Schredl, Michael, «Nightmares as a Paradigm for Studying the Effects of Stressors», in: *Sleep*, Juli 2013.

Schredl, Michael, «Nightmare frequency and nightmare topics in a representative German sample», in: *European Archives of Psychiatry and Clinical Neuroscience*, 2010.

Schredl, Michael, «Reminiscences of love: Former romantic partners in dreams», in: *International Journal of Dream Research*, 2018.

Schredl, Michael, Bulkeley, Kelly, «Dreaming and the COVID-19 pandemic: A survey in a U. S. sample», in: *Dreaming*, 2020.

Schredl, Michael, Reinhard, Iris, «Gender differences in nightmare frequency: A meta-analysis», in: *Sleep Medicine Reviews*, 2011.

Schredl, Michael, Erlacher, Daniel, «Relation between Waking Sport Activities, Reading, and Dream Content in Sport Students and Psychology Students», in: *The Journal of Psychology*, 2008.

Schredl, Michael, Erlacher, Daniel, «Fever Dreams: An Online Study», in: *Frontiers in Psychology*, 18. Januar 2020.

Schredl, Michael, Funhouser, Arthur, Arn, Nicole, «Dreams Of Truck Drivers: A Test of the Continuity Hypothesis of Dreaming», in: *Imagination Cognition and Personality*, 2005.

Schredl, Michael, Göritz, Anja S., «Nightmares, Chronotype, Urbanicity, and Personality: An Online Study», in: *Clocks & Sleep*, 2020.

Schredl, Michael, Göritz, Anja S., «Nightmare Themes: An Online Study of Most Recent Nightmares and Childhood Nightmares», in: *Journal of Clinical Sleep Medicine*, 15. März 2018.

Schredl, Michael, Mathes, Jonas, «Are dreams of killing someone related to waking-life aggression?», in: *Dreaming*, September 2014.

Schredl, Michael, Wood, Lara, «Partners and Ex-Partners in Dreams: A Diary Study», in: *Clocks & Sleep*, 26. Mai 2021.

Schredl, Michael et al., «Dream Recall, Nightmare Frequency, and

Nocturnal Panic Attacks in Patients with Panic Disorder», in: *The Journal of Nervous and Mental Disease*, August 2001.

Schredl, Michael et al., «Dreaming about Cats: An Online Survey», in: *Dreaming*, 13. September 2021.

Schredl, Michael et al., «Nightmare frequency in last trimester of pregnancy», in: *BMC Pregnancy and Childbirth*, 2016.

Schredl, Michael et al., «Erotic dreams and their relationship to waking-life sexuality», in: *Sexologies*, 24. Juni 2008.

Schredl, Michael et al., «Information processing during sleep: The effect of olfactory stimuli on dream content and dream emotions», in: *Journal of Sleep Research*, 2009.

Schredl, Michael et al., «Work-Related Dreams: An Online Survey», in: *Clocks & Sleep*, 2020.

Schwartz, Sophie, Clerget, Alice, Perogamvros, Lampros, «Enhancing imagery rehearsal therapy for nightmares with targeted memory reactivation», in: *Current Biology*, 2022.

Selimbeyoglu, Aslihan, Parvizi, Josef, «Electrical stimulation of the human brain: Perceptual and behavioral phenomena reported in the old and new literature», in: *Frontiers in Human Neuroscience*, 31. Mai 2010.

Selterman, Dylan, Apetroaia, Adela, Waters, Everett, «Script-like attachment representations in dreams containing current romantic partners», in: *Attachment & Human Development*, 2012.

Selterman, Dylan et al., «Dreaming of You: Behavior and Emotion in Dreams of Significant Others Predict Subsequent Relational Behavior», in: *Social Psychological and Personality Science*, 2014.

Serpe, Alexis, DeCicco, Teresa L., «An Investigation into Anxiety and Depression in Dream Imagery: The Issue of Co-Morbidity», in: *International Journal of Dream Research*, 2020.

Serper, Zvika, «Kurosawa's ‹Dreams›: A Cinematic Reflection of a Traditional Japanese Context», in: *Cinema Journal*, 2001.

Sharpless, Brian A., Doghramji, Karl, «How to Make the Ghosts in my Bedroom Disappear? Focused-Attention Meditation Combined with Muscle Relaxation (MR Therapy) – A Direct Treatment Intervention for Sleep Paralysis», Kommentar in: *Frontiers in Psychology*, 3. April 2017.

Shen, Ying et al., «Emergence of Sexual Dreams and Emission Following Deep Transcranial Magnetic Stimulation over the Medial Prefrontal and Cingulate Cortices», in: *CNS & Neurological Disorders – Drug Targets*, 2021.

Siclari, Francesca et al., «The neural correlates of dreaming», in: *Nature Neuroscience*, 10. April 2017.

Siegel, J. M., «The REM sleep-memory consolidation hypothesis», in: *Science*, 2001.

Sikka, Pilleriin et al., «EEG Frontal Alpha Asymmetry and Dream Affect: Alpha Oscillations over the Right Frontal Cortex during REM Sleep and Presleep Wakefulness Predict Anger in REM Sleep Dreams», in: *The Journal of Neuroscience*, 12. Juni 2019.

Simard, Valérie et al., «Longitudinal Study of Bad Dreams in Preschool-Aged Children: Prevalence, Demographic Correlates, Risk and Protective Factors», in: *Sleep*, 2008.

Simor, Péter et al., «Impaired executive functions in subjects with frequent nightmares as reflected by performance in different neuropsychological tasks», in: *Brain and Cognition*, 2012.

Simor, Péter et al., «Electroencephalographic and autonomic alterations in subjects with frequent nightmares during pre- and post-REM periods», in: *Brain and Cognition*, 2014.

Singh, Arun et al., «Evoked midfrontal activity predicts cognitive dysfunction in Parkinson's Disease», in: *MedRxIV* (Dokumentenserver), 2022.

Singh, Shantanu et al., «Parasomnias: A Comprehensive Review», in: *Cureus*, 31. Dezember 2018.

Smallwood, Jonathan, Schooler, Jonathan W., «The science of mind wandering: Empirically navigating the stream of consciousness», in: *Annual Review of Psychology*, 2015.

Smith, Carlyle, Newfield, Donna-Marie, «Content analysis of the dreams of a medical intuitive», in: *Explore*, 2022.

Smith, R. C., «Do dreams reflect a biological state?», in: *The Journal of Nervous and Mental Disease*, 1987.

Smith, R. C., «A possible biologic role of dreaming», in: *Psychotherapy and Psychosomatics*, 1984.

Solms, Mark, «Dreaming and REM sleep are controlled by different brain mechanisms», in: *Behavioral and Brain Sciences*, 2000.

Solomonova, Elizaveta et al., «Stuck in a lockdown: Dreams, bad dreams, nightmares, and their relationship to stress, depression and anxiety during the COVID-19 pandemic», in: *PLOS One*, 24. November 2021.

Song, Tian-He et al., «Nightmare Distress as a Risk Factor for Suicide Among Adolescents with Major Depressive Disorder», in: *Nature and Science of Sleep*, September 2022.

Spanò, Goffredina et al., «Dreaming with hippocampal damage», in: *eLife*, 2020.

Sparrow, Gregory et al., «Exploring the effects of galantamine paired with meditation and dream reliving on recalled dreams: Toward an integrated protocol for lucid dream induction and nightmare resolution», in: *Consciousness and Cognition*, 2018.

Speth, Jana, Frenzel, Clemens, Voss, Ursula, «A differentiating empirical linguistic analysis of dreamer activity in reports of EEG-controlled REM-dreams and hypnagogic hallucinations», in: *Consciousness and Cognition*, 2013.

Spoormaker, Victor I., «A cognitive model of recurrent nightmares», in: *International Journal of Dream Research*, 2008.

Spoormaker, Victor I., Schredl, Michael, van den Bout, Jan, «Nightmares: from anxiety symptom to sleep disorder», in: *Sleep Medicine Reviews*, 2006.

Spoormaker, Victor I., van den Bout, Jan, «Lucid Dreaming Treatment for Nightmares: A Pilot Study», in: *Psychotherapy and Psychosomatics*, 2006.

Spoormaker, Victor I., van den Bout, Jan, Meijer, Eli J. G., «Lucid Dreaming Treatment for Nightmares: A Series of Cases», in: *Dreaming*, 2003.

Sridharan, Devarajan, Levitin, Daniel J., Menon, Vinod, «A critical role for the right fronto-insular cortex in switching between central-executive and default-mode networks», in: *Proceedings of the National Academy of Sciences*, 26. August 2008.

Stallman, Helen M., Kohler, Mark, White, Jason, «Medication induced sleepwalking: A systematic review», in: *Sleep Medicine Reviews*, 2018.

Staunton, Hugh, «The Function of Dreaming», in: *Reviews in the Neurosciences*, 2001.

Sterpenich, Virginie et al., «Fear in dreams and in wakefulness: Evidence for day/night affective homeostasis», in: *Human Brain Mapping*, 2020.

Stickgold, Robert, Zadra, Antonio, Haar, AJH., «Advertising in Dreams is Coming: Now What?», auf: https://dxe.puppub.org, 8. Juni 2021.

Stocks, Abigail et al., «Dream lucidity is associated with positive waking mood», in: *Consciousness and Cognition*, 2020.

Stuck, B. A. et al., «Chemosensory Stimulation During Sleep – Arousal Responses To Gustatory Stimulation», in: *Neuroscience*, 2016.

Stumbrys, Tadas, «The Luminous Night of the Soul: The Relationship between Lucid Dreaming and Spirituality», in: *International Journal of Transpersonal Studies*, 2021.

Stumbrys, Tadas, Daniels, Michael, «An exploratory study of creative problem solving in lucid dreams: Preliminary findings and methodological considerations», in: *International Journal of Dream Research*, 2010.

Stumbrys, Tadas, Erlacher, Daniel, «Applications of lucid dreams and their effects on the mood upon awakening», in: *International Journal of Dream Research*, 2016.

Stumbrys, Tadas, Erlacher, Daniel, Schredl, Michael, «Testing the involvement of the prefrontal cortex in lucid dreaming: A tDCS study», in: *Consciousness and Cognition*, 2013.

Stumbrys, Tadas, Erlacher, Daniel, Schredl, Michael, «Effectiveness of motor practice in lucid dreams: A comparison with physical and mental practice», in: *Journal of Sports Sciences*, 2016.

Stumbrys, Tadas et al., «Induction of lucid dreams: A systematic review of evidence», in: *Consciousness and Cognition*, 2012.

Stumbrys, Tadas et al., «The Phenomenology of Lucid Dreaming: An Online Survey», in: *The American Journal of Psychology*, Sommer 2014.

Suarez, Ralph O. et al., «Contributions to singing ability by the posterior portion of the superior temporal gyrus of the non-language-dominant hemisphere: First evidence from subdural cortical stimulation, Wada testing, and fMRI», in: *Cortex*, 2010.

Szabadi, Elemer, Reading, Paul James, Pandi-Perumal, Seithikurippu R., «The Neuropsychiatry of Dreaming: Brain Mechanisms and Clinical Presentations», Editorial in: *Frontiers in Neurology*, 25. März 2021.

Szczepanski, Sara, Knight, Robert, «Insights into Human Behavior from Lesions to the Prefrontal Cortex», in: *Neuron*, 3. September 2014.

Tallon, Kathleen et al., «Mental imagery in generalized anxiety disorder: A comparison with healthy control participants», in: *Behaviour Research and Therapy*, 2020.

Tan, Shuyue, Fan, Jialin, «A systematic review of new empirical data on lucid dream induction techniques», in: *Journal of Sleep Research*, 21. November 2022.

Titus, Caitlin E. et al., «What role do nightmares play in suicide? A brief exploration», in: *Current Opinion in Psychology*, 2018.

Torontali, Zoltan A. et al., «The Sublaterodorsal Tegmental Nucleus Functions to Couple Brain State and Motor Activity during REM Sleep and Wakefulness», in: *Current Biology*, 18. November 2019.

Tribl, Gotthard G. et al., «Dream reflecting cultural contexts: Comparing Brazilian and German diary dreams and most recent dreams», in: *International Journal of Dream Research*, 2018.

Tribl, Gotthard G., Wetter, Thomas C., Schredl, Michael, «Dreaming under antidepressants: A systematic review on evidence in depressive patients and healthy volunteers», in: *Sleep Medicine Reviews*, 2013.

Trottia, Lynn Marie et al., «Cerebrospinal Fluid Hypocretin and Nightmares in Dementia Syndromes», in: *Dementia and Geriatric Cognitive Disorders Extra*, 2021.

Tselebis, Athanasios, Zoumakis, Emmanouil, Ilias, Ioannis, «Dream Recall/Affect and the Hypothalamic–Pituitary–Adrenal Axis», in: *Clocks & Sleep*, 22. Juli 2021.

Uguccioni, Ginevra et al., «Fight or flight? Dream content during sleepwalking/sleep terrors vs rapid eye movement sleep behavior disorder», in: *Sleep Medicine*, 2013.

Uitermarkt, Brandt et al., «Rapid eye movement sleep patterns of brain activation and deactivation occur within unique functional networks», in: *Human Brain Mapping*, 23. Juni 2020.

Ünal, Gülten, Hohenberger, Annette, «The cognitive bases of the development of past and future episodic cognition in preschoolers», in: *Journal of Experimental Child Psychology*, 20. Juni 2017.

Vaca, Guadalupe Fernández-Baca et al., «Mirth and laughter elicited during brain stimulation», in: *Epileptic Disorders*, 2011.

Vaillancourt-Morel, Marie-Pier et al., «Targets of Erotic Dreams and Their Associations with Waking Couple and Sexual Life», in: *Dreaming*, 2021.

Vallat, Raphael et al., «High Dream Recall Frequency is Associated with Increased Creativity and Default Mode Network Connectivity», in: *Nature and Science of Sleep*, 22. Februar 2022.

Valli, Katja, Revonsuo, Antti, «The threat simulation theory in light of recent empirical evidence: A review», in: *The American Journal of Psychology*, 2009.

Valli, Katja et al., «The threat simulation theory of the evolutionary function of dreaming: Evidence from dreams of traumatized children», in: *Consciousness and Cognition*, 2005.

Valli, Katja et al., «Dreaming furiously? A sleep laboratory study on the dream content of people with Parkinson's disease and with or without rapid eye movement sleep behavior disorder», in: *Sleep Medicine*, 2015.

Van Gaal, Simon et al., «Unconscious Activation of the Prefrontal No-Go Network», in: *The Journal of Neuroscience*, 17. März 2010.

Van Liempt, Saskia et al., «Impact of Impaired Sleep on the Development of PTSD Symptoms in Combat Veterans: A Prospective Longitudinal Cohort Study», in: *Depression and Anxiety*, 2013.

Van Rijn, Elaine et al., «Daydreams incorporate recent waking life concerns but do not show delayed (‹dream-lag›) incorporations», in: *Consciousness and Cognition*, 2018.

Van Rijn, Elaine et al., «The dream-lag effect: Selective processing of personally significant events during Rapid Eye Movement sleep, but not during Slow Wave Sleep», in: *Neurobiology of Learning and Memory*, 2015.

Versace, Francesco et al., «Brain responses to erotic and other emotional stimuli in breast cancer survivors with and without distress about low sexual desire: A preliminary fMRI study», in: *Brain Imaging and Behavior*, Dezember 2013.

Vetrugno, Roberto, Arnulf, Isabelle, Montagna, Pasquale, «Disappearance of ‹phantom limb› and amputated arm usage during dreaming in REM sleep behaviour disorder», in: *British Medical Journal Case Reports*, 2009.

Vicente, Raul et al., «Enhanced Interplay of Neuronal Coherence and

Coupling in the Dying Human Brain», in: *Frontiers in Aging Neuroscience*, 22. Februar 2022.

Vignal, Jean-Pierre et al., «The dreamy state: Hallucinations of autobiographic memory evoked by temporal lobe stimulations and seizures», in: *Brain*, 2007.

Vitali, Helene et al., «The vision of dreams: From ontogeny to dream engineering in blindness», in: *Journal of Clinical Sleep Medicine*, 1. August 2022.

Voss, Ursula et al., «Induction of self awareness in dreams through frontal low current stimulation of gamma activity», in: *Nature Neuroscience*, 2014.

Voss, Ursula et al., «Lucid Dreaming: A State of Consciousness with Features of Both Waking and Non-Lucid Dreaming», in: *Sleep*, 2009.

Voss, Ursula et al., «Waking and dreaming: Related but structurally independent. Dream reports of congenitally paraplegic and deaf-mute persons», in: *Consciousness and Cognition*, 2011.

Walker, Matthew P., «Sleep-dependent memory processing», in: *Harvard Review of Psychiatry*, 2008.

Wamsley, Erin, «Dreaming and Offline Memory Consolidation», in: *Current Neurology and Neuroscience Reports*, 2014.

Wamsley, Erin et al., «Delusional Confusion of Dreaming and Reality in Narcolepsy», in: *Sleep*, Februar 2014.

Wang, Jia Xi et al., «A Paradigm for Matching Waking Events into Dream Reports», in: *Frontiers in Psychology*, 3. Juli 2020.

Wang, Jia Xi, Shen, He Yong, «An Attempt at Matching Waking Events Into Dream Reports by Independent Judges», in: *Frontiers in Psychology*, 6. April 2018.

Ward, Amanda M., «A Critical Evaluation of the Validity of Episodic Future Thinking: A Clinical Neuropsychology Perspective», in: *Neuropsychology*, 2016.

Wassing, Rick et al., «Restless REM Sleep Impedes Overnight Amygdala Adaptation», in: *Current Biology*, 2019.

Watanabe, Takamitsu, «Causal roles of prefrontal cortex during spontaneous perceptual switching are determined by brain state dynamics», in: *eLife*, 2021.

Waters, Flavie, Barnby, Joseph M., Blom, Jan Dirk, «Hallucination, imagery, dreaming: reassembling stimulus-independent perceptions based on Edmund Parish's classic misperception framework», in: *Philosophical Transactions of the Royal Society*, 2020.

Waters, Flavie et al., «What Is the Link Between Hallucinations, Dreams, and Hypnagogic-Hypnopompic Experiences?», in: *Schizophrenia Bulletin*, 2016.

Watkins, Nicholas W., «(A)phantasia and severely deficient autobiographical memory: Scientific and personal perspectives», in: *Cortex*, 2018.

Wicken, Marcus, Keogh, Rebecca, Pearson, Joel, «The critical role of mental imagery in human emotion: Insights from fear-based imagery and aphantasia», in: *Proceedings of the Royal Society B. Biological Sciences*, 2021.

Windt, Jennifer M., Noreika, Valdas, «How to integrate dreaming into a general theory of consciousness – A critical review of existing positions and suggestions for future research», in: *Consciousness and Cognition*, 2011.

Winlove, Crawford I. P. et al., «The neural correlates of visual imagery: A co-ordinate-based meta-analysis», in: *Cortex*, 2018.

Wittmann, Lutz, Schredl, Michael, Kramer, Milton, «Dreaming in posttraumatic stress disorder: A critical review of phenomenology, psychophysiology and treatment», in: *Psychotherapy and Psychosomatics*, 2007.

Wright, Scott T. et al., «The Impact of Dreams of the Deceased on Bereavement: A Survey of Hospice Caregivers», in: *American Journal of Hospice and Palliative Medicine*, 2014.

Wyatt, Richard J. et al., «Total Prolonged Drug-Induced REM Sleep Suppression in Anxious-Depressed Patients», in: *Archives of General Psychiatry*, 1971.

Yamaoka, Akina, Yukawa, Shintaro, «Does Mind Wandering During the Thought Incubation Period Improve Creativity and Worsen Mood?», in: *Psychological Reports*, Oktober 2020.

Yamazaki, Risa et al., «Evolutionary Origin of NREM and REM Sleep», in: *Frontiers in Psychology*, 2020.

Yin, F. et al., «Typical dreams of ‹being chased›: A cross-cultural comparison between Tibetan and Han Chinese dreamers», in: *Dreaming*, 2013.

Yu, Calvin Kai-Ching, «Can students' dream experiences reflect their performance in public examinations?», in: *International Journal of Dream Research*, 2016.

Yu, Calvin Kai-Ching, «Imperial dreams and oneiromancy in ancient China – we share similar dream motifs with our ancestors living two millennia ago», in: *Dreaming*, 2022.

Yu, Calvin Kai-Ching, Fu, Wai, «Sex Dreams, Wet Dreams, and Nocturnal Emissions», in: *Dreaming*, 2011.

Zadra, Antonio, Pilon, Mathieu, Donderi, Don C., «Variety and Intensity of Emotions in Nightmares and Bad Dreams», in: *The Journal of Nervous and Mental Disease*, April 2006.

Zeman, Adam et al., «Phantasia – The psychological significance of lifelong visual imagery vividness extremes», in: *Cortex*, 2020.

Zeman, Adam, MacKisack, Matthew, Onians, John, «The Eye's mind – Visual imagination, neuroscience and the humanities», in: *Cortex*, 2018.

Zink, Nicolas, Pietrowsky, Reinhard, «Relationship between lucid dreaming, creativity and dream characteristics», in: *International Journal of Dream Research*, 2013.

Anmerkungen

Einführung: Unsere nächtliche Wundertüte

1 Lord Byron, «Der Traum», übersetzt von Heinrich Döring, in: *Journal für Literatur, Kunst, Luxus und Mode*, Dezember 1820, minimal bearbeitet von E. Liebl.

1
Träume sind unser entwicklungsgeschichtliches Erbe

1 Pace-Schott, Edward F., «Dreaming as a Storytelling Instinct», in: *Frontiers in Psychology*, 2. April 2013.

2 Hall, Calvin S., Van de Castle, Robert L., *The Content Analysis of Dreams*, New York 1966.

3 Domhoff, William, Schneider, Adam, «Are Dreams Social Simulations? Or Are They Enactments of Conceptions and Personal Concerns? An Empirical and Theoretical Comparison of Two Dream Theories», von: *Dreaming*, 2018.

4 Bowe-Anders, Constance et al., «Effects of Goggle-Altered Color Perception on Sleep», in: *Perceptual and Motor Skills*, Februar 1974.

5 De Koninck, Joseph et al., «Vertical Inversion of the Visual Field and REM Sleep Mentation», in: *Journal of Sleep Research*, März 1996.

6 Arnulf, Isabelle et al., «Will Students Pass a Competitive Exam That They Failed in Their Dreams?», in: *Consciousness and Cognition*, Oktober 2014.

7 van der Helm, Els et al., «REM Sleep Depotentiates Amygdala Activity to Previous Emotional Experiences», in: *Current Biology*, 6. Dezember 2011.

8 Cartwright, Rosalind et al., «Broken Dreams: A Study of the Effects of Divorce and Depression on Dream Content», in: *Psychiatry*, 1984.

9 Flinn, Mark V., «The Creative Neurons», in: *Frontiers in Psychology*, 22. November 2021.

10 Hoel, Erik, «The Overfitted Brain: Dreams Exist to Assist Generalization», in: *Patterns*, 14. Mai 2021.

2
Warum wir Albträume brauchen

1 «Nightmare on Science Street», in: Podcast *Science Vs*, 9. Juni 2022.

2 Elder, Rachel, «Speaking Secrets: Epilepsy, Neurosurgery, and Patient Testimony in the Age of the Explorable Brain, 1934–1960», in: *Bulletin of the History of Medicine*, Winter 2015.

3 Hublin, Christer et al., «Nightmares: Familial aggregation and association with psychiatric disorders in a nationwide twin cohort», in: *American Journal of Medical Genetics*, 25. Oktober 2002.

4 Moore, Rebecca S. et al., «Piwi/PRG-1 Argonaute and TGF-β Mediate Transgenerational Learned Pathogenic Avoidance», in: *Cell*, 13. Juni 2019.

5 Arzy, Shahar et al., «Induction of an Illusory Shadow Person», in: *Nature*, September 2006.

6 Krakow, Barry et al., «Imagery Rehearsal Therapy for Chronic Nightmares in Sexual Assault Survivors with Posttraumatic Stress Disorder. A Randomized Controlled Trial», in: *Journal of the American Medical Association*, 1. August 2001.

3
Erotische Träume: die Verkörperung des Begehrens

1 Quiroga, Rodrigo Quian, «Single-Neuron Recordings in Epileptic Patients», in: *Advances in Clinical Neuroscience and Rehabilitation*, Juli/August 2009.

2 Siehe: www.dreamBank.net: Die Traumbank mit Suchmaschine steht allen Interessierten offen. Sie enthält mehr als 20 000 Traumberichte.

3 Chen, Wanzhen et al., «Development of a structure-validated Sexual Dream Experience Questionnaire (SDEQ) in Chinese university students», in: *Comprehensive Psychiatry*, Januar 2015.

4 Selterman, Dylan F. et al., «Dreaming of You: Behavior and Emotion in Dreams of Significant Others Predict Subsequent Relational Behavior», in: *Social Psychological and Personality Science*, 6. Mai 2013.

5 Domhoff, G. William, «Barb Sanders: Our Best Case Study to Date, and One That Can Be Built Upon», in: https://dreams.ucsc.edu/Findings/barb_sanders.html.

4
Träume und Kreativität: Wie Träume den Schöpfer in uns erwecken

1 Dement, William, *Some Must Watch While Some Must Sleep*, Seattle 1972, S. 99–101.

2 Liu, Siyuan et al., «Brain Activity and Connectivity During Poetry Composition: Toward a Multidimensional Model of the Creative Process», in: *Human Brain Mapping*, 26. Mai 2015.

3 Cai, Denise J. et al., «REM, not Incubation, Improves Creativity by Priming Associative Networks», in: *Proceedings of the National Academy of Sciences*, 23. Juni 2009.

4 Mason, Robert A., Just, Marcel Adam, «Neural Representations of Procedural Knowledge», in: *Psychological Science*, 12. Mai 2020.

5 Hartmann, Ernest et al., «Who has nightmares? The personality of the lifelong nightmare sufferer», in: *Archives of General Psychiatry*, Januar 1987.

6 Barrett, Deirdre, «Dreams and Creative Problem-solving», in: *Annals of the New York Academy of Sciences*, 22. Juni 2017.

7 «BAFTA Screenwriters' Lecture Series» vom 30. September 2011, auf: YouTube.com.

8 Dalí, Salvador, *50 Secrets of Magic Craftsmanship*, übersetzt von H. Chevalier, New York 1992.

9 Lacaux, Célia et al., «Sleep Onset is a Creative Sweet Spot», in: *Science Advances*, 8. Dezember 2021.

10 Horowitz, Adam Haar et al., «Dormio: A targeted dream incubation device», in: *Consciousness and Cognition*, August 2020.

5
Traum und Gesundheit: Was unsere Träume über unser Befinden verraten

1 Kasatkin, Vasily, *A Theory of Dreams*, auf: lulu.com, 27. Mai 2014.

2 Rozen, Naama, Soffer-Dudek, Nirit, «Dreams of Teeth Falling Out: An Empirical Investigation of Physiological and Psychological Correlates», in: *Frontiers in Psychology*, 26. September 2018.

3 Cartwright, Rosalind, «Dreams and Adaptation to Divorce», in: *Trauma and Dreams*, hrsg. von Deirdre Barrett, Cambridge 1996, S. 179–185.

4 Hill, Clara, Knox, Sarah, «The Use of Dreams in Modern Psychotherapy», in: *International Review of Neurobiology*, 2010.

5 Duffey, Thelma H. et al., «The Effects of Dream Sharing on Marital Intimacy and Satisfaction», in: *Journal of Couple and Relationship Therapy*, 25. September 2008.

6 DeHart, Dana, «Cognitive Restructuring Through Dreams and Imagery: Descriptive Analysis of a Women's Prison-Based Program», in: *Journal of Offender Rehabilitation*, 22. Dezember 2009.

7 Blagrove, Mark et al., «Testing the Empathy Theory of Dreaming: The Relationships Between Dream Sharing and Trait and State Empathy», in: *Frontiers in Psychology*, 20. Juni 2019.

8 Ullman, Montague, «The Experiential Dream Group: Its Application in the Training of Therapists», in: *Dreaming*, Dezember 1994.

9 Cartwright, Rosalind et al., «REM sleep reduction, mood regulation and remission in untreated depression», in: *Psychiatry Research*, 1. Dezember 2003.

10 da Silva, Thiago Rovai, Nappo, Solange Aparecida, «Crack Cocaine and Dreams: The View of Users», in: *Ciencia & Saude Coletiva*, 24. März 2019.

11 «The Dreaming Mind: Waking the Mysteries of Sleep», auf dem World Science Festival, 17. November 2022, siehe: YouTube.com.

12 Van der Kolk, Bessel A., *Verkörperter Schrecken. Traumaspuren in Gehirn, Geist und Körper und wie man sie heilen kann,* Lichtenau 2019.

13 Hartmann, Ernest, «Nightmare after Trauma as Paradigm for All Dreams: A New Approach to the Nature and Functions of Dreaming», in: *Psychiatry. Interpersonal and Biological Processes*, 1998.

14 Li, Hao et al., «Neurotensin Orchestrates Valence Assignment in the Amygdala», in: *Nature*, 18. August 2022.

6
Luzide Träume: Wo wacher und träumender Geist sich überschneiden

1 Hearne, Keith M. T., «Lucid Dreams: An Electro-Physiological and Psychological Study», Arbeit zur Erlangung des Doktorgrades an der Universität Liverpool, Mai 1978.

2 Worsley, Alan, «Alan Worsley's Work on Lucid Dreaming», in: *Lucidity Letter*, 1991.

3 Hearne, Keith M. T., *The Dream Machine: Lucid Dreams and How to Control Them*, London 1990.

4 Remington Mallett, «Partial Memory Reinstatement while (Lucid) Dreaming to Change the Dream Environment», in: *Consciousness and Cognition*, 2020.

5 LaBerge, Stephen, «Lucid Dreaming and the Yoga of the Dream State: A Psychophysiological Perspective», in: *Buddhism and Science: Breaking New Ground*, hrsg. von B. A. Wallace, New York 2003, S. 233.

6 «Lucid Dreaming with Ursula Voss», in: *Science and Cocktails* auf YouTube.com.

7 Zhunusova, Zhanna, Raduga, Michael, Shashkov, Andre, «Overcoming phobias by lucid dreaming», in: *Psychology of Consciousness: Theory, Research, and Practice*, 2022.

8 Erlacher, Daniel, Stumbrys, Tadas, Schredl, Michael, «Frequency of Lucid Dreams and Lucid Dream Practice in German Athletes», in: *Imagination, Cognition, and Personality*, Februar 2012.

9 Schädlich, Melanie, Erlacher, Daniel, Schredl, Michael, «Improvement of darts performance following lucid dream practice depends

on the number of distractions while rehearsing within the dream – a sleep laboratory pilot study», in: *Journal of Sports Sciences*, 22. Dezember 2016.

10 Schädlich, Melanie, Erlacher, Daniel, «Lucid music – A pilot study exploring the experiences and potential of music-making in lucid dreams», in: *Dreaming*, 2018.

11 «The Dreaming Mind: Waking the Mysteries of Sleep», siehe: *World Science Festival* 17. 11. 2022, auf YouTube.com.

12 Stumbrys, Tadas, Daniels, Michael, «An exploratory study of creative problem solving in lucid dreams: Preliminary findings and methodological considerations», in: *International Journal of Dream Research*, November 2010.

13 «The Dreaming Mind: Waking the Mysteries of Sleep», siehe: *World Science Festival*, 17. 11. 2022, auf YouTube.com.

14 Konkoly, Karen R. et al., «Real-time dialogue between experimenters and dreamers during REM sleep», in: *Current Biology*, 12. April 2021.

15 Raduga, Michael, «‹I love you›: the first phrase detected from dreams», in: *Sleep Science*, 2022.

7
Wie Sie luzides Träumen lernen können

1 Erlacher, Daniel, Stumbrys, Tadas, Schredl, Michael, «Frequency of lucid dreams and lucid dream practice in German athletes», in: *Imagination, Cognition, and Personality*, Januar 2011.

2 Cosmic Iron, «Senses Initiated Lucid Dream (SSILD) Official Tutorial», auf: cosmiciron.blogspot.com/2013/01/senses-initiated-lucid-dream-ssild_16.html.

3 Appel, Kristoffer, «Inducing signal-verified lucid dreams in 40 % of untrained novice lucid dreamers within two nights in a sleep laboratory setting», in: *Consciousness and Cognition*, August 2010.

4 LaBerge, Stephen, LaMarca, Kristen, Baird, Benjamin, «Pre-sleep treatment with galantamine stimulates lucid dreaming: A double-blind, placebo-controlled, crossover study», in: *PLOS One* 2018.

5 LaBerge, Stephen, Levitan, Lynn, «Validity established of DreamLight cues for eliciting lucid dreaming», in: *Dreaming*, 1995.

6 Mota-Rolim, Sérgio A. et al., «Portable Devices to Induce Lucid Dreams – Are They Reliable?», in: *Frontiers in Neuroscience*, 8. Mai 2019.

8
Die Zukunft des Träumens

1 Kamitani, Yukiyasu (Universität Kyoto), «Deep Image Reconstruction from the Human Brain», auf: YouTube.com.
2 Huth, Alexander G. et al., «Natural speech reveals the semantic maps that tile human cerebral cortex», in: *Nature*, 27. April 2016.
3 Popham, Sarah F. et al., «Visual and linguistic semantic representations are aligned at the border of human visual cortex», in: *Nature Neuroscience*, November 2021.
4 Shanahan, Laura K. et al., «Odor-evoked category reactivation in human ventromedial prefrontal cortex during sleep promotes memory consolidation», in: *Neuroscience*, 18. Dezember 2018.
5 Arzi, Anat et al., «Olfactory Aversive Condition during Sleep Reduces Cigarette Smoking Behavior», in: *The Journal of Neuroscience*, 12. November 2014.
6 Mahdavi, Mehdi, Fatehi-Rad, Navid, Barbosa, Belem, «The role of dreams of ads in purchase intention», in: *Dreaming*, 2019.
7 Charles Dickens, *Eine Weihnachtsgeschichte*, Hamburg 2016, S. 28.
8 Ai, Sizhi et al., «Promoting subjective preferences in simple economic choices during nap», in: *eLife*, 6. Dezember 2018.
9 *The Risks and Challenges of Neurotechnologies for Human Rights*, UNESCO 2023.
10 Yuste, Rafael, «Let's act before it's too late», auf: https://courier.unesco.org/en/articles/rafael-yuste-lets-act-its-too-late.

9
Die Interpretation von Träumen

1 Malinowski, Josie, Horton, C. L., «Dreams reflect nocturnal cognitive processes: Early-night dreams are more continuous with waking life, and late-night dreams are more emotional and hyperassociative», in: *Consciousness and Cognition*, 2021.

2 Hartmann, Ernest, «The underlying emotion and the dream: relating dream imagery to the dreamer's underlying emotion can help elucidate the nature of dreaming», in: *International Review of Neurobiology*, 2010.

3 Breger, L., Hunter, I., Lane, R., «The Effect of Stress on Dreams», in: *Psychological Issues*, New York 1971.

4 Hartmann, Ernest, «The underlying emotion and the dream: relating dream imagery to the dreamer's underlying emotion can help elucidate the nature of dreaming», in: *International Review of Neurobiology*, 2010.

5 Truscott, Ross, «Mandela's Dreams», auf: https://africasacountry.com/2018/11/mandelas-dreams, 15. November 2018.